炎症性腸疾患 Imaging Atlas

Imaging Atlas of Inflammatory Bowel Diseases: Towards Expertise

診断の極意と鑑別のポイント

監修　緒方 晴彦　松本 主之
編集　大塚 和朗　長沼 　誠　平井 郁仁

日本メディカルセンター

監修

緒方　晴彦	慶應義塾大学医学部内視鏡センター　教授
松本　主之	岩手医科大学内科学講座消化器内科消化管分野　教授

編集

大塚　和朗	東京医科歯科大学医学部附属病院光学医療診療部　教授
長沼　誠	慶應義塾大学医学部消化器内科　専任講師
平井　郁仁	福岡大学筑紫病院消化器内科　准教授

執筆者一覧（執筆順）

細江　直樹	慶應義塾大学医学部内視鏡センター　専任講師		久部　高司	福岡大学筑紫病院消化器内科　講師
長沼　誠	慶應義塾大学医学部消化器内科　専任講師		飯塚　文瑛	東京女子医科大学消化器内科
緒方　晴彦	慶應義塾大学医学部内視鏡センター　教授		山岸　直子	東京女子医科大学消化器内科
江﨑　幹宏	九州大学大学院病態機能内科学　講師		徳重　克年	東京女子医科大学消化器内科　教授
鷲尾　恵万	九州大学大学院病態機能内科学		松岡　克善	東京医科歯科大学消化器内科　講師
松本　主之	岩手医科大学内科学講座消化器内科消化管分野　教授		渡辺　守	東京医科歯科大学消化器内科　教授
別府　孝浩	福岡大学筑紫病院内視鏡部　助教		平岡佐規子	岡山大学病院消化器内科　助教
平井　郁仁	福岡大学筑紫病院消化器内科　准教授		中里　圭宏	慶應義塾大学病院内視鏡センター　助教
北詰　良雄	東京医科歯科大学医学部附属病院放射線診断科　講師		小林　拓	北里大学北里研究所病院炎症性腸疾患先進治療センター　副センター長
清水　建策	山口大学大学院医学研究科放射線医学分野　准教授		樋田　信幸	兵庫医科大学炎症性腸疾患学講座内科部門　特任講師
橋本　真一	山口大学大学院医学系研究科消化器病態内科学　講師		中村　志郎	兵庫医科大学炎症性腸疾患学講座内科部門　教授
八尾　隆史	順天堂大学大学院医学研究科人体病理病態学　教授		渡辺　憲治	大阪市立大学大学院医学研究科消化器内科学　客員准教授／大阪市立総合医療センター消化器内科　副部長
飯原久仁子	東京山手メディカルセンター病理診断科部長		味岡　洋一	新潟大学大学院医歯学総合研究科分子診断病理学　教授
山田　哲弘	東邦大学医療センター佐倉病院内科学講座消化器内科分野　助教		小金井一隆	横浜市立市民病院炎症性腸疾患科　科長
鈴木　康夫	東邦大学医療センター佐倉病院内科学講座消化器内科分野　教授		辰巳　健志	横浜市立市民病院炎症性腸疾患科　医長
小林　清典	北里大学医学部新世紀医療開発センター　准教授		杉田　昭	横浜市立市民病院炎症性腸疾患科　炎症性腸疾患センター長／副病院長
横山　薫	北里大学医学部消化器内科学　講師		岡　志郎	広島大学病院内視鏡診療科　診療講師
佐田　美和	北里大学医学部消化器内科学　講師		田中　信治	広島大学病院内視鏡診療科　教授
猿田　雅之	東京慈恵会医科大学消化器・肝臓内科　教授		林　靖子	昭和大学横浜市北部病院消化器センター　助教

大塚　和朗	東京医科歯科大学医学部附属病院光学医療診療部　教授
工藤　進英	昭和大学横浜市北部病院消化器センター　教授
井尻　学見	旭川医科大学内科学講座消化器・血液腫瘍制御内科学分野
盛一健太郎	旭川医科大学内科学講座消化器・血液腫瘍制御内科学分野　講師
藤谷　幹浩	旭川医科大学内科学講座消化器・血液腫瘍制御内科学分野　准教授
鎌田　紀子	大阪市立大学大学院医学研究科消化器内科学　講師
山上　博一	大阪市立大学大学院医学研究科消化器内科学　講師
中村　正直	名古屋大学大学院医学系研究科消化器内科学　助教
渡辺　修	名古屋大学大学院医学系研究科消化器内科学　病院講師
後藤　秀実	名古屋大学大学院医学系研究科消化器内科学　教授
髙津　典孝	福岡大学筑紫病院消化器内科／田川市立病院内科(消化器)　医長
松井　敏幸	福岡大学筑紫病院消化器内科　教授
藤井　俊光	東京医科歯科大学消化器内科　助教／潰瘍性大腸炎・クローン病先端治療センター
竹内　健	東邦大学医療センター佐倉病院内科学講座消化器内科学分野　講師
好川　謙一	防衛医科大学校内科学講座(消化器)　助教
穂苅　量太	防衛医科大学校内科学講座(消化器)　教授
馬場　重樹	滋賀医科大学消化器内科　助教
九嶋　亮治	滋賀医科大学病理診断科　教授
安藤　朗	滋賀医科大学消化器内科　教授
長坂　光夫	藤田保健衛生大学消化管内科　講師
板橋　道朗	東京女子医科大学消化器病センター・消化器外科　准教授
小川　真平	東京女子医科大学第二外科　講師
中尾沙由美	東京女子医科大学第二外科
内野　基	兵庫医科大学炎症性腸疾患学講座外科部門　准教授
池内　浩基	兵庫医科大学炎症性腸疾患学講座外科部門　教授
角田　文彦	宮城県立こども病院総合診療科・消化器科　医長
虻川　大樹	宮城県立こども病院総合診療科・消化器科　科長
本谷　聡	札幌厚生病院　副院長兼IBDセンター長
那須野正尚	札幌厚生病院IBDセンター　医長
田中　浩紀	札幌厚生病院IBDセンター　主任医長
池上　幸治	九州大学大学院病態機能内科学
高橋　賢一	東北労災病院大腸肛門外科　部長
白木　学	東北労災病院胃腸科　副部長
遠藤　克哉	東北大学病院消化器内科　助教
畠　二郎	川崎医科大学検査診断学　教授
矢野　豊	福岡大学筑紫病院消化器内科　講師
今村健太郎	福岡大学筑紫病院消化器内科
清水　誠治	大阪鉄道病院　副院長
富岡　秀夫	大阪鉄道病院消化器内科　部長
上田　渉	大阪市立十三市民病院内視鏡センター　部長
青木　哲哉	大阪市立十三市民病院消化器内科　部長
大川　清孝	大阪市立十三市民病院　病院長
金城　徹	琉球大学大学院医学研究科感染症・呼吸器・消化器内科学
伊良波　淳	浦添総合病院消化器病センター
外間　昭	琉球大学医学部附属病院光学医療診療部　診療教授
奥山　祐右	京都第一赤十字病院消化器内科　副部長
中津川善和	京都第一赤十字病院消化器内科　医長
吉田　憲正	京都第一赤十字病院消化器内科　部長／副院長
賴岡　誠	佐田厚生会佐田病院消化器内科　部長
八尾　恒良	佐田厚生会佐田病院消化器内科　名誉院長
佐野　弘治	大阪市立総合医療センター消化器内科　副部長
阿部　光市	福岡大学病院消化器内科
青柳　邦彦	福岡大学病院消化器内科　診療教授
池谷賢太郎	浜松南病院消化器病・IBDセンター　副センター長
丸山　保彦	藤枝市立総合病院消化器内科　統括診療部長
花井　洋行	浜松南病院消化器病・IBDセンター　センター長
堀木　紀行	三重大学医学部附属病院光学医療診療部　准教授
藤田　善幸	聖路加国際病院消化器内科　部長

竹井　廉之	三重大学医学部消化器・肝臓内科　教授
森山　智彦	九州大学大学院病態機能内科学　併任講師
樋田　理沙	九州大学大学院形態機能病理学
大津　健聖	戸畑共立病院消化器病センター
岩下　明徳	福岡大学筑紫病院病理部　教授
梁井　俊一	岩手医科大学内科学講座消化器内科消化管分野　助教
蔵原　晃一	松山赤十字病院胃腸センター　所長
山本章二朗	宮崎大学医学部内科学講座消化器血液学分野　講師
三池　忠	宮崎大学医学部内科学講座消化器血液学分野　助教
下田　和哉	宮崎大学医学部内科学講座消化器血液学分野　教授
石川　智士	福岡大学筑紫病院消化器内科
二宮　風夫	福岡大学筑紫病院消化器内科　助教
岡本　康治	九州大学先端医療イノベーションセンター　助教

千野　晶子	がん研有明病院消化器内科内視鏡診療部　医長
岸原　輝仁	がん研有明病院消化器内科内視鏡診療部　副医長
五十嵐正広	がん研有明病院消化器内科内視鏡診療部　部長
末包　剛久	大阪市立総合医療センター消化器内科　医長
梅野　淳嗣	九州大学大学院病態機能内科学　助教
平野　敦士	九州大学大学院病態機能内科学　助教
芦塚　伸也	宮崎大学医学部附属病院第一内科　助教
中馬　健太	福岡大学筑紫病院消化器内科
斉藤　裕輔	市立旭川病院消化器病センター　副院長
佐々木貴弘	市立旭川病院消化器病センター
稲場　勇平	市立旭川病院消化器病センター　医長
赤松　泰次	長野県立須坂病院内視鏡センター　センター長／副院長
中村　直	安曇野赤十字病院消化器内科　第一消化器内科部長

序　説
―― 炎症性腸疾患　診断の極意 ――

　炎症性腸疾患（inflammatory bowel disease；IBD）の代表である潰瘍性大腸炎（ulcerative colitis；UC）とクローン病（Crohn's disease；CD）の本邦における患者数は，特定疾患医療費受給者証および登録者証の交付件数からみると2015年度でそれぞれ16万人，4万人を超え，すでに希少疾患ではなくcommon diseaseとなりつつある．とくにUCは米国に次ぎ世界第2位の患者数となり，患者数ではIBD先進国になったといっても過言ではない．

● 治療の進化に伴う疾患概念の変貌
　治療において本邦でもこの5年で大きく変貌を遂げた．2002年にCDに抗TNFα抗体が投与されて以降，大規模臨床試験によって生物製剤の有効性が証明され，その驚異的な効果はすでに周知のところであり，IBD治療を飛躍的に前進させたといっていいが，生物製剤の功績はその有効性にとどまらない．それまで臨床的な症状の改善が治療のゴールであったが，生物製剤の登場以降さらにその先のゴールを目指すことができるようになった．つまり，臨床的寛解（clinical remission）だけではなく炎症そのものをコントロールすることで粘膜治癒（mucosal healing）がより多くの症例で得られるようになった．これまで，とくにCDでは内科的治療により臨床的に寛解が得られるようになっても，この50年で手術率を大きく下げるまでには至っていなかった．しかし粘膜治癒が得られた症例では有意にその後の手術率を低下させられることが明らかとなった．こうしてこれまでの臨床的寛解から（内視鏡的）粘膜治癒へと新たな治療目標が提唱されるようになった．さらに，臨床的寛解かつ粘膜治癒（mucosal healingによるdeep remission），血清学的寛解（serological remission）や病理学的寛解（histological remission）など，より高度な治療目標が検討され始めている．

　さらに生物製剤の登場は，IBDの疾患概念そのものも変えてしまったことが注目に値する．すなわち，たとえばCDにおいては進行性の炎症性疾患であるという考え方が一般的になってきたのである．炎症が持続することで線維化をきたし腸管の狭窄を生じ，それが瘻孔形成，さらに膿瘍形成を誘導する．このような腸管合併症が伴うと外科的な腸管切除が必要になり，術後も活動性（activity）のコントロールが十分でなければ再燃を繰り返し，さらなる腸管切除を免れなくなり腸管のdamageはさらに蓄積し，機能障害（disability）に陥る．このように，ただ再燃を繰り返すだけでなく，器質的障害が機能障害につながる不可逆的な進行性の疾患であるという概念が定着してきている．そのため，機能障害を回避するためには炎症そのものを厳格にコントロールしなければならないことになる．一方，UCにおいては長期経過によるcolitic cancerの発症が問題となるが，今後本邦でも長期経過例の増加により大腸癌の合併

が増えてくるものと考えられる．colitic cancer の発癌様式は名称のごとく炎症を母地とした発癌と考えられており，その意味では UC も進行性の疾患といっていいかもしれない．

● 治療の最適化を目指すための正確な診断

このように，IBD は疾患概念が変貌し治療目標も大きく変わりつつあり，新たな時代が到来した．しかし，治療の最適化には疾患活動性を正確に把握することが必須である．IBD 診療においてまずもっとも重要なのは正確な診断であることに間違いないが，治療介入後は効果判定そして活動性の的確な monitoring なくして病状の進行のコントロールは不可能であろう．活動性評価指標としてこれまで臨床的な指数である UCDAI（ulcerative colitis disease activity index）や CDAI（Crohn's disease activity index），あるいは血清学的バイオマーカーである血清 CRP などが用いられ，近年では便中カルプロテクチンも有用であることが示されている．しかし，臨床症状と実際の活動性が乖離することは珍しくなく，また仮に CRP が陰性であっても粘膜治癒が得られていることは意味していない．したがって正確な病状把握には正確な画像診断による質的診断が必要不可欠である．

● 最新の Imaging Technology による診断の"極意"とは

近年それぞれの modality における技術革新により画像診断は飛躍的に進化し，こちらも新たな時代に突入している．これまで消化管には不向きであったとされる modality も臨床応用可能となり，また新たな検査法の開発も進んでいる．本書「炎症性腸疾患 Imaging Atlas」は IBD に関わるすべての診断 modality を紹介し，最新の知見や診断における"極意"について以下のような点を中心に本邦のエキスパートに解説していただいた．IBD とその治療の最適化における大腸内視鏡の重要性には異論の余地はなく，腫瘍性疾患ではその有用性は明らかとなったが，いわゆる Advanced Diagnostic Endoscopy の代表である狭帯域光観察（NBI，BLI）を IBD に対していかに応用していくべきか，新たに改良された内視鏡システムでは何が見えるのか，拡大観察はわれわれに粘膜治癒の新たな地平線を見せてくれるのだろうか，さらに超拡大内視鏡では何をターゲットとしいかに評価するべきなのか，そして UC における colitic cancer はもちろん CD においても消化管癌の合併が今後増加すると考えられるが，このような IBD 関連癌に対して内視鏡をどのように使っていけばいいのだろうか？　一方，小腸バルーン内視鏡とカプセル内視鏡が登場し，これまで暗黒大陸と呼ばれた小腸についに光が当てられたが，バルーン内視鏡をどのようなときに使用し，さらに治療に応用するのか，パテンシーカプセルの保険適応後，カプセル内視鏡も CD における modality の一つとなったが，その侵襲性の低さをいかに生かしていくのか？　より簡便で侵襲のほとんどない検査としてベッドサイドでも可能な体外式腹部腸管エコー，そして客観性が高く cross sectional な modality として近年欧米を中心に脚光を浴びている MRI，空間解像度の高い CT の意義はなにか，なども記載されてい

る．さらに本邦の画像診断の基礎となる造影検査も，新たな造影ツールとともに解説されており，加えて内視鏡検査の重要なもう一つの側面である生検に関してもその採取の仕方も含めて解説していただいた．

　アトラスとしての本書の特徴は，まず典型例に加えて多彩な非典型例を数多く提示してあり，日常診療において診断に迷う際の参考にしていただきたいと考えている．また同一症例における内科的治療の前後で経時的にどのような形態学的変化が得られるのか，活動性指標のスコアリングのポイントや colitis-associated dysplasia/cancer をいかにして拾い上げるかなどが鮮明な画像とともに明快に示されている．さらに UC/CD と鑑別を要する 26 項目にわたる疾患群をピックアップしており，この中には UC と CD のオーバーラップした症例や UC から CD への診断変更例，鑑別困難例のうち最終的にも確定診断がつけられない症例をはじめ，感染性，血管性，薬剤性腸炎など，UC と CD 以外の炎症性消化管疾患がほぼすべて網羅されている．

　本書は炎症性腸疾患における画像診断のアトラスとしてこれまでにない非常に充実した内容に編纂されていると自負しており，ぜひ臨床現場で活用されることを期待している．最後に，小生とともに監修いただいた岩手医科大学の松本主之教授，編集に携わっていただいた東京医科歯科大学の大塚和朗教授，慶應義塾大学医学部の長沼誠先生ならびに福岡大学筑紫病院の平井郁仁先生，そしてご寄稿いただいたすべての先生には臨床の忙しいなか執筆いただいたことに深謝申し上げるとともに，今後のIBD 診療の新たな分野を切り開いていかれることを大いに期待したい．

　2016 年 4 月

慶應義塾大学医学部内視鏡センター 教授

緒　方　晴　彦

CONTENTS

1章 炎症性腸疾患 画像診断の解説

1 内視鏡（バルーン内視鏡を中心に）　細江直樹，長沼 誠，緒方晴彦　14
Ⅰ．内視鏡施行前評価／14
Ⅱ．内視鏡の適応／14
Ⅲ．検査の実際／15

2 カプセル内視鏡　江﨑幹宏，鷲尾恵万，松本主之　19
Ⅰ．カプセル内視鏡の構成／19
Ⅱ．カプセル内視鏡の前処置／20
Ⅲ．カプセル滞留の予防法／21
Ⅳ．クローン病の SBCE 所見／21
Ⅴ．SBCE を用いたクローン病の疾患活動性評価／23
Ⅵ．IBD における CCE の有用性／23

3 X 線（注腸，小腸二重造影）　別府孝浩，平井郁仁　25
Ⅰ．小腸 X 線検査法／25
Ⅱ．注腸 X 線検査／26
Ⅲ．クローン病の典型画像／27
Ⅳ．潰瘍性大腸炎の典型画像／29

4 MR　北詰良雄　33
Ⅰ．MR の撮像法／33
Ⅱ．MR 所見／35
Ⅲ．MR による活動性スコア／37

5 CT　清水建策，橋本真一　39
Ⅰ．潰瘍性大腸炎／40
Ⅱ．クローン病／42

2章 生検標本のとり方も含めた IBD の病理の解説

八尾隆史, 飯原久仁子　48

　　Ⅰ．潰瘍性大腸炎の組織学的・肉眼的特徴／48
　　Ⅱ．クローン病の組織学的・肉眼的特徴／51
　　Ⅲ．生検組織診断の有効な活用／53

3章 潰瘍性大腸炎の Imaging Atlas

1	潰瘍性大腸炎 典型例	長沼　誠	58
2	サイトメガロウイルス腸炎・再活性化を合併した潰瘍性大腸炎	山田哲弘, 鈴木康夫	62
3	潰瘍性大腸炎 非典型例（縦走潰瘍を呈する例）	小林清典, 横山　薫, 佐田美和	66
4	潰瘍性大腸炎 非典型例（rectal sparing）	猿田雅之	68
5	潰瘍性大腸炎 非典型例（上部消化管・小腸病変合併）	久部高司	72
6	潰瘍性大腸炎 非典型例（PSC に併発する腸炎）	飯塚文瑛, 山岸直子, 徳重克年	74
7	潰瘍性大腸炎 非典型例（5-ASA アレルギー）	松岡克善, 渡辺　守	78
8	Mayo score に基づいたスコアリングの実例	平岡佐規子	80
9	UCEIS score に基づいたスコアリングの実例	中里圭宏, 長沼　誠	84
10	潰瘍性大腸炎治療前後の画像（経時的）	小林　拓	90
11	潰瘍性大腸炎に合併した腫瘍①	樋田信幸, 中村志郎	94
12	潰瘍性大腸炎に合併した腫瘍②	渡辺憲治, 味岡洋一	98
13	潰瘍性大腸炎術後回腸嚢炎（Pouchitis）	小金井一隆, 辰巳健志, 杉田　昭	100

コラム　潰瘍性大腸炎の拡大観察 …………………………………… 岡　志郎, 田中信治　102
　　　　潰瘍性大腸炎の超拡大内視鏡観察 ………… 林　靖子, 大塚和朗, 工藤進英　103
　　　　潰瘍性大腸炎の AFI 観察 ………………… 井尻学見, 盛一健太郎, 藤谷幹浩　105

4章 クローン病の Imaging Atlas

| 1 | クローン病典型例 食道・胃・十二指腸病変 | 鎌田紀子, 山上博一, 渡辺憲治 | 108 |
| 2 | クローン病典型例 小腸病変（内視鏡・カプセル） | 中村正直, 渡辺　修, 後藤秀実 | 110 |

3 クローン病典型例 小腸病変（内視鏡・二重造影）	髙津典孝，松井敏幸	114
4 クローン病典型例 小腸病変（内視鏡・MR）	藤井俊光	118
5 クローン病典型例 小腸病変（内視鏡・CT）	竹内　健	122
6 クローン病典型例 大腸病変（縦走潰瘍・敷石像を呈する例）	好川謙一，穂苅量太	126
7 クローン病典型例 大腸病変（初期病変）	馬場重樹，九嶋亮治，安藤　朗	130
8 クローン病典型例 大腸病変（狭窄）	長坂光夫	134
9 クローン病典型例 肛門病変（痔瘻以外）	板橋道朗，小川真平，中尾沙由美	138
10 クローン病典型例 肛門病変（痔瘻）	内野　基，池内浩基	142
11 クローン病 非典型例	横山　薫	146
12 小児クローン病	角田文彦，虻川大樹	148
13 クローン病の治療前後の画像	本谷　聡，那須野正尚，田中浩紀	150
14 クローン病に合併した腫瘍	池上幸治，江﨑幹宏	152
15 クローン病術後の吻合部潰瘍	高橋賢一，白木　学，遠藤克哉	154

コラム
クローン病のスコアリングシステム……………………………長沼　誠　156
クローン病の体外式超音波検査……………………………畠　二郎　162

5章　潰瘍性大腸炎，クローン病と鑑別を要する腸疾患

Indeterminate enterocolitis とは	平井郁仁	168
1 Indeterminate enterocolitis（臨床的パターン①） 　（診断不能例）	小林清典，横山　薫，佐田美和	169
2 Indeterminate enterocolitis（臨床的パターン①，②） 　（潰瘍性大腸炎・クローン病の病像がオーバーラップし，確定診断に至っていない症例）	平井郁仁	173
3 Indeterminate enterocolitis（臨床的パターン②，⑤） 　（潰瘍性大腸炎からクローン病への診断変更例）	矢野　豊，今村健太郎，平井郁仁	176
4 Indeterminate enterocolitis（臨床的パターン②，⑤） 　（大腸にびまん性炎症がみられたクローン病症例）	清水誠治，富岡秀夫，池内浩基	180
5 カンピロバクター腸炎	上田　渉，青木哲哉，大川清孝	184
6 サルモネラ腸炎	金城　徹，伊良波淳，外間　昭	186
7 エルシニア腸炎	奥山祐右，中津川善和，吉田憲正	188
8 病原性大腸菌腸炎	頼岡　誠，八尾恒良	190
9 サイトメガロウイルス腸炎（潰瘍性大腸炎合併以外）	佐野弘治，大川清孝	192

10 腸結核	阿部光市,	青柳邦彦	194
11 クラミジア直腸炎	池谷賢太郎, 丸山保彦,	花井洋行	196
12 アメーバ性腸炎	堀木紀行, 藤田善幸,	竹井廉之	198
13 虚血性大腸炎	森山智彦, 樋田理沙,	江﨑幹宏	200
14 腸間膜静脈硬化症	大津健聖, 平井郁仁,	岩下明德	202
15 非特異性多発性小腸潰瘍症		平井郁仁	204
16 腸管ベーチェット病，単純性潰瘍	梁井俊一,	松本主之	206
17 薬剤性腸炎（NSAIDs起因性小腸病変・大腸病変）	蔵原晃一, 松本主之,	江﨑幹宏	208
18 薬剤性腸炎（抗菌薬による）	山本章二朗, 三池　忠,	下田和哉	210
19 好酸球性胃腸炎	石川智士, 二宮風夫,	平井郁仁	212
20 血管炎による腸疾患（IgA血管炎など）	岡本康治,	江﨑幹宏	214
21 放射線性腸炎	千野晶子, 岸原輝仁,	五十嵐正広	216
22 アミロイドーシス	大川清孝, 上田　渉,	末包剛久	218
23 Collagenous colitis	梅野淳嗣, 平野敦士,	江﨑幹宏	220
24 Diverticulitis（Diverticular colitis）	芦塚伸也, 中馬健太,	岩下明德	222
25 直腸粘膜脱症候群	斉藤裕輔, 佐々木貴弘,	稲場勇平	224
26 Cap polyposis	赤松泰次,	中村　直	226

索　引 ……………………………………………………………………………… 228

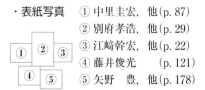

・表紙写真　①中里圭宏，他（p.87）
　　　　　　②別府孝浩，他（p.29）
　　　　　　③江﨑幹宏，他（p.22）
　　　　　　④藤井俊光　　（p.121）
　　　　　　⑤矢野　豊，他（p.178）

1章

炎症性腸疾患 画像診断の解説

1章　炎症性腸疾患 画像診断の解説

1 内視鏡
（バルーン内視鏡を中心に）

（細江直樹，長沼　誠，緒方晴彦）

はじめに

　潰瘍性大腸炎（ulcerative colitis；UC），クローン病（Crohn's disease；CD）などのIBDの診断，治療効果判定のためのモニタリングにおける内視鏡の占める役割は大きく，必要不可欠なデバイスである．本稿ではIBDの診断，治療におけるスコープ型の内視鏡，とくにバルーン内視鏡を中心に解説を行う．

I　内視鏡施行前評価

　便回数，腹痛，発熱，血便の有無など病歴を聴取し，CT，MRI，消化管造影などを用い，高度の狭窄，消化管穿孔の有無を内視鏡施行前に把握する．内視鏡施行前評価から内視鏡施行可能と判断した場合でも，CT，MRIで炎症が強いと判断される部位に内視鏡を挿入する際には，愛護的に挿入し，無理な操作は避ける．

II　内視鏡の適応

1. 潰瘍性大腸炎

　①潰瘍性大腸炎が疑われる患者の確定診断，②炎症の範囲，程度を把握するための病型・重症度診断，③細菌，サイトメガロウイルスや*Clostridium difficile*の感染合併が疑われる場合の診断，④炎症に関連する癌のサーベイランスなどが適応となる．潰瘍性大腸炎ではback wash ileitisと呼ばれる小腸の炎症所見を認めることもある（図1）が，通常回腸末端部にみられ，小腸精査目的に使用するバルーン内視鏡は，サイトメガロウイルスによる小腸炎など特殊な場合にのみ用いられる．

2. クローン病

　①クローン病が疑われる患者の確定診断，②炎症の範囲，程度を把握するための病型・重症度診断，③小腸を含めた狭窄に対する内視鏡的拡張術，④癌のサーベイランスなどが適応となる．図2に小腸型クローン病小腸部分切除後，吻合部潰瘍症例を提示する．本症例は，小腸造影で吻合部を描出できなかったためバルーン内視鏡を行った．バルーン内視鏡で吻合部に潰瘍を認めた．

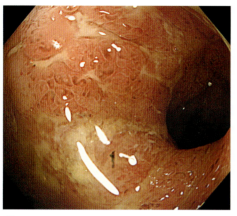

図1　Back wash ileitis

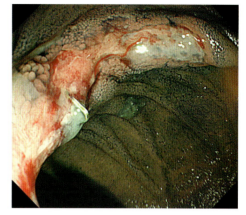

図2　クローン病小腸部分切除後，吻合部潰瘍

III 検査の実際

1. 前処置

　大腸内視鏡の場合，炎症の程度，全身状態，検査目的(大腸の深部までの観察が必要かどうか，微小な病変を観察する必要があるかどうか)を考慮して腸管洗浄薬の投与を検討する．炎症が高度な場合は，無処置や微温湯浣腸にとどめる．経肛門バルーン内視鏡の場合は，オーバーチューブとスコープの間に残渣が入り込むと，スコープ操作が困難になるため，できるかぎり腸管洗浄薬を内服したほうがよいが，狭窄が疑われる場合は，前日の夜と，当日の2回に分けて投与するなど時間をかけて慎重に投与を行う．

2. スコープの選択

　大腸と回腸末端部の観察であれば通常の大腸用スコープで挿入可能であるが，炎症がある場合は患者への負担を考え細径スコープを選択する．受動湾曲部を装備したスコープ[1]も一つの選択肢である．バルーン内視鏡は，ダブルバルーン内視鏡の場合，鉗子孔の細い観察用スコープ(スコープ先端部外径 8.5 mm EN-450P5/20，スコープ先端部外径 7.5 mm EN-580XP)と，外径が太く，鉗子孔が太い処置用スコープ(スコープ先端部外径 9.4 mm EN-450T5/W もしくは EN-580T)という選択があるため，癒着が予想され，処置を行わず，観察のみ行う場合は，細径のスコープを選択する．シングルバルーン内視鏡の場合は，細径タイプは現在のところ発売されていない．残渣が多く，オーバーチューブ内に残渣が入り込み，スコープ操作困難が予想される場合は，大腸用のロング長受動湾曲部付きスコープ PCF TYPE PQ260L(有効長 1,680 mm)を用い，スコープを押し込みながら挿入していくと，ある程度小腸への挿入が可能な場合がある．

3. 挿入法

　大腸内視鏡および，バルーン内視鏡の挿入原理，挿入法については他書に譲る．IBD患者に対して内視鏡を行う際は可能なかぎり CO_2 送気を使用する．とくに拡張術を行うバルーン内視鏡の場合は，予期しない穿孔などの合併症もあり CO_2 送気は必須である．挿入の際には，深い潰瘍がある場合，無理にスコープを挿入せず愛護的な操作を心がける．バルーン内視鏡を挿入する場合，オーバーチューブを深い潰瘍や，狭窄部を越

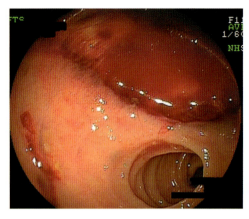

図3 バルーン内視鏡挿入時の合併症
（癒着が原因の裂創）

えさせることは危険な場合がある．われわれがバルーン内視鏡導入初期のころに経験した症例を図3に提示する．本症例はIBD患者ではないが，複数回の手術歴があり高度の消化管の癒着が認められた．挿入時には気づかなかったが，抜去時に，大きな裂創を認めた（図3）．おそらく癒着により，内視鏡やオーバーチューブによってかかる力が一点に集中したことによるものと考えられる．このように，癒着が存在する場合，癒着部位に過剰にテンションがかかり，穿孔の危険があることは常に念頭においておくべきである．患者の疼痛をみながら，疼痛が強い場合は無理な挿入は行うべきではない．

4．選択的造影

最深部まで挿入後，さらに深部の情報を得たい場合は選択的造影を行う．選択的造影は，ダブルバルーン内視鏡の場合はスコープ先端のバルーンを膨らませた状態で，シングルバルーン内視鏡の場合はオーバーチューブをスコープ先端部近くまで挿入し，バルーンを膨らませた状態で水溶性造影剤（ガストログラフィン®を水で希釈して使用）を鉗子孔から注入し造影を行う[2]．造影剤を注入後，患者の腹痛などをみながら徐々に送気し，体位変換，腹部圧迫などを併用し，深部に造影剤を流していく．

5．内視鏡的バルーン拡張術（endoscopic balloon dilation；EBD）

クローン病などの消化管狭窄に対して，EBDが行われる．EBDの適応は，Hiraiら[3]の基準がよく用いられるが，①症状を有する，もしくは狭窄の口側拡張を伴う狭窄，②狭窄長が5 cm以下，③瘻孔や膿瘍がないもの，④深い潰瘍がないもの，⑤癒着，病変による屈曲がないもの，以上を満たした狭窄に対して行われる．狭窄拡張を行う前にはCT，小腸造影で狭窄の部位，個数など小腸の全体像を事前に把握する．拡張は透視下で行い，患者の疼痛を確かめながら拡張を行うため，conscious sedationで行う．当院ではペチジン塩酸塩とフルニトラゼパム（サイレース®）を併用している．拡張バルーンカテーテルはBoston Scientific社製TTS balloonを用いている．ピンホール状の高度狭窄では12〜15 mmを使用し，拡張時間は1〜2分程度，可能であれば12 mmまで拡張している．12 mmまで拡張すればスコープが通過するが，オーバーチューブを通過させるには13.5 mmもしくは15 mmまで拡張する必要がある．1回目の拡張が終わった後，拡張部の観察を行い，大きく裂け目が入ったときは無理せず，それ以上の拡張は行わない．複数の軽度の狭窄には最近発売されたトップ社製の先端が細くなった透

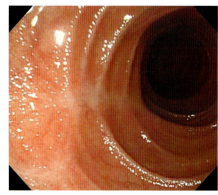

図4　寛解期小腸型クローン病小腸内視鏡像

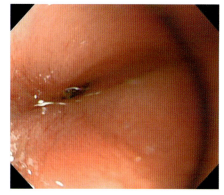

図5　小腸型クローン病小腸狭窄（シングルバルーン小腸内視鏡像）

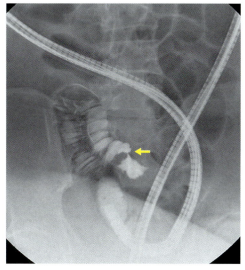

図6　クローン病小腸狭窄（選択的造影像）

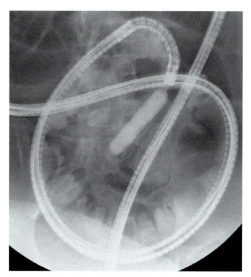

図7　クローン病小腸狭窄に対するバルーン拡張

明フード"キャストフード"でブジーを行いながら挿入する方法も簡便である．

　EBDを行った症例を提示する．小腸型クローン病患者に対し，抗TNFα抗体製剤を使用，小腸の潰瘍性病変は瘢痕化した（図4）．しかしながら，深い全周性潰瘍であった部位が，高度の狭窄（図5）となり，食後の腹痛が認められるようになった．選択的造影を図6に示す．シングルバルーン内視鏡を使用しており，オーバーチューブを狭窄部近くまで挿入し，オーバーチューブのバルーンを拡張させ，造影剤が逆流しないようにして造影を行い，全体像を把握するためオーバーチューブを少し引き抜いて撮影した．矢印の部位に狭窄を認め，狭窄長は1cm程度と判断し，EBDを行った．狭窄は高度と判断し，12～15mmのTTS balloonを選択した．狭窄部をバルーンの中央部に位置するように調整し，患者の疼痛をみながら，バルーンのノッチがなるべく消失するまで行う．本症例は徐々に拡張し，12mmまで拡張した．EBD時の造影画像を図7に示すが，ノッチが消失していることが確認できる．

おわりに

　IBDの診断，治療におけるスコープ型の内視鏡，とくにバルーン内視鏡を中心に解説を行った．本邦で開発されたバルーン内視鏡を用いた診断，治療が，さらに発展していくことを期待したい．

文献

1) Mizukami T, Ogata H, Hibi T："Passive-bending colonoscope" significantly improves cecal intubation in difficult cases. World J Gastroenterol　2012；18：4454-4456
2) 永山　学，砂田　圭，矢野　智，他：クローン病診療におけるダブルバルーン内視鏡．日消誌　2015；112：1270-1280
3) Hirai F, Beppu T, Takatsu N, et al：Long-term outcome of endoscopic balloon dilation for small bowel strictures in patients with Crohn's disease. Dig Endosc　2014；26：545-551

1章 炎症性腸疾患 画像診断の解説

2 カプセル内視鏡

（江﨑幹宏，鷲尾恵万，松本主之）

はじめに

　小腸カプセル内視鏡（small bowel capsule endoscopy；SBCE）は低侵襲下に全小腸観察を可能にする検査法であり，微細な粘膜病変の検出にも優れることから，クローン病（Crohn's disease；CD）などの炎症性腸疾患（inflammatory bowel diseases；IBD）の病変評価に高い有用性を発揮する[1),2)]．ただし，クローン病（以下，CD）では高率に腸管狭窄を合併するため，実施に際してはカプセル滞留に対する十分な配慮が必要である．一方，2014年から本邦でも大腸カプセル内視鏡（colon capsule endoscopy；CCE）の臨床応用が可能となり，潰瘍性大腸炎（ulcerative colitis；UC）における有用性が検討されている．

I カプセル内視鏡の構成

　SBCEとして，本邦ではCovidien社のPillcam®SB3とOlympus社のEndocapsule-10が使用可能である．一方，本邦で使用可能なCCEはCovidien社のPillcam® Colon 2のみである．本稿ではCovidien社のSBCEとCCEについて簡単に述べる．

　カプセル内視鏡画像診断システムはSBCE，CCEのいずれも，①カプセル内視鏡本体，②画像データを受信・記録するためのデータレコーダーセット，③画像処理・解析用ワークステーションで構成されている（図1a～c）．このうち，データレコーダーには検査中のカプセル画像をリアルタイムで観察するための機能も備わっている．

　SBCEのカプセル内視鏡本体（Pillcam®SB3）の外径は26 mm×11 mmで，カプセル先端の一方には透明ドームがあり，内蔵された白色LED（light emitting diode）が1秒間に2回発光すると同時に内視鏡画像が撮影される．

　Pillcam® SB3ではデータレコーダーセット（Pillcam®レコーダDR3）との双方向通信が可能となり，カプセル本体の移動速度に応じて1秒間に6コマの内視鏡画像を撮影するフレームレート調整（adaptive frame rate；AFR）機能が備わり，撮影上の盲点を減らす工夫がなされている．

　CCEのカプセル内視鏡本体（Pillcam®Colon 2）の外径は31.5 mm×11.6 mm（図1d）とPillcam®SB3に比べてやや大きい．カプセルの両端にレンズが搭載され，1秒間に合わせて4コマの内視鏡画像が撮影される．レンズ視野角はPillcam®SB3の156°に対して

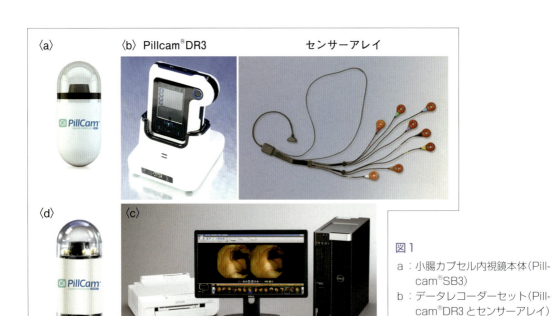

図1
a：小腸カプセル内視鏡本体(Pillcam®SB3)
b：データレコーダーセット(Pillcam®DR3とセンサーアレイ)
c：Pillcam® ワークステーション
d：大腸カプセル内視鏡本体(Pillcam®Colon 2)

172°と広く，両方の視野角を合わせると344°となり，ほぼ全周をカバーできる計算となる．Pillcam®Colon 2にもAFR機能が備わっており，カプセル本体の移動速度に応じて，合計で1秒間に最大35コマの内視鏡画像が撮影可能である．このように，大腸の解剖学的特徴やカプセルの移動速度による死角を可能なかぎり軽減するために，CCEでは内視鏡本体の構造と撮像に工夫が加えられている．

検査終了後，データレコーダーに保存された画像データをPillcam® ワークステーションに転送し画像解析を行う．この際，JPEG形式の静止画像は一連のビデオ画像（AVI形式）に変換・保存されるので動画の状態で読影が可能となる．

II カプセル内視鏡の前処置

SBCEにおける前処置のゴールドスタンダードは検査前12時間の絶食であり，IBD例においてもこの前処置のみで検査可能である．ただし，CDの主要所見である縦走潰瘍は下部小腸に好発し，アフタやびらんなどの小病変は上部小腸でも比較的高率に認められる．SBCEは上部小腸では気泡により，下部小腸では気泡に加えて胆汁・食物残渣により視野不良となり観察困難となることがある．良好なCDの小腸粘膜病変検出のためには，消泡剤と腸管洗浄液による前処置を考慮すべきであろう．

CCEでは通常大腸内視鏡検査よりもさらに多くの腸管洗浄液を服用する必要がある．そのため，疾患活動性の高い潰瘍性大腸炎例(以下，UC)では前処置に伴う原疾患増悪の可能性も危惧される．Hosoeら[3]は，通常の大腸内視鏡検査と同等の前処置でもCCEによる重症度判定は十分可能であったことを報告している．ただし，UCにおける内視鏡検査は疾患活動性の評価に加えて，長期経過例では癌サーベイランスも重要となってくる．UCに対するCCEの有用性を高めるには，検査目的に応じた前処置の工

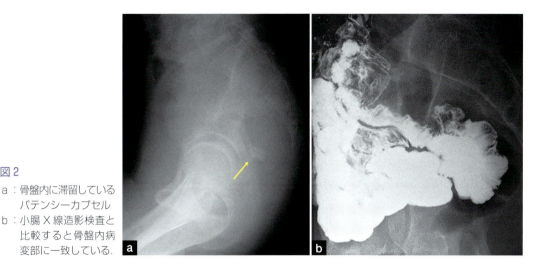

図 2
a：骨盤内に滞留している
　パテンシーカプセル
b：小腸 X 線造影検査と
　比較すると骨盤内病
　変部に一致している．

夫も必要であろう．一方，CD に対する有用性評価も検討課題と思われるが，現時点では CD 確診例に対して CCE は使用禁忌とされている．

Ⅲ カプセル滞留の予防法

前述のように，CD 疑診例ないし確診例に対し SBCE を実施する場合，カプセル滞留の危険性を考慮する必要がある．本邦のアンケート調査[4]では CD 確診例におけるカプセル滞留率は 7.4％であり，5〜13％とする欧米報告[5〜7]とほぼ同等であった．よって，CD 確診例における SBCE の適応は慎重に決定されるべきであり，実施に際しては小腸 X 線造影検査などの従来検査法やパテンシーカプセルにより腸管開通性を厳密に評価する必要がある（図 2a，b）．一方，欧米の CD 疑診例ではカプセル滞留は低率とされていたが，本邦アンケート調査では 6％であり，CD 確診例とほぼ同率であった．この結果には CD 疑診例の定義の差異が影響した可能性は否定できないが，少なくとも本邦 CD 疑診例では確診例と同様に腸管開通性の評価が必要と思われる．

パテンシーカプセルにより腸管開通性が確認されたにもかかわらず，カプセル滞留をきたした事例の報告が散見される．パテンシーカプセル実施から SBCE までの期間に腸管狭窄が進行する可能性があるため，開通性評価後は速やかに SBCE を実施すべきである．

Ⅳ クローン病の SBCE 所見

IBD における SBCE の位置づけについては，OMED-ECCO コンセンサス[1]に詳細が示されている．そのなかで，CD 確診例では ① 小腸病変範囲ならびに重症度の判定，② 内科治療の効果判定，③ 術後再発評価の 3 点において SBCE は高い有用性を発揮するとされている．

CD に対する SBCE の臨床応用に伴い，病変出現頻度が低いとされてきた空腸にも比較的高率に CD の粘膜病変が観察されることが明らかとなってきた．Petruzziello ら[8]は，他の検査法で遠位小腸にのみ病変が指摘されていた CD 確診 32 例のうち 16 例で

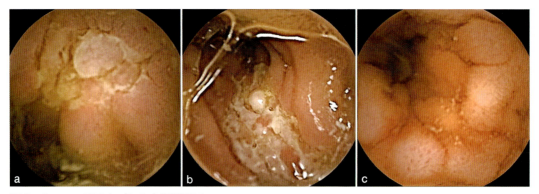

図3　クローン病のカプセル内視鏡所見
a：不整形潰瘍，b：縦走潰瘍，c：敷石像

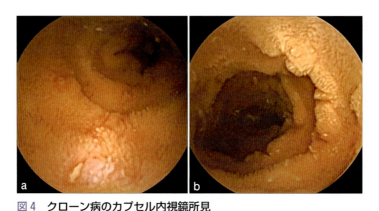

図4　クローン病のカプセル内視鏡所見
a：線状びらんが腸管長軸方向に縦走配列している．
b：Kerckring 皺襞上にびらんが輪状配列している．

SBCE 下に空腸病変が確認されたことを報告している．同様に，CD 確診例 108 例を対象とした Flamant ら[9]の検討では，SBCE 下に 56％の症例で空腸病変が確認され，18％では空腸にのみ病変が指摘されている．難治性炎症性腸管障害に関する調査研究班における CD 診断に関する SBCE の中間解析結果においても，CD 確診例の 45％に上部小腸の不整形(図 3a)ないし縦走潰瘍(図 3b)が確認されており，12％では空腸の敷石像(図 3c)も指摘されている．この検討では小腸病変を伴わない CD 例は除外されており，空腸病変の頻度が高めに算出された可能性はあるが，CD の空腸病変がまれではないことを認識する必要がある．

　CD ではアフタやびらんといった軽微な粘膜病変も高率に観察される．したがって，これらの粘膜病変は CD 患者の拾い上げ診断に有用な可能性がある．すなわち，CD 確診例と CD 否定例の SBCE 所見を比較すると，確診例ではクローン病診断基準の主要所見である縦走潰瘍，敷石像に加えて線状びらんが高率に観察される．さらに，縦走配列する粘膜病変(図 4a)や，Kerckring 皺襞上に輪状配列(図 4b)する粘膜病変も高率に観察される．このように，CD の拾い上げには病変配列の規則性に着目することが有用と思われる．

表 Lewis スコアのスコアリングシート

Parameters	Number	Longitudinal extent	Descriptors
Villous appearance*	Normal - 0 Oedematous - 1	Short segment - 8 Long segment - 12 Whole tertile - 20	Single - 1 Patchy - 14 Diffuse - 17
Ulcer*	None - 0 Single - 3 Few - 5 Multiple - 10	Short segment - 5 Long segment - 10 Whole tertile - 15	<1/4 - 9 1/4-1/2 - 12 >1/2 - 18
Stenosis**	None - 0 Single - 14 Multiple - 20	Ulcerated - 24 Non-ulcerated - 2	Traversed - 7 Not traversed - 7

Total score = Maximum tertile score {[Villous parameter × extent × descriptor] + [Ulcer parameter × extent × descriptor]} + [Stenosis number × ulcerated × traversed]

*Rated for each tertile. **Rated for whole study
〔Gralnek IM, et al：Aliment Pharmacol Ther 2008；27：146-154[11]に基づく〕

V SBCE を用いたクローン病の疾患活動性評価

　SBCE による小腸病変の活動性評価法として，capsule endoscopy Crohn's disease activity index(CECDAI)が報告されている[10]．CECDAI は，炎症の程度，病変の広がり，および腸管狭窄の有無の三つの要素をもとに近位側小腸と遠位側小腸の腸管傷害程度を別々にスコア化し，両者の総和を小腸病変活動度として算出する方法である．一方，CD を含む種々の小腸粘膜傷害における重症度評価法として提唱された Lewis スコア[11]は，おもに病変の広がりに重みをつけ，浮腫性変化と潰瘍形成を小腸 3 区域で別々に評価し，もっとも高値を示す区域のスコアと小腸全域における腸管狭窄に基づくスコアの合計を最終スコアとする方法である(表)．
　CECDAI や Lewis スコアが CD 小腸病変の活動性評価法として妥当か否かに関してはさらなる検討が必要であるが，軽微な小腸粘膜病変のみの小腸型 CD では，CECDAI よりも Lewis スコアのほうが小腸活動性評価に適しているとする報告がある[12]．

VI IBD における CCE の有用性

　2014 年 1 月より本邦でも CCE の保険認可が得られた．しかし，診断確定済みの CD はカプセル滞留の懸念から CCE は禁忌である．加えて，CCE の一般的な適応が従来の大腸内視鏡検査が実施困難と考えられる患者に限られているため，現状では IBD に対して CCE を実施しづらい状況にある．しかし，IBD は小児を含む若年者に好発すること，重症例では全大腸内視鏡検査が病態を増悪する場合があることなどを考慮すると，CCE が有用となる場合が少なくないと推測される(図 5)．前処置などの課題もあるが，今後 IBD における CCE の有用性を検討する必要があろう．

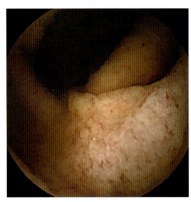
図5 潰瘍性大腸炎のカプセル内視鏡所見

おわりに

　IBDの画像診断デバイスの一つであるカプセル内視鏡について，有用性・留意点を中心に概説した．

文献

1) Bourreille A, Ignjatovic A, Aabakken L, et al：Role of small-bowel endoscopy in the management of patients with inflammatory bowel disease: an international OMED-ECCO consensus. Endoscopy 2009；41：618-637
2) Pennazio M, Spada C, Eliakim R, et al：Small-bowel capsule endoscopy and device-assisted enteroscopy for diagnosis and treatment of small-bowel disorders: European Society of Gastrointestinal Endoscopy(ESGE)Clinical Guideline. Endoscopy 2015；47：352-376
3) Hosoe N, Matsuoka K, Naganuma M, et al：Applicability of second-generation colon capsule endoscope to ulcerative colitis: a clinical feasibility study. J Gastroenterol Hepatol 2013；28：1174-1179
4) Esaki M, Matsumoto T, Watanabe K, et al：Use of capsule endoscopy in patients with Crohn's disease in Japan: a multicenter survey. J Gastroenterol Hepatol 2014；29：96-101
5) Lewis BS：Expanding role of capsule endoscopy in inflammatory bowel disease. World J Gastroenterol 2008；14：4137-4141
6) Hartoman D：Capsule endoscopy and Crohn's disease. Dig Dis 2011；29(Suppl 1)：17-21
7) Doherty GA, Moss AC, Cheifetz：Capsule endoscopy for small-bowel evaluation in Crohn's disease. Gastrointest Endosc 2011；74：167-175
8) Petruzziello C, Onali S, Calabrese E, et al：Wireless capsule endoscopy and proximal small bowel lesions in Crohn's disease. World J Gastroenterol 2010；16：3299-3304
9) Flamant M, Trang C, Maillard O, et al：The prevalence and outcome of jejunal lesions visualized by small bowel capsule endoscopy in Crohn's disease. Inflamm Bowel Dis 2013；19：1390-1396
10) Gal E, Geller A, Fraser G, et al：Assessment and validation of the new capsule endoscopy Crohn's disease activity index(CECDAI). Dig Dis Sci 2008；53：1933-1937
11) Gralnek IM, Defranchis R, Seidman E, et al：Development of a capsule endoscopy scoring index for small bowel mucosal inflammatory change. Aliment Pharmacol Ther 2008；27：146-154
12) Koulaouzidis A, Douglas S, Plevris JN：Lewis score correlates more closely with fecal calprotectin than capsule endoscopy Crohn's disease activity index. Dig Dis Sci 2012；57：987-993

1章　炎症性腸疾患 画像診断の解説

3 X線（注腸，小腸二重造影）

（別府孝浩，平井郁仁）

はじめに

　近年，カプセル内視鏡（video capsule endoscopy：VCE）やバルーン小腸内視鏡（balloon endoscopy：BE）などの新しい内視鏡検査が開発され，小腸病変を直接観察できる時代となった．しかし，従来からの小腸X線検査は，内視鏡重視の現在にあっても依然として炎症性腸疾患（IBD）に必須の診断法であり，今後とも正しい検査技術の継承が必要な領域である．本稿では小腸X線検査と注腸X線検査のIBDにおける手技の留意点と典型画像について解説する．

I　小腸X線検査法

　小腸X線検査には経口法と経管法二重造影，逆行性回腸造影がある．経口法は，簡便で患者の負担は少ない．充満像，圧迫像のみの造影検査はスクリーニングやIBDの経過観察において有用である．一方で経管法二重造影は，ゾンデ挿入や空気の注入に伴う患者の苦痛が大きい．しかし広範に微細病変の描出が可能であることが，この検査を現在でも行う理由である．また逆行性回腸造影は，骨盤内病変の検索には有用だが，検査手技が複雑（内視鏡検査後にガイドワイヤー挿入，ゾンデ挿入）で，内視鏡挿入に伴う患者の負担が大きい．

　IBD，とくにクローン病においては，狭窄，癒着，瘻孔，深い潰瘍が存在するためBEでの検査が不十分に終わることも多い．われわれは以前に，小腸のIBDにおいてダブルバルーン内視鏡（DBE）とX線検査の描出能，有用性を比較し報告した[1]．広範囲に及ぶ病変の全体像の把握や狭窄部以深の確認ではX線検査が有用で，局所の小病変や腸管が複雑に重なりX線描出が困難な部位はDBEが有用であった．小腸X線検査は古い検査法であるが，現在も多用されている．X線検査と内視鏡検査をうまく使い分けて臨床に役立て，見落としが少なくIBD患者に有益な情報を速やかにもたらす診断体系が今後も必要である．以下に各小腸造影の手技について簡単に解説する．

1．経管法小腸二重造影

　経管法小腸二重造影は，中村ら[2]，小林ら[3]により考案された．通常50～100 w/v％のバリウム250～300 mlと700 mlから1,000 ml前後の空気注入が必要となる．検査の

前半ではおもに充満像と圧迫像で病変の範囲と性状を判断する．充満像と圧迫像でもバリウムの移動を丹念に追い小腸係蹄を分離圧迫することで，小病変の拾い上げや典型病変の描出が可能である．その後，ゾンデから空気を注入し，体位変換を繰り返し，骨盤内小腸まで空気が十分に溜まったところで，鎮痙薬を投与し腸管を低緊張にして腸管を撮影する．クローン病におけるポイントとしては，小さな球状の枕を入れて小骨盤腔の腸管の分離を行い腹臥位で撮影することである．本法では，微小病変の描出や非連続性の複雑な病変の描出が可能である．また，小腸と他臓器との癒着や瘻孔形成など周囲臓器との関係性を明らかにすることも可能である．

2．逆行性回腸造影法

1992年に竹中ら[4]が確立した方法で，下部小腸や回腸末端部位に病変が疑われるものの，経口法や経管法二重造影で描出不良であった症例が適応となる．この手法でBauhin弁から口側約1mの回腸の二重造影が可能となる．

また，BEが腸管の高度狭窄や癒着により挿入困難な例でもそのよい適応となる．現在ではBEを用い経肛門的に挿入観察後に，ガイドワイヤーを腸管に残し内視鏡抜去，オーバーチューブ内に造影用チューブを挿入し，留置後造影をすることが多い．100～120 w/v%のバリウムを100～250 ml使用する．バリウムを移動させた後に空気を注入し鎮痙薬を投与したのちに撮影する．オーバーチューブ内の造影用チューブから1m程度の範囲で二重造影が得られる．

II 注腸X線検査

注腸X線検査は1923年にFisherにより提唱された二重造影法である．前処置により腸洗浄を不要とした1963年のBrown法をもとに大きく発展し，現在ではBrown変法で行われることが多い．IBDにおける前処置は，とくにクローン病においては狭窄や瘻孔の問題があるため健常人と同様の前処置ができない場合がある．活動性の痔瘻や大腸の狭窄が高度なときは絶食期間の延長と前処置なしのこともある．小腸に高度狭窄があるときにはラキソベロン®内服と検査直前の浣腸のみで検査を行うこともあり，症例により前処置を考慮する必要がある．

大腸内視鏡を簡便に行うことができるようになった現在，注腸造影法のIBDにおける役割は，おもに三つあると考える．一つは病変範囲の特定，もう一つは病変の活動性，最後に他臓器との関連の評価である．クローン病は全層性の炎症のため大腸と周囲臓器との瘻孔形成を認めることがある．そのようなとき，内視鏡検査のみでは周囲臓器との関連が判明しないため注腸造影が有用である．また潰瘍性大腸炎で潰瘍が深いときや高度炎症が持続しているときには，内視鏡検査では強い疼痛を伴うことがある．そのような際にはEPBEが有用である．また潰瘍の深さを判定する際にも充満像でその深さが判定可能であり，低侵襲で情報が多いのが注腸造影の強みである．以下EPBEについて解説する．通常の注腸造影法は成書をご参照いただきたい．

EPBE(extra preparation barium enema)

潰瘍性大腸炎の病勢を評価するために行う薄めの50 w/v%程度のバリウムを用いた前処置なしの検査法．バリウム充満像のみ撮影しできるかぎり送気をせず，潰瘍の深さと病変の範囲を少ない枚数で表現する．ただし，潰瘍性大腸炎の注腸造影は大腸の粘膜

面の炎症に伴い攣縮をきたしやすく，良好な二重造影を得られにくい．そのため充満像を主体に送気を最小限に撮影する．また検査後に潰瘍性大腸炎の増悪をきたすことがある．そこで攣縮を抑え，検査後の増悪を回避する目的で造影剤を適度に温めることや，造影剤の中に副腎皮質ステロイド剤（水溶性プレドニン®）を混入するなどの工夫が大切である．

III クローン病の典型画像

①縦走潰瘍（longitudinal ulcer）

縦走潰瘍は腸管の長軸方向に4〜5cm以上の長さを有する潰瘍と定義されている[5]．小腸では腸間膜付着側に一致して縦走潰瘍ができる．同時に腸管の偏側性変形，偽憩室変形をきたすことが多い．縦走潰瘍に加え横軸方向の潰瘍や瘢痕が多発すると，ループの捻れ，狭窄や非対称変形をきたす．二重造影では腸間膜付着側が正面像として描出されることが多いことから縦走潰瘍も線状のニッシェとして描出される（図1a〜c）[6]．

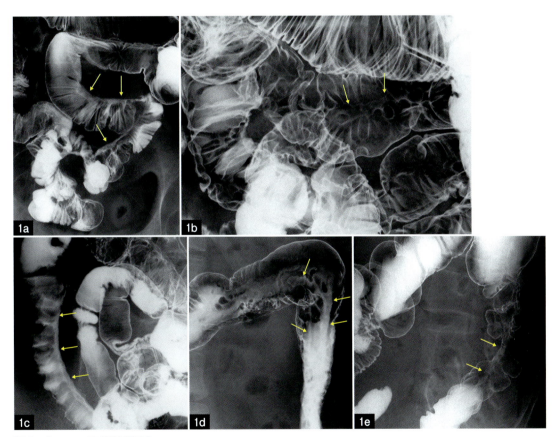

図1　クローン病（縦走潰瘍）
a：回腸縦走潰瘍．骨盤内回腸の腸間膜付着側に長い縦走潰瘍を認める（矢印）．ひだ集中像や腸管の偽憩室変形も認める．
b：中部小腸の縦走潰瘍正面像．腸管の捻れや変形を生じてくると縦走潰瘍が正面視可能なことがある（矢印）．浅いバリウムのニッシェと周囲に炎症性ポリープを認める．
c：終末回腸縦走潰瘍．終末回腸の腸管膜付着側に深い縦走潰瘍（矢印）を認める．
d：下行結腸の縦走潰瘍．横行結腸の脾彎曲部から下行結腸にかけて帯状の辺縁不整形の縦走潰瘍（矢印）を認める．
e：下行結腸の縦走潰瘍．下行結腸に浅い縦走潰瘍のバリウム斑（矢印）を認める．口側には敷石像と狭窄を認める．

一方で，大腸の縦走潰瘍は結腸間膜ひも(taenia)上にあり小腸のそれに比べ浅く辺縁に敷石像を伴うことが多い．大腸では縦走潰瘍を繰り返し腸管の著明な短縮をきたすことがある(図1d, e)．

②敷石像(cobblestone appearance)

　大小の石を敷きつめた歩道 cobblestone road に由来する．敷石像の肉眼像は，立ち上がりが鈍で5～10 mm大の半球状隆起の集合と隆起の介在部に広がる潰瘍である．縦や横に走る潰瘍により囲まれた残存粘膜が島状になり，粘膜下層に広がる浮腫と炎症，筋板や粘膜下層の線維化を伴い，膨隆が連続したものである．

　X線像では，集簇する結節状の透亮像として描出される(図2a～d)．樋渡らは5年以上経過したクローン病で敷石像を伴う病変では狭小・狭窄・瘻孔形成へと進展するものが多いと報告している[7]．

③狭　　窄

　クローン病では，潰瘍が慢性的に経過した結果として線維化が起こり狭窄をきたす．X線像では，充満像では狭窄部を圧迫して，二重造影であればある程度の空気を送気して狭窄の程度を判定する(図3a, b)．

　狭窄が多発した症例に対し現在ではBEを用いた内視鏡的バルーン拡張術で狭窄解除が可能な症例も増え長期の手術回避率も高い[8]．

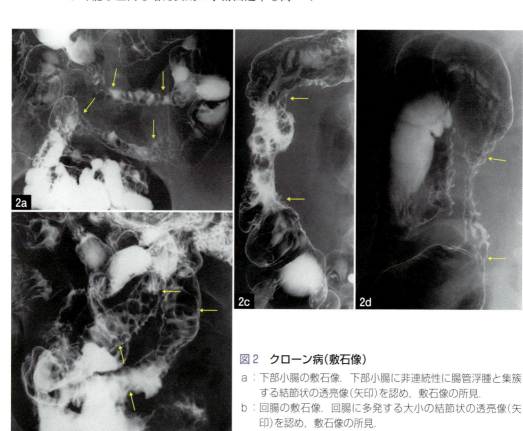

図2　クローン病(敷石像)
　a：下部小腸の敷石像．下部小腸に非連続性に腸管浮腫と集簇する結節状の透亮像(矢印)を認め，敷石像の所見．
　b：回腸の敷石像．回腸に多発する大小の結節状の透亮像(矢印)を認め，敷石像の所見．
　c：上行結腸の敷石像．上行結腸の腸管膜側に浅いニッシェと大小不同の結節状の透亮像(矢印)を認め，敷石像の所見．
　d：下行結腸の敷石像．下行結腸に管腔狭小化と結節状の透亮像を認め，軽い敷石像の所見．

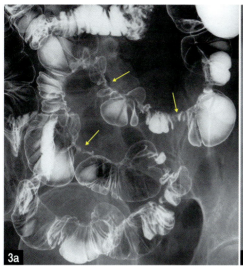
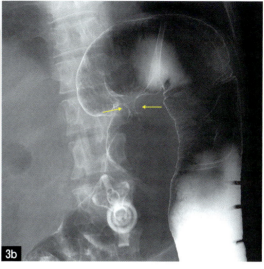

図3 クローン病(狭窄)
a：小腸多発狭窄．中部から下部小腸に非常に浅い縦走潰瘍，著明な偽憩室変形，多発する狭窄(矢印)を認める．
b：横行結腸狭窄．横行結腸の脾彎曲部寄りに輪状狭窄(矢印)を認める．下行結腸の内側には偏側性の変形，ハウストラの消失を認める．

④裂溝・瘻孔

裂溝・瘻孔は敷石像や縦走潰瘍のある狭窄部に認めることが多い．裂溝が潰瘍の深い部位から周囲に延び出し瘻孔となり，腸管同士が交通すれば内瘻，瘻孔が皮膚に開口すれば外瘻と呼ぶ．また瘻孔が腸管から延び腸管同士が複雑に瘻孔でつながった状態を複雑瘻孔と呼び，腸管が炎症性に塊を形成する(図4a～c)．膀胱や膣といった周囲臓器との交通をきたし腸管膀胱瘻，腸管膣瘻を形成すると難治性であり外科的手術適応となる．

⑤縦列するアフタ

アフタはX線像では，縦走潰瘍や敷石像から離れた粘膜に認め，中心部に小バリウム斑と周囲の透亮像として描出される(図5)．その配列に縦列する傾向がありクローン病診断の契機となる．またアフタのみからなるクローン病が経過中に縦走潰瘍，敷石像などの主病変に変化していく症例があり注意を要する[9]．

⑥肛門病変

クローン病での合併頻度は高く，痔瘻(図6a)，肛門周囲膿瘍，裂肛，潰瘍，皮垂などを認める．また直腸は膣と前後しており直腸膣瘻を形成することがある(図6b)．肛門病変はクローン病診断の契機になることもあり肛門部の診察は内科医，外科医を問わずきわめて重要である．

IV 潰瘍性大腸炎の典型画像

潰瘍性大腸炎は主として粘膜と粘膜下層を冒す，再燃・寛解を繰り返す疾患である．注腸造影の役割は，潰瘍性大腸炎の診断のみでなく，そのときの罹患範囲と重症度の判定である．罹患範囲を特定できれば治療法の選択にも繋がり有用である．

活動期には，びらん，潰瘍は連続性，びまん性で方向性に規則性はない．活動度が増すにつれ，潰瘍は大きく，深く，癒合していく．潰瘍を正面で捉えたX線像を白壁は

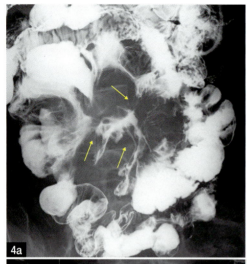

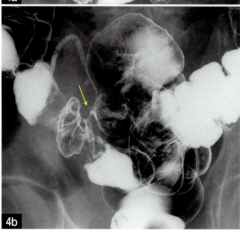
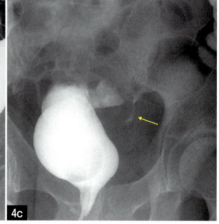

図4 クローン病（裂溝・瘻孔）
a：中部小腸複雑瘻孔．中部小腸に腸管と腸管が複雑に交通した複雑瘻孔（矢印）を認める．腸管が車軸状に変形している．
b：回腸・直腸瘻．終末回腸に縦走潰瘍と偽憩室変形あり，直腸S状結腸移行部と瘻孔（矢印）で交通している．
c：S状結腸の裂溝．S状結腸の狭窄部から延び出した造影剤を認め（矢印），裂溝の所見．

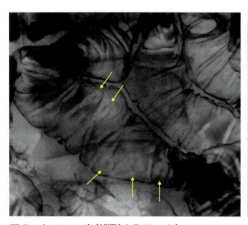

図5 クローン病（縦列するアフタ）
縦走潰瘍から少し離れた口側の中部小腸における縦列傾向の小バリウム斑と周囲の透亮像を認め（矢印），アフタの所見．

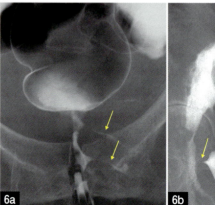

図6 クローン病の肛門病変
a：痔瘻．ガストログラフィンによる注腸造影．直腸Rb〜肛門管には狭窄があり，その狭窄部から痔瘻（矢印）が2条延び出している．
b：直腸・膣瘻．下部直腸に鳥の嘴状に狭窄を認め，口側の直腸は拡張し便塊を認める．狭窄した直腸から前方の膣に向けて瘻孔（矢印）を形成している．

1〜5型に分類している[10]．1型は1mm程度の微細なバリウム斑で粘膜には無名溝が混在する．2型は2mmの小バリウム斑であり，びまん性で正常粘膜が消失し，ハウストラも消失する．側面像では鋸歯状辺縁を呈する(図7a，b)．3型は2型と4型の中間で潰瘍は少し大きくニッシェ様に観察され，側面像では棘状突起を呈す(図7c，d)．4型では不整形潰瘍がみられカフスボタン状のニッシェ．5型は融合したニッシェで側面像は二重輪郭影を呈する(図7e)．

①ハウストラの消失

ハウストラの消失は，平滑筋の攣縮，浮腫と線維化が原因と考えられている．ハウストラの消失で，腸管は短縮や狭小化を認めることもある．炎症が改善することで失われたハウストラが回復することもある．

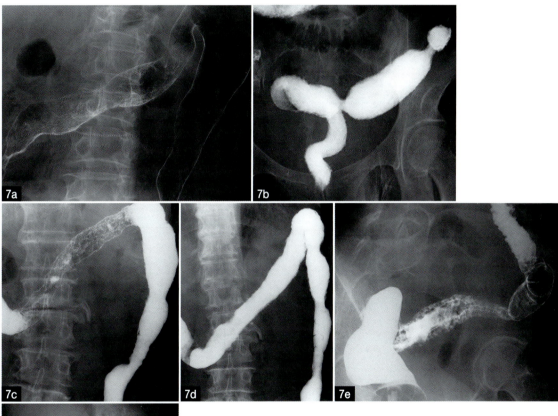

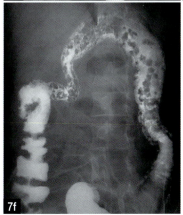

図7　潰瘍性大腸炎

a：潰瘍性大腸炎の粗糙粘膜．粘膜には微小な潰瘍がびまん性に広がり，正常粘膜は消失しており白壁の分類の2型．ハウストラも消失し，鉛管状外観を呈する．
b：直腸の鋸歯状辺縁．直腸の腸管の辺縁に1〜2mmのバリウムのニッシェで，鋸歯状辺縁の所見．
c：横行結腸の潰瘍病変．横行結腸の粘膜に大小不同のバリウム斑をびまん性・連続性に認める．白壁の分類の3型．
d：横行結腸の棘状突起．横行結腸の腸管辺縁に大きめのバリウムのニッシェを認め，棘状突起の所見．
e：二重輪郭．S状結腸にカフスボタン状潰瘍の癒合した二重輪郭影を認める．
f：偽ポリポーシス．横行結腸・下行結腸には多発する透亮像，大きなバリウム斑を認め，偽ポリポーシスの所見．また下行結腸の脾彎曲部寄りには二重輪郭，下行結腸の下部にはカフスボタン状ニッシェを認める．

②鉛管状外観(leadpipe appearance)
　再発・再燃を繰り返した結果，腸管の短縮と浮腫像のない狭小化，直線的に腸管の伸展不良の所見を呈したもの．

③偽ポリポーシス(pseudo-polyposis)
　重症から劇症型の潰瘍性大腸炎では，潰瘍面は広く，潰瘍の間に残存した粘膜が隆起しているためポリープ状に見えることから，偽ポリポーシスと呼ぶ．X線像では粗糙なバリウム斑の中に大きめの結節状の隆起として描出され，側面像は二重輪郭影を呈する(図7f)．

④炎症性ポリープ
　潰瘍性大腸炎の治癒過程では潰瘍・びらんの消失に伴い，潰瘍面の粘膜再生による炎症性ポリープが出現する．形状は，半球状，有茎性，棍棒状，粘膜橋などさまざまな形態を呈し，その分布に方向性はない．細長い紐状のものは粘膜垂(mucosal tag)で，これが粘膜橋を形成すると mucosal bridge と呼ばれる．形態の多様性が炎症性ポリープの診断根拠となる．また寛解期に炎症性ポリープを伴わずに萎縮粘膜を呈すものもある．

おわりに

　X線検査は古い検査法であるが，現在も多用されている．クローン病においては病変の全体像の把握と周囲臓器との関係性を明らかにするのに有用である．潰瘍性大腸炎においては内視鏡挿入困難な状態での深部大腸の評価では侵襲が少なく情報は多い．先人により築き上げられてきたX線造影検査と下部消化管内視鏡やバルーン小腸内視鏡，VCE，MRE などを組み合わせた詳細な画像診断が IBD の診療には不可欠である．

文献

1) 松井敏幸，関　剛彦，八尾建史，他：炎症性小腸疾患における小腸ダブルバルーン内視鏡検査．胃と腸　2005；40：1491-1502
2) 中村裕一，谷　啓輔，中村　勁，他：経ゾンデ法による小腸X線検査．胃と腸　1974；9：1461-1469
3) 小林茂雄，西沢　護，水野幸一，他：小腸のレントゲン検査法―第1法：ルーチン検査としての小腸二重造影法．臨放　1974；19：619-625
4) 竹中国昭，岡田光男，八尾恒良：大腸内視鏡検査を利用した逆行性回腸造影と選択的大腸造影の検討．胃と腸　1992；27：1435-1448
5) クローン病診断基準・治療指針 平成26年度改訂版(平成27年3月31日)．厚生労働科学研究費補助金難治性疾患克服研究事業「難治性炎症性腸管障害に関する調査研究」班(鈴木班)平成26年度分担研究報告書(別冊)．2015，pp17-18
6) 大井秀久，西俣寛人：X線診断．武藤徹一郎，八尾恒良，名川弘一，櫻井俊弘 編：炎症性腸疾患―潰瘍性大腸炎と Crohn 病のすべて．1999，p.176，医学書院，東京
7) 樋渡信夫，後藤由夫，渡辺　晃：クローン病の臨床経過：5年以上経過観察例．胃と腸　1984；19：251-264
8) Hirai F, Beppu T, Takatsu N, et al：Long-term outcome of endoscopic balloon dilation for small bowel strictures in patients with Crohn's disease. Dig Endosc　2014；26：545-551
9) Tsurumi K, Matsui T, Hirai F：Incidence, clinical characteristics, long-term course, and comparison of progressive and nonprogressive cases of aphthous-type Crohn's disease: a single-center cohort study. Digestion　2013；87：262-268
10) 白壁彦夫：Ⅶ-4．炎症性腸疾患　A．潰瘍性大腸炎．腹部X線読影テキストⅢ．1987，p.98，115，文光堂，東京

1章　炎症性腸疾患 画像診断の解説

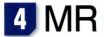
4 MR

（北詰良雄）

はじめに

　MRIは，被曝がなく低侵襲な検査であり，炎症性腸疾患の診断，病変の範囲の評価，病勢のモニタリングにおいて重要な役割をもっている．とくにクローン病の小腸のMRIに関する報告が多い．本稿では，大腸・小腸の評価を目的としたMRの撮像法および炎症性腸疾患の画像診断について解説を行う．

I　MRの撮像法

　腸管の虚脱は，過大もしくは過小評価の原因になる．腸管造影剤により腸管を拡張させて，静脈性ガドリニウム造影剤を用いた撮像が標準的に行われている[1〜3]．

1. enteroclysis と enterography

　小腸を拡張させる方法としては，おもに2種類の方法，つまりenteroclysisとenterographyがある．Enteroclysisでは経鼻空腸チューブを介して液体を注入するが，enterographyでは経口的に投与する．Enteroclysisの利点は，空腸および回腸をより確実に拡張できることである．Enterographyは，enteroclysisに比べて空腸の拡張の程度は不良であるが，病変が好発する回腸末端部の拡張は得られるため，その診断能はenteroclysisに劣らないとされている．クローン病の小腸病変に関するMRの報告は，近年enterographyが主流である．

　腸管造影剤は，その信号強度の特徴から3種類，つまり陽性，陰性，2相性に分類される[1, 3]．陽性はT1強調画像・T2強調画像でどちらも高信号，陰性は低信号，2相性はT1強調画像で低信号・T2強調画像で高信号と定義されている．このなかでも，2相性造影剤が一般的に使用されており，水のほか，マンニトール，ポリエチレングリコール（polyethylene glycol；PEG），水とメチルセルロースの溶液，低濃度の硫化バリウムとソルビトール（VoLumen®；Bracco社，イタリア）などがある．水だけの場合，速やかに吸収されてしまうため，腸管造影剤としては適さない．PEGは良好な小腸の拡張が得られるが，速やかに排泄されてしまうため下痢になりやすく，検査の終了まで待てない可能性がある[4]．しかしながら，安価であり，国内でも大腸内視鏡の前処置として普及しており，もっとも使用しやすい．

Enterographyにおける経口造影剤の投与量は，1～1.5 l以上と文献によって幅があり，明確なコンセンサスはない[1), 3), 5)]．服用開始時間は，MR撮像の開始より40分から60分前が最適とされている．筆者の施設では，60分前から1 lのPEGを処方しているが，30分間の検査時間でもほぼ問題なく施行できている．

2. colonographyとenterocolonography

MR colonographyは，大腸内視鏡の前処置と同様の大腸洗浄を行ったうえで，検査時に直腸probeを介して，静水圧により微温水を注入する，つまり注腸を併用する撮像法である[6)]．注腸の量は1～2 lで，患者が耐えられる量までとしている．この方法は大腸を評価する方法としてはもっとも信頼性が高いと考えられているが，患者にとって負担になりうること，撮影に手間がかかることが問題点である．

最近では，enterocolonograpyという用語が使用されるようになった[5), 7), 8)]．明確な定義はないが，enterographyと同じ処置を行い，注腸は行わない方法を指すことが多い．注腸の有無に関わらず小腸と大腸を同時に評価するという意味で用いられている．

よりよい大腸洗浄を目的として，低残渣食に加えて前日の夜に2～3 lのPEGの内服や，クエン酸マグネシウム（マグコロール®P）の経口投与を併用することもある[7), 9)]．経口だけで小腸，大腸を評価する方法は，注腸の併用と比べて大腸の潰瘍病変の診断能が低い可能性があるものの，患者・施行者ともに負担が少ないという利点がある．

3. 鎮痙薬の投与

腸管の蠕動運動により，とくにT1強調画像では深刻なアーチファクトが生じうるため，検査のはじめから鎮痙薬〔ブチルスコポラミン臭化物（ブスコパン®）またはグルカゴン〕を静注する．また，注腸を行う場合はその前に静注すべきである．ただし，cine撮像時は用いない．

4. MR撮像シークエンス

腸管の評価のためのMRIは，高速撮像法によるT2強調画像，T1強調画像が基本である[3)]．T2強調画像はsingle-shot fast spin echo sequence〔以下，single-shot FSEと略す：東芝（FASE），Philips（Single shot TSE），GE（SSFSE），Siemens（HASTE）〕が用いられる．腸管の病変部の浮腫や，壁外の液体貯留の描出に優れる．腸管内に残存しうる空気による磁化率アーチファクトが少ないため，安定した良好な画像が得られる．液体の流れにより内部に低信号のアーチファクトを呈しうるが，診断上の影響はほとんどない．Gradient echo（GRE）法の一つである，balanced steady state free precession〔以下，balanced GREと略す：東芝（True SSFP），Philips（balanced FFE），GE（FIESTA），Siemens（True FISP）〕と呼ばれる撮像法を併用することが多い．このシークエンスは，T2/T1コントラストを示すが，ほぼT2強調画像と考えてよい．内腔の高信号と壁の低信号との間のコントラストが良好で，腸間膜の血管やリンパ節の描出に優れており，single-shot FSEでみられるような，液体の流れによる信号低下はない．しかし，脂肪と水との境界にchemical shiftによる「black boundary artifact」と呼ばれる低信号の縁取りが生じるため，わずかな腸管壁肥厚については評価の妨げになりうることや，GREであるため，磁化率アーチファクトの影響を受けやすいという欠点がある．T2強調画像は冠状断像，横断像が必須であり，どちらか一方向は脂肪抑制併用

を追加する．

次に，脂肪抑制併用の3次元T1強調画像〔three-dimensional fat-saturated T1-weighted spoiled GRE sequences：東芝(Quick 3Ds)，Philips(e-THRIVE)，GE(LAVA)，Siemens(3D VIBE)をガドリニウム造影剤の投与前後で撮像する．活動性炎症は強い増強効果を示すが，造影後だけ見ると，大腸内に残存した高信号を示す残渣が増強効果に見えることがあるため，造影前と対比することが必要である．冠状断像でdynamic撮像し，続けて横断像を撮像する．

追加すべき撮像法としては，拡散強調画像とcine MR(balanced GREの連続撮影)がある．腸管の炎症はプロトンの拡散を制限し，拡散強調画像で高信号となる．cine MRでは，病変のない小腸は良好な蠕動運動を示すが，病変部は蠕動運動が低下する傾向があることが知られている．これらの撮像法は，腸管の炎症の検出，活動性の評価に有用との報告がある[10]．

II MR所見

1. 炎症性腸疾患の画像所見

炎症性腸疾患において，活動性炎症と関連があると考えられている所見は，腸管と腸管外に分けられる[1), 3), 11), 12)]．腸管の所見としては，壁肥厚，浮腫，潰瘍，増強効果の亢進および造影パターン，粘膜ひだの肥厚や不整，が挙げられる．腸管外の所見としては，腸間膜の浮腫や増強効果，腸間膜の血管の拡張(comb sign)，反応性の腸間膜リンパ節の腫大や，腸管の炎症の二次的な変化として生じる腸間膜の線維脂肪織増生が知られている．壁の肥厚は3mmまたは4mm以上が病変と定義されており，壁内の浮腫はT2強調画像で高信号，潰瘍はT2強調画像での粘膜面の線状の陥凹やガドリニウム造影T1強調画像で粘膜不整として描出される．また，造影T1強調画像での増強パターンは，全層性(homogeneous)，粘膜から粘膜下(mucosal)，層状(layered)に分類されるが，より活動性が高いと考えられている所見は層状の増強効果で，粘膜下浮腫を反映していると考えられている(図1, 2)．腸間膜の血管の拡張や反応性リンパ節腫大については，balanced GREや造影T1強調画像が評価に適しているが，single-shot FSEではコントラストがやや不良で描出されにくいことがあり注意が必要である．また，拡散強調画像は腸管の潰瘍病変だけでなく，腫大したリンパ節が強い高信号となるため，両者の検出に役立つ．

クローン病と潰瘍性大腸炎は，病変の分布や好発する区域のほかに画像所見の傾向に違いがみられるが，これは，クローン病は全層性の炎症をきたすのに対して，潰瘍性大腸炎は粘膜を中心とした病変である，という病態の違いに起因している(図3)[12]．病変部の腸管の内腔面は，潰瘍を反映して両者ともに凹凸不整であるが，外側の輪郭はクローン病のほうがより不明瞭で，不整である．腸管壁の厚さは，クローン病のほうが潰瘍性大腸炎より厚い傾向がある．壁外の瘻孔，癒着，膿瘍形成はクローン病で特徴的である(図4)．クローン病のほうが，潰瘍性大腸炎よりも層状の増強効果を示す頻度が低い(8% vs. 60%)，などが知られている．

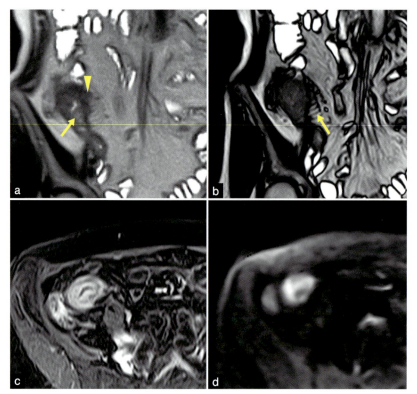

図1 54歳女性，クローン病の回腸末端部病変

T2強調Single-shot FSE冠状断像(a)では，肥厚した粘膜下に浮腫がみられ(矢印)，付着する腸間膜に炎症が及んでいる(矢頭)．Balanced GRE冠状断像(b)では，線維脂肪織増生による腸間膜の血管の伸展と，血流増加による拡張がみられ，いわゆるcomb signを呈している(矢印)．ガドリニウム造影T1強調横断像(c)では，層状の増強効果を示し，拡散強調横断像(d)では，高信号を示している．大腸内視鏡では，回盲弁の狭窄により，内腔の観察はできなかった．

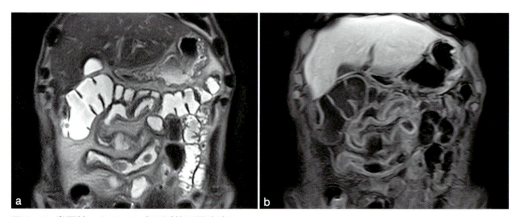

図2 61歳男性，クローン病の近位回腸病変

T2強調冠状断像(a)，造影T1強調冠状断像(b)では，不均一な壁の肥厚，粘膜優位の増強効果，内腔の軽度の狭窄が認められる．

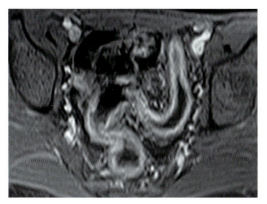

図3 18歳男性，潰瘍性大腸炎のS状結腸・直腸病変

造影T1強調横断像では，均一な壁肥厚が連続性に認められ，腸間膜血管の拡張を伴っている．大腸内視鏡では粘膜脱落を伴った深掘れ潰瘍が認められた．

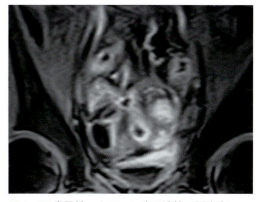

図4 37歳男性，クローン病の遠位回腸病変

造影T1強調冠状断像では，回腸が集簇し，癒着，瘻孔が認められ，「star sign」を呈している．ガストログラフイン®造影で内瘻が確認された．

III MRによる活動性スコア

MRによるクローン病の活動性スコアは，数多く提案されており，粘膜治癒の評価における有用性などについて検討が行われている．回帰モデルから作成され，validation studyまで行われたMRスコアとして，Rimolaらが作成したMagnetic Resonance Index for Activity(MaRIA)と，StewardらによるCrohn's Disease Activity Score (CDAS)がある[9),13)]．それぞれの評価基準については，MaRIAは内視鏡スコア(Crohn's disease endoscopic index of severity)，CDASは病理スコア(acute inflammatory score)である．計算式は，以下に示すとおりである．

$$MaRIA = 1.5 \times wall\ thickness(mm) + 0.02 \times relative\ contrast\ ratio(RCE) + 5 \times oedema + 10 \times ulceration$$

$$CDAS = 1.79 + 1.34 \times mural\ thickness(mm) + 0.94 \times mural\ T2\ score$$

MRによる潰瘍性大腸炎の活動性スコアは，Ordásらが報告しており，内視鏡スコアであるmodified Baron scoreを基準として，回帰モデルから以下の計算式を算出している[14)]．

$$A\ segmental\ simplified\ magnetic\ resonance\ colonography(MRC\text{-}S)Index = [RCE(>100\%)=1] + [Edema(Yes)=1] + [Lymph\ Nodes(Yes)=1] + [Comb\ sign(Yes)=1]$$

これらのすべてのスコアの共通する変数は浮腫であり，その他の共通点は，MaRIAとCDASの間では壁の厚さ，MaRIAとMRC-Sでは相対的増強効果(RCE)である．これらの定性および定量解析は，炎症性腸疾患の活動性を評価するうえで重要と考えられる．

おわりに

　炎症性腸疾患の小腸・大腸評価のためのMRの撮像法，その画像所見，活動性スコアについて概説した．MRIによる活動性スコアに関する研究はまだ始まったばかりであり，今後も新たな撮像法を用いた検証が必要になる可能性がある．炎症性腸疾患のMRI診断の確立には，MRだけでなく，臨床，病理に関する高い専門性が必要であり，放射線科医，消化器内科医，病理医の連携が欠かせないと考えられる．

文献

1) Gee MS, Harisinghani MG：MRI in patients with inflammatory bowel disease. J Magn Reson Imaging　2011；33：527-534
2) Siddiki H, Fidler J：MR imaging of the small bowel in Crohn's disease. Eur J Radiol　2009；69：409-417
3) Masselli G, Gualdi G：MR imaging of the small bowel. Radiology　2012；264：333-348
4) Amzallag-Bellenger E, Oudjit A, Ruiz A, et al：Effectiveness of MR enterography for the assessment of small-bowel diseases beyond Crohn disease. Radiographics　2012；32：1423-1444
5) Takenaka K, Ohtsuka K, Kitazume Y, et al：Comparison of magnetic resonance and balloon enteroscopic examination of the small intestine in patients with Crohn's disease. Gastroenterology　2014；147：334-342, e3
6) Rimola J, Ordás I, Rodríguez S, Panés J：Colonic Crohn's disease：value of magnetic resonance colonography for detection and quantification of disease activity. Abdom Imaging　2009；35：422-427
7) Hyun SB, Kitazume Y, Nagahori M, et al：Magnetic resonance enterocolonography is useful for simultaneous evaluation of small and large intestinal lesions in Crohn's disease. Inflamm Bowel Dis　2011；17：1063-1072
8) Hordonneau C, Buisson A, Scanzi J, et al：Diffusion-weighted magnetic resonance imaging in ileocolonic Crohn's disease：validation of quantitative index of activity. Am J Gastroenterol　2014；109：89-98
9) Rimola J, Rodriguez S, Garcia-Bosch O, et al：Magnetic resonance for assessment of disease activity and severity in ileocolonic Crohn's disease. Gut　2009；58：1113-1120
10) Makanyanga JC, Taylor SA：Current and future role of MR enterography in the management of Crohn disease. Am J Roentgenol　2013；201：56-64
11) Sinha R, Verma R, Verma S, et al：MR enterography of Crohn disease：Part 2, imaging and pathologic findings. Am J Roentgenol　2011；197：80-85
12) Maccioni F, Colaiacomo MC, Parlanti S：Ulcerative colitis：value of MR imaging. Abdom Imaging　2005；30：584-592
13) Steward MJ, Punwani S, Proctor I, et al：Non-perforating small bowel Crohn's disease assessed by MRI enterography：derivation and histopathological validation of an MR-based activity index. Eur J Radiol　2012；81：2080-2088
14) Ordás I, Rimola J, García-Bosch O, et al：Diagnostic accuracy of magnetic resonance colonography for the evaluation of disease activity and severity in ulcerative colitis：a prospective study. Gut　2013；62：1566-1572

1章 炎症性腸疾患 画像診断の解説

5 CT

(清水建策, 橋本真一)

はじめに

　近年登場したカプセル内視鏡やバルーン内視鏡などの新たな内視鏡検査法は小腸粘膜の直視下での観察を可能にし, 小腸疾患の診断に劇的な進歩をもたらした. 一方, 腸疾患におけるCT検査の役割は腸管壁のみならず, 腸管外病変の評価も担っており, 内視鏡検査とは相補的な関係にある. なかでも腸管内に造影剤を注入してCT撮影するCT enteroclysis/enterography(以下, CTE)は小腸透視とCT検査を併せた新しい小腸検査法として欧米を中心に発達してきた[1](図1). 内視鏡が通過困難な狭窄部を伴った病変に対しても全小腸を短時間に観察することができ, 近年本邦でも注目されている[2),3)].

　腸管内に注入する造影剤は等浸透圧性のポリエチレングリコール液(polyethylene glycol;PEG)を使用することが多い. PEGは陰性造影剤であるため, 炎症のactivityの指標となる粘膜の造影効果や血管病変の描出に優れている. 造影剤の注入方法は, 十二指腸チューブを介して経管的に注入するCT enteroclysisと, 患者自ら経口的に服用するCT enterographyとがある(表). CT enterographyはCT enteroclysisに比べ

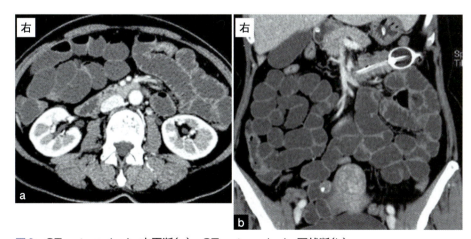

図1　CT enteroclysis 水平断(a)　CT enteroclysis 冠状断(b)
　小腸内腔は陰性造影剤で満たされ, 適度に拡張・伸展しているため, 小腸壁の形態や造影効果を評価しやすい. 右側の回腸ひだは緩やかであるのに対し, 左側の空腸ひだは間隔が狭く, 刺状であるのがわかる.

表 当院における CT enteroclysis/enterography の腸管内造影剤注入法

① 経管的造影剤注入法(CT enteroclysis)
透視下で先端バルーン付き十二指腸チューブ(14 Fr)を経鼻的に挿入する．チューブの先端を Treiz 靱帯直下まで進め，先端バルーンを膨らませて固定する．自動注入器を用いて 150 ml/min の速度でポリエチレングリコール液(PEG)を計 1,500～1,800 ml 注入する．

② 経口的造影剤注入法(CT enterography)
CT 検査の 1 時間前より PEG を経口的に服用開始する．服用速度はおよそ 15 分間隔で 400 ml，450 ml，450 ml，500 ml の順で計 1,800 ml 服用する．
＊体格や狭窄の有無により投与量を調節する．
＊大腸を主体に撮影するときは PEG 服用後に少し時間をあけて撮影する．

てより簡便で非侵襲的な検査であるが，経口的に服用した場合，空腸での造影剤の通過速度が速いため，撮影時には空腸が虚脱した状態であることが多く，注意を要する．腸管内造影剤を注入後は抗コリン薬を筋注し，造影 CT を撮影する．炎症性腸疾患の場合，造影 CT は造影剤注入後 50 秒後に撮影している．再構成画像は 2 mm 厚，2 mm 間隔の水平断と冠状断を作成し，2 方向から腸管を評価する．

そのほかに腸管の CT 検査法として空気や二酸化炭素を腸管内に注入する CT colonography(CTC)が広く普及しているが，おもに大腸癌や大腸ポリープの検出や精査に用いられることが多い．ここでは潰瘍性大腸炎とクローン病の CT/CTE 診断のポイントについて解説する．

I 潰瘍性大腸炎

潰瘍性大腸炎の CT 診断において粘膜の造影効果や壁肥厚，target sign/mural stratification は炎症の活動性を示す重要な所見であり，臨床的な重症度と相関があるとされる[4] (図2)．

軽度の炎症例では腸管壁の肥厚はないか軽度で，粘膜や壁の濃染像がおもな所見となる(図2c, d)．炎症が高度になると腸管壁の肥厚とともに粘膜下層の浮腫が強くなり，腸管壁の層構造が明瞭化し，target sign や mural stratification と呼ばれる活動性炎症所見を呈する[5] (図2e, f, 図3a, b)．たとえば腸管壁が 3 層構造を呈した場合，壁内層の造影効果の高い部は炎症粘膜に相当し，中間層の低吸収域が浮腫状に肥厚した粘膜下層に，最外層の中～高吸収の層は固有筋層(＋漿膜下組織)に相当する．この所見は潰瘍性大腸炎の活動性や重症度を評価するうえでもっとも重要な所見の一つであるが，非特異的な炎症像であり，他の炎症性腸疾患でも認められる．

一方，直腸からの連続性や長軸方向の短縮，炎症性偽ポリープは潰瘍性大腸炎の特徴的な所見とされる(図3c, d)．劇症例では中毒性巨大結腸症をきたし，腸管壁の非薄化を認める(図4)．長期経過の潰瘍性大腸炎患者では，結腸や直腸癌の発症率が顕著に増加するため，非対称性の壁肥厚や造影効果，壁内の層構造の消失など悪性腫瘍を示唆する所見に注意を要する(図5)．

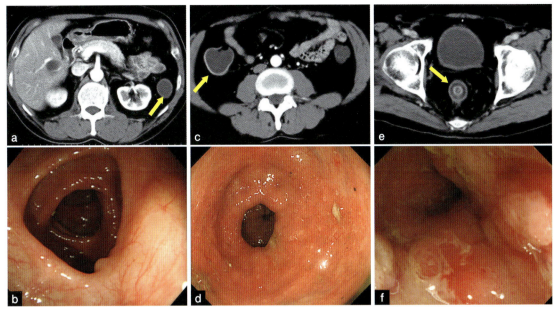

図2
a, b：潰瘍性大腸炎（寛解期）．CT enterographyで下行結腸の目立った壁肥厚や有意な濃染像はみられない（矢印）．内視鏡で血管透見像が観察され，明らかな粘膜の異常はみられない．
c, d：潰瘍性大腸炎（軽症例）．CT enterographyで上行結腸壁の軽度の肥厚と濃染像を認める（矢印）．内視鏡で粘膜の軽度浮腫と血管透見像の消失を認める．
e, f：潰瘍性大腸炎（重症例）．CT enterographyで直腸の著明な壁肥厚を認める（矢印）．粘膜層と筋層の高吸収域と粘膜下層の低吸収域（浮腫）によりtarget signを呈している．内視鏡で同部に著明な浮腫と潰瘍，発赤を認める．

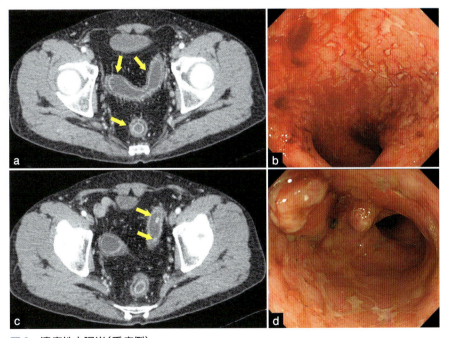

図3　潰瘍性大腸炎（重症例）
a：CT enterography．直腸からS状結腸にかけて連続性に壁肥厚と粘膜の濃染像を認め，腸管壁はtarget signやmural stratificationと呼ばれる層構造を呈している（矢印）．
b：内視鏡像．直腸は多数の小潰瘍を認め，自然出血を伴っている．
c：CT enterography．SD junction付近では内腔に突出する小さな濃染結節が散見される（矢印）．
d：S状結腸のSD junction付近に炎症性ポリープが散見される．

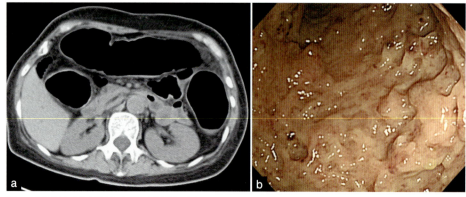

図4 潰瘍性大腸炎（中毒性巨大結腸症）
a：単純CT．横行結腸の著明な拡張を認め，壁の菲薄化を伴っている．
b：内視鏡像．広範な粘膜の脱落を認める．

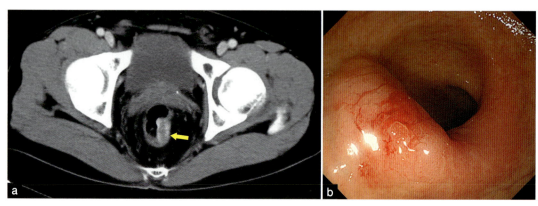

図5 潰瘍性大腸炎（直腸癌合併例）
a：造影CT．直腸左側に一側性の壁肥厚を認める（矢印）．
b：内視鏡像．直腸に粘膜下腫瘍様隆起を認め粘膜面の不整と出血を伴っていた．外科的手術が施行され，MP癌と診断された．

II クローン病

　潰瘍性大腸炎と同様にクローン病においても mural stratification や target sign は活動性を示唆する重要な CT 所見であり，粘膜や壁の造影程度は臨床的な活動程度と関連があるといわれている[6]（図6c〜f）．一方，寛解期では粘膜の造影効果は乏しく，壁全体が均一な iso-density を呈する（図6a, b）．

　炎症腸管の壁肥厚は潰瘍性大腸炎より高度であり，壁外側縁の irregularity や周囲脂肪織の軟部影・濃度上昇，血管影の増強像（comb-sign）などの壁外の炎症波及所見も潰瘍性大腸炎より高頻度にみられる（図7）．cobblestone appearance（図8）や狭窄，skip lesion（図9）はクローン病の特徴的所見としてしばしば観察される．その他，瘻孔や腹腔内膿瘍，周囲臓器への進展，肛門周囲膿瘍など合併症の評価も非常に重要となるが，瘻孔に関しては陽性造影剤（ガストログラフイン®）を経口造影剤として使用したほうが評価を容易にする場合が多く，目的に応じて造影剤を選択している（図10）．

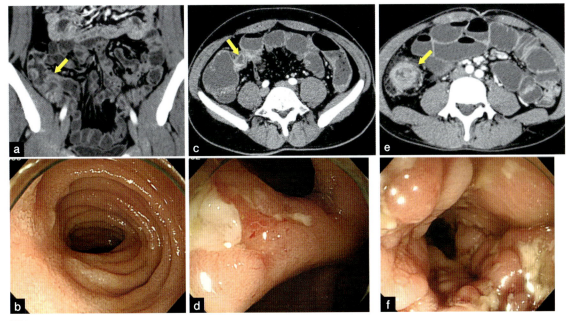

図6
- a, b：クローン病（寛解期）．CT enterography で回腸末端に軽度の壁肥厚を認める（矢印）が，粘膜の濃染に乏しく，壁は均一な iso-density を呈している．内視鏡では回腸末端の瘢痕巣を認める．
- c, d：クローン病（炎症初期）．CT enterography で回腸末端部は粘膜下の浮腫を伴う粘膜層の濃染を認める（矢印）．内視鏡で回盲弁に浮腫を伴った潰瘍を認める．
- e, f：クローン病（急性期）．上行結腸に強い濃染を伴う著明な壁肥厚がみられ（矢印），周囲脂肪織の濃度上昇と血管影の増強を伴う．内視鏡で同部に著明な浮腫と潰瘍を認める．

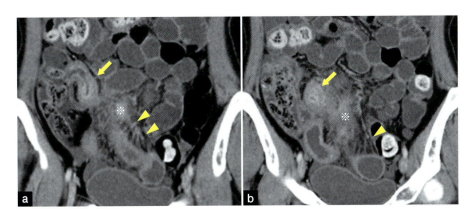

図7　クローン病（急性期）
- a, b：CT enteroclysis（冠状断）．回腸末端部に粘膜の濃染を伴う著明な壁肥厚（矢印）を認め，活動性のクローン病と診断される．腸間膜側には炎症性の軟部影（※）と comb-sign と呼ばれる腸間膜の血管増強像（矢頭）を認める．

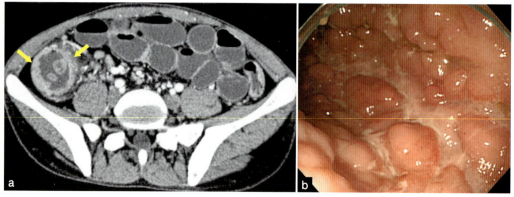

図8 クローン病(活動期)
a：CT enterography．上行結腸は全周性の壁肥厚を認め，内腔に突出するポリープ状の小隆起を伴っている（矢印）．
b：内視鏡像．上行結腸に cobblestone appearance と縦走潰瘍を認める．

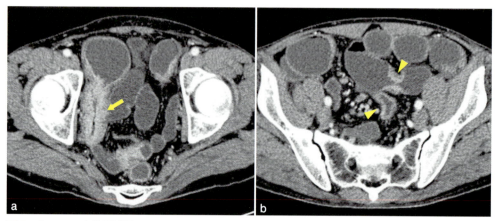

図9 クローン病(活動期)
a：CT enterography．遠位回腸に高度な狭窄を伴う著明な壁肥厚を認める(矢印)．粘膜層優位の強い造影効果を認め，活動性のクローン病と診断される．
b：その他の回腸にも非連続性に壁肥厚を伴った病変(skip lesion)が散見される(矢頭)．

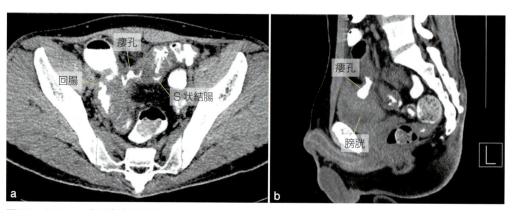

図10 クローン病の瘻孔の評価
a，b：ガストログラフイン服用後 CT．
a：水平断．回腸と S 状結腸の壁肥厚を認め，両者の間に瘻孔を形成している．
b：矢状断では回腸-膀胱瘻が明瞭に描出されている(矢印)．

おわりに

　　IBDのCT診断では，病変の局在や範囲，炎症の活動度，狭窄など腸管壁の変化とともに腸管外の合併症の評価が重要となる．重症例では腸管壊死や門脈ガス，穿孔，free air，腹水の有無をチェックする．長期観察例では悪性腫瘍の合併を見逃さないように注意が必要である．

文献

1) Boudiaf M, Jaff A, Soyer P, et al：Small-bowel disease：prospective evaluation of multi-detector row helical CT enteroclysis in 107 consecutive patients. Radiology　2004；233：338-344
2) Hashimoto S, Shimizu K, Shibata H, et al：Utility of computed tomographic enteroclysis/enterography for the assessment of mucosal healing in Crohn's disease. Gastroenterol Res Pract　2013；2013：984916
3) Kishi T, Shimizu K, Hashimoto S, et al：CT enteroclysis/enterography findings in drug-induced small-bowel damage. Br J Radiol　2014；87(1044)：20140367
4) Patel B, Mottola J, Sahni VA, et al：MDCT assessment of ulcerative colitis：radiologic analysis with clinical, endoscopic, and pathologic correlation. Abdom Imaging　2012；37：61-69
5) Gore RM, Balthazar EJ, Ghahremani GG, et al：CT features of ulcerative colitis and Crohn's disease. AJR　1996；167：3-15
6) Liu YB, Liang CH, Zhang ZL, et al：Crohn disease of small bowel：multidetector row CT with CT enteroclysis, dynamic contrast enhancement, CT angiography, and 3D imaging. Abdom Imaging　2006；31：668-674

2章 生検標本のとり方も含めた IBD の病理の解説

2章

生検標本のとり方も含めたIBDの病理の解説

(八尾隆史,飯原久仁子)

はじめに

　潰瘍性大腸炎とクローン病は典型的なものは肉眼像や組織像が異なるので両者の鑑別は容易であるが,クローン病ではとくに大腸病変が潰瘍性大腸炎に類似した肉眼像や組織像を示すことがあり,その場合は両者の鑑別は困難である場合がある.そして,これらは炎症の活動性の程度や時相(病期)により組織像が変化するため,限られた情報しか得られない生検組織のみではしばしば診断が困難である.生検組織診断を有効に活用するには活動性や時相による組織像の変化や肉眼像と組織像の関係を知っておく必要がある.

　潰瘍性大腸炎では小腸病変はまれであり,小腸病変を伴うクローン病は潰瘍性大腸炎との鑑別は容易であることが多いので,本稿では潰瘍性大腸炎とクローン病の大腸病変中心に,それらの組織像および肉眼像の特徴と鑑別診断における生検診断の有用性について解説する.

I 潰瘍性大腸炎の組織学的・肉眼的特徴

1. 活動期の典型的組織像

　潰瘍性大腸炎の組織像として,リンパ球と形質細胞を主体とし好中球と好酸球を混じた密なびまん性炎症細胞浸潤を粘膜内から粘膜下層に認める壁表層性炎症はよく知られているが(図1a),粘膜内では深層部での活動性炎症が重要な所見である.すなわち陰窩底部と粘膜筋板間での形質細胞を含む慢性炎症細胞浸潤(basal plasmacytosis)が特徴的で,活動性が高度になると陰窩深部の破壊が起こる(図1b).陰窩深部が破壊され陰窩内に噴出した好中球が貯留すると陰窩膿瘍を形成する.陰窩深部の増殖帯が破壊された陰窩は基盤を失うため,再生過程で腺管の蛇行・捻れ・分岐(crypt distortion)を示す(図1b).なお,杯細胞減少(goblet cell depletion)は傷害を受けた上皮の幼弱化により粘液が減少したもので,潰瘍性大腸炎の特徴の一つではあるが,感染性腸炎や虚血性腸炎でもみられる非特異的な所見である[1〜5].

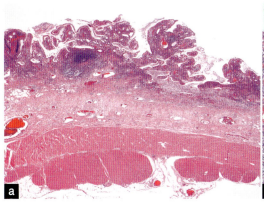 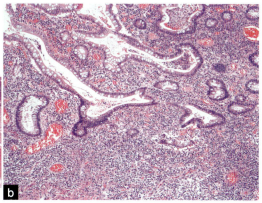

図1 潰瘍性大腸炎の活動期の典型的・特徴的組織像
a：密な慢性活動性炎症細胞浸潤は粘膜から粘膜下層表層に限局し壁表層性炎症を示す．
b：粘膜内では basal plasmacytosis を伴う粘膜深部の活動性炎症と深部陰窩の破壊・再生による陰窩の捻れを認める．

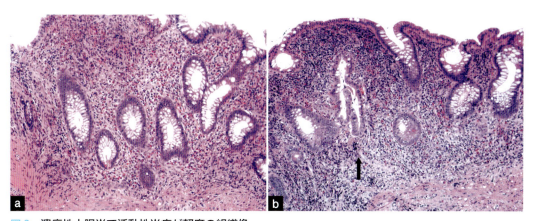

図2 潰瘍性大腸炎で活動性炎症が軽度の組織像
a：好中球浸潤に乏しく腺管の破壊もみられず，杯細胞減少はみられない．Basal plasmacytosis を伴う密な慢性炎症細胞浸潤が IBD としての重要な所見．
b：Basal plasmacytosis を伴う密な慢性炎症細胞浸潤に加え，ごく一部（矢印）で陰窩の破壊と杯細胞減少を認める．

2. 活動性が軽度の粘膜の組織像

炎症の活動性が軽度でびらんや潰瘍を伴わない粘膜では，組織学的には上皮破壊が軽度で陰窩膿瘍は認めず，basal plasmacytosis を伴う密な慢性炎症細胞浸潤が重要な所見である．上皮の破壊がない場合は杯細胞減少は明らかでない（図2）．

3. 回復期から寛解期の粘膜の組織像

組織学的には，炎症の長期化あるいは再燃・寛解の繰り返しにより陰窩の萎縮，crypt distortion（図3a），左側結腸における Paneth 細胞化生（図3b）（右側大腸では正常でもしばしば Paneth 細胞を認める），粘膜筋板の錯綜・肥厚，粘膜下層の線維化が生じる．これらの所見は炎症が消退した寛解期においても残存するので，診断的に重要な組織所見である[1)~5)]．

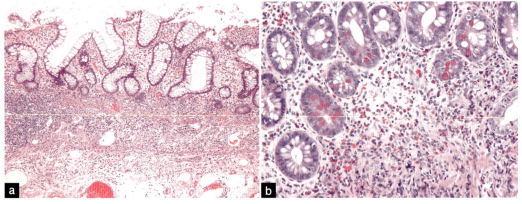

図3　潰瘍性大腸炎の寛解期の組織像
a：炎症細胞浸潤は軽度で，陰窩の破壊や杯細胞減少を認めない．陰窩の捻れや粘膜筋板の錯綜・二重化を伴う肥厚を認める．
b：陰窩底部にPaneth細胞化生を認める．

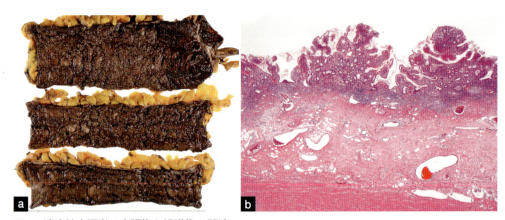

図4　潰瘍性大腸炎の肉眼像と組織像の関連
a：全大腸にわたりびまん性に褐色調の顆粒状粘膜を示す．
b：上皮破壊による粘膜欠損と介在粘膜の再生性・過形成による隆起の集簇で顆粒状粘膜が形成される．

4. 肉眼像と組織像との関連

　陰窩の破壊が少ない場合はびまん性・連続性に広がる粘膜の発赤（充血・出血）を示し，陰窩内に貯留した好中球（膿）が陰窩開口部から噴出すると発赤粘膜中の白点として観察される．陰窩の破壊がより高度となると上皮の再生機転により粘膜は顆粒状変化を示し（図4），再生性過形成性変化も伴うと炎症性ポリポーシスの像を呈す．領域性をもった陰窩の破壊が生じると肉眼的に認識できるびらん・潰瘍を形成し，潰瘍間に島状に残存した粘膜が相対的隆起（偽ポリープ）として認められる[5]．通常は壁表層性炎症のため潰瘍はUl-IIまでであるが，潰瘍面積が広い場合や中毒性巨大結腸症では，より深い潰瘍を伴うこともある．

　寛解期では，粘膜の発赤は消退し粘膜の萎縮や半月ひだの消失がみられる．粘膜面は粗糙・不整顆粒状を呈し，結節や隆起（炎症性ポリープの残存）が散在する．長期経過により腸管内腔の狭小化を認めることがあるが，通過障害をきたすような狭窄はまれである．

Ⅱ クローン病の組織学的・肉眼的特徴

1. 活動期の典型的組織像

　炎症は粘膜から漿膜に至るすべての層にリンパ球の集簇を主体とした慢性炎症，すなわち壁全層性炎症が特徴的である（図5a）．粘膜では深部の炎症が高度で，陰窩深部での腺管破壊による陰窩膿瘍をしばしば認め（図5b），少なくとも局所的には潰瘍性大腸炎と類似することがあるが，粘膜より粘膜下層の炎症が高度である像（不均衡炎症）や活動性炎症を認める割には杯細胞減少が軽度であることが潰瘍性大腸炎との相違である．そして，狭い領域で高度の活動性炎症により生じる，ナイフで切り込んだような幅が狭いが深い潰瘍〔裂溝性潰瘍（fissuring ulcer）〕（図5c）も特徴的像である．潰瘍はUl-Ⅱ～Ⅳまでさまざまであるが，潰瘍が漿膜側に及ぶと穿通性潰瘍や瘻孔（fistula）を形成し，近接した腸管や腹膜に癒着し腸管の運動を制限し通過障害をきたす[2)～6)]．

　非乾酪性類上皮細胞肉芽腫（図5d, e）はクローン病診断基準の主要所見の一つでもある重要な組織所見である．これは腫大した組織球の集簇巣であり，腸壁全層に分布するがリンパ濾胞周囲やリンパ管・血管周囲，Auerbach神経叢周囲に多く出現する．リンパ管内に類上皮細胞の集簇を認める閉塞性リンパ管炎も特徴的像の一つである（図5f）[2)～6)]．

2. 活動性が軽度で潰瘍化していない粘膜の組織像

　典型的なクローン病の一部において活動性炎症は示すが潰瘍化していない粘膜を認めることがある．そのような部分では，basal plasmacytosisを伴う密な慢性炎症細胞浸潤を認め，しばしば陰窩膿瘍も伴い潰瘍性大腸炎に類似した像を示すこともある．ただし，陰窩の破壊を示すほどの炎症（陰窩膿瘍）があるにもかかわらず杯細胞の減少に乏しい点が潰瘍性大腸炎と異なる所見である（図6）[5)]．また，びまん性でない斑状のリンパ球集簇も特徴的組織像である．

3. 回復期から寛解期の組織像

　潰瘍性大腸炎と同様に陰窩の萎縮，crypt distortion，左側結腸におけるPaneth細胞化生，粘膜筋板の錯綜・肥厚，粘膜下層の線維化が生じる．壁全層性炎症は潰瘍が瘢痕化した後も残存することもあるが，消失することもある．

4. 肉眼像と組織像との関連

　肉眼的には，アフタ・びらんが最小病変で，炎症が広範囲に及ぶと領域性をもった病変となり，原則的に区域性あるいは非連続性病変として多発するが，少なくとも部分的にはびまん性病変を示すこともある．とくに大腸病変においては潰瘍性大腸炎に類似した像を示すことがある．潰瘍間の残存粘膜の集合体が敷石像でこれに再生性過形成性変化を伴うと炎症性ポリポーシスを呈する（図7a）．縦走潰瘍の発生機序は不明であるがクローン病診断基準の主要所見にも挙げられているように，もっとも特徴的かつ重要な所見であるが，縦走潰瘍以外にも多彩な潰瘍を伴うのもクローン病の特徴である．縦走潰瘍は，小腸では腸管膜付着側に沿う1条の潰瘍，大腸では結腸ひもに沿う3条の潰瘍として認められる（図7b）[2)～6)]．

　慢性期あるいは寛解期では，粘膜は萎縮や粗糙を示し，炎症性ポリープが残存し，潰

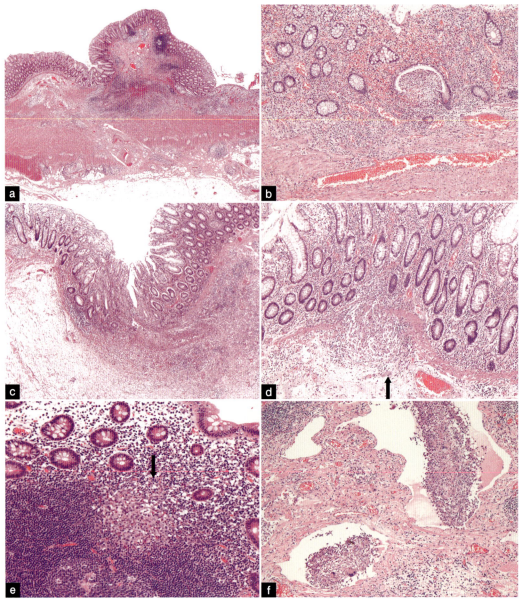

図5 クローン病の活動期の典型的・特徴的組織像
a：リンパ球集簇を伴う壁全層性の慢性炎症細胞浸潤を認める．
b：Basal plasmacytosis を伴う密な慢性炎症細胞浸潤に加え，陰窩膿瘍も認めるが，杯細胞減少は明らかでない．
c：限局性の高度の活動性炎症により裂溝性潰瘍を認める．
d：粘膜筋板から粘膜下層に非乾酪性類上皮細胞肉芽腫(矢印)を認める．
e：リンパ濾胞辺縁に非乾酪性類上皮細胞肉芽腫(矢印)を認める．
f：腫大した組織球(類上皮細胞)がリンパ管内に集簇し，閉塞性リンパ管炎を示す．

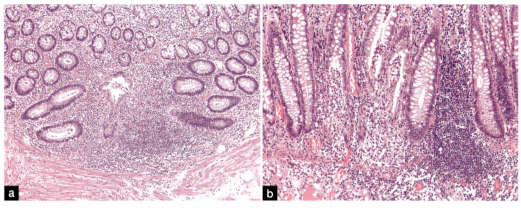

図6　クローン病における活動性炎症が軽度の組織像
a：中等度の慢性炎症細胞浸潤を伴う大腸粘膜のごく一部で活動性炎症および陰窩の破壊を認める．破壊された陰窩以外の杯細胞は保たれている．
b：有意な炎症細胞の増加を認めない粘膜に陰窩深部の破壊と陰窩膿瘍を伴う限局性の活動性炎症を認める．このような像は潰瘍性大腸炎ではみられない．

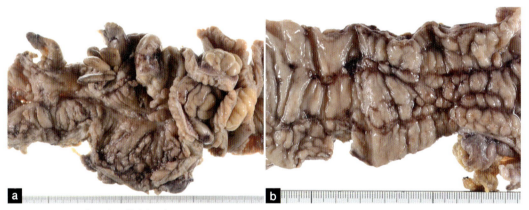

図7　クローン病の肉眼像（大腸）
a：不規則な潰瘍（瘢痕）とともに多数の炎症性ポリープを認める．
b：3条の縦走潰瘍を認める．粘膜は一部敷石像を示す．

瘍は深いことが多いため線維化は壁全層に波及し腸管の狭窄をきたす．瘻孔を形成した場合は腸管同士の癒着も示す．

III　生検組織診断の有効な活用

　生検では粘膜から粘膜下層表層部しか採取されないので，壁深部の組織像の評価（壁全層性炎症の有無や裂溝性潰瘍など）は不可能であり，粘膜内での各疾患の組織学的特徴を十分理解しておくことが重要である．
　炎症性の腸疾患における生検の有用性としては，① 生検のみで確定診断可能なもの（特異的な感染症，アミロイドーシス，collagenous colitis など），② 特徴的所見から特定の疾患がある程度示唆可能なもの（虚血性腸炎，粘膜脱症候群，好酸球性胃腸炎，薬剤性腸炎，感染性腸炎，潰瘍性大腸炎，クローン病など），③ 生検組織診断では診断で

きないもの(Behçet病など)に大別される．上記①は見逃しさえなければ確定診断が可能であるが，②の場合でも特徴的所見が軽度である場合は③の範疇となってしまうので，生検診断を有効に活用するには疾患の時相の考慮や組織採取部位の選択が重要である．

　生検組織診断においては，第一にinflammatory bowel disease(IBD)か否かを判定し，IBDと判定され肉芽腫が検出されればクローン病，検出されなければクローン病または潰瘍性大腸炎の両者の可能性を考慮して，最終的には臨床的事項を加味して確定診断を行う．ただし，IBDと確定されない場合も活動性が軽度あるいは寛解期のIBDも念頭に置きながら，他の炎症性疾患も含めて鑑別診断を行う必要がある．

　IBDか否かの判定基準として田中が考案した判別式がある．陰窩の萎縮(H_1)，陰窩の捻れ(H_2)，basal plasmacytosisを伴う高度単核細胞浸潤(H_3)，Paneth細胞化生(肝彎曲部より肛門側)(H_4)の4つの所見について「あり」は1，「なし」を0というスコアを付け，IBDスコア($2H_1+3H_2+3H_3+2H_4-4$)が2以上はIBD確診，1は疑診，0は保留，-1はnon-IBD疑診，-2以下はnon-IBD確診という診断基準を提唱している．IBDに重要な4つの組織所見のみである程度鑑別診断可能であり，basal plasmacytosisを伴う高度単核細胞浸潤(H_3)はIBDのもっとも基本的かつ重要な所見であり，次に重要な陰窩の捻れ(H_2)の2つが揃えばスコアは2点となりIBDと確定されることになる[5]．

　なお，IBDで一般的に有名な組織所見は「密な活動性炎症細胞浸潤」「陰窩膿瘍」「杯細胞減少」であるが，これらは細菌感染性腸炎においても特徴的所見である．感染性腸炎では「密な活動性炎症細胞浸潤」はbasal plasmacytosisを伴わず好中球優位であることや「陰窩膿瘍」は粘膜表層主体で拡張に乏しい陰窩に認めることがIBDとの違いであり[5,7]，本質的組織像を理解せず用語のみで診断すると誤診につながる．

　IBDの生検組織診断においては潰瘍化していないが活動性炎症があると思われる粘膜から採取する必要がある．ただし，IBDにおいて活動性炎症が消失した粘膜にも陰窩の萎縮(H_1)，陰窩の捻れ(H_2)，Paneth細胞化生(H_4)は残存するため，過去の活動性炎症の有無の評価のために異常を認めない粘膜も生検する価値はある．少なくとも回腸，右側結腸，横行結腸，左側結腸(S状結腸)，直腸の5カ所程度が推奨される[8]．

　クローン病の場合，IBDの組織像を示す場合もあるがそうでない場合もあり，IBDの像を示していない組織においては肉芽腫の検出が確定診断に有用である．生検は，潰瘍部の壊死と肉芽組織しかない部位は不適当で，潰瘍近傍の活動性炎症を伴う発赤粘膜やリンパ濾胞の存在する粘膜の採取が肉芽腫の検出には有効である．ただし，生検による肉芽腫の検出率はそれほど高くなく，上記以外の粘膜にも出現するので(図8a)，生検は可能な限り多く採取することが望まれる．

　ただし，肉芽腫は結核(乾酪壊死を伴う)やエルシニア腸炎(中心に膿瘍を伴う)などでもみられるので注意が必要である．また，潰瘍性大腸炎において陰窩深部の破壊に伴い漏出した粘液に対する異物反応として，多核巨細胞を伴う類上皮肉芽腫(cryptolytic granuloma)(図8b)を認めることがあり，クローン病の肉芽腫とは区別が必要である[9]．

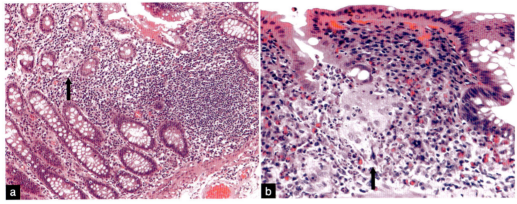

図8 クローン病の類上皮細胞肉芽腫と潰瘍性大腸炎のcryptolytic granuloma
a：クローン病では粘膜内のリンパ濾胞とは関係ない部位にも微小類上皮細胞肉芽腫を認めることがある．
b：cryptolytic granulomaは，腺管破壊部に一致して腫大した組織球が好中球とともに集簇しているのが特徴的所見．

おわりに

　炎症性疾患は組織所見のみでは診断が困難なことも多いが，各疾患における特徴的組織所見を十分理解していれば，生検で得られた組織所見を有効に活用し可能性のある疾患をある程度絞り込むことは可能である．確定診断においては，X線透視像や内視鏡像を含む画像と対比し臨床所見や経過が不可欠であることは言うまでもないが，生検組織所見を有効に活用した臨床と病理の協力がもっとも重要である．

文献

1) 渡辺英伸，味岡洋一，西倉　健：I．診断　1．潰瘍性大腸炎　(5)病理診断．胃と腸　1997；32：309-316
2) Shepherd NA, Warren BF, Williams GT, et al：Morson & Dawson's gastrointestinal pathology. 5th ed. 2013, Blackwell, Oxford
3) Talbot IC, Price A, Salto-Tellez M.：Biopsy pathology in colorectal disease. 2nd ed.　2006, Hodder Arnold, London
4) 八尾隆史，飯原久仁子：炎症性腸疾患の病理診断．胃と腸　2013；48：601-610
5) 田中正則：大腸の炎症性疾患：生検診断のアルゴリズム．病理と臨床　2008；26：781-794
6) 岩下明徳，山田　豊，喜多村邦弘，他：I．診断　2．Crohn病　(7)病理診断．胃と腸　1997；32：365-376
7) 八尾隆史：感染性腸炎の組織所見．INTESTINE　2011；15：31-36
8) Gramlich T, Petras RE：Pathology of inflammatory bowel disease. Semin Pediatr Surg　2007；16：154-163
9) 池田圭祐，岩下明徳：大腸炎症性疾患の病理診断—肉芽腫の鑑別を中心に．病理と臨床　2008；26：795-802

3章 潰瘍性大腸炎の Imaging Atlas

1 潰瘍性大腸炎　典型例

（長沼　誠）

👉 この項のまとめ

　潰瘍性大腸炎は粘血便，下痢，腹痛を主訴とし再燃と寛解を繰り返す腸炎である．重症になると発熱，食欲不振などの全身症状が出現することもある．厚生労働省難治性腸疾患障害研究班（厚生労働省研究班）の潰瘍性大腸炎診断基準ではクローン病，細菌性腸炎，薬剤性腸炎，アメーバ腸炎，放射線性腸炎を除外する必要があり，診断上内視鏡診断が重要になる．

　内視鏡所見をみていくうえで大切な所見は血管透見像の有無，粘液の付着程度，発赤の程度，粘膜の脆弱性，出血の程度，潰瘍の深さなどである．また潰瘍がある場合はその周囲粘膜の炎症の程度を観察することも，疾患を鑑別するうえで重要である．厚生労働省研究班の診断基準では病期を寛解期と活動期に分け，活動期を軽症，中等症，重症に分類している．また，活動期の内視鏡的所見を軽度，中等度，強度に分類している（表）．寛解期では血管透見の枯れ枝状所見，粘膜の萎縮，偽ポリープが認められるのが特徴である．

表　厚生労働省研究班の活動期内視鏡所見による分類

炎症	内視鏡所見
軽度	血管透見像消失 粘膜細顆粒状 発赤，アフタ，小黄色点
中等度	粘膜粗ぞう，びらん，小潰瘍 易出血性（接触出血） 粘血膿性分泌物付着 その他の活動性炎症所見
強度	広範な潰瘍 著明な自然出血

潰瘍性大腸炎診断基準改定案（平成21年度）．難治性炎症性腸管障害に関する調査研究（渡辺班）．平成21年度総括・分担研究報告書，2010

正常大腸粘膜

　正常大腸粘膜の内視鏡所見を図1に示す．毛細血管（血管透見像）が明瞭に認められるのがわかる．

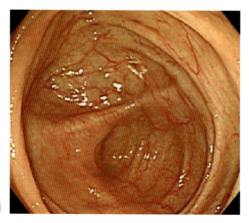

図1

内視鏡的寛解期

　内視鏡的寛解は活動期の所見である血管透見像の消失，易出血性，びらん，または潰瘍などが消失し，血管透見が出現している状態である．血管透見像がほぼ正常に近い状態だけでなく（図2a），枯れ枝状の所見を呈する場合や一部血管が消失している場合（図2b）も寛解期に含まれる．

　寛解期では毛細血管が枯れ枝状になった粘膜に白色瘢痕が伴うこともある（図3a）．重症例であった症例が治療により寛解導入された後に縦走潰瘍瘢痕（図3b）や偽憩室（図3c）のような所見を呈することがある．縦走潰瘍瘢痕は一見クローン病の寛解期の所見と鑑別が困難であるが，クローン病の場合潰瘍瘢痕の横径が比較的広いこと，潰瘍性大腸炎では周囲粘膜の血管構造が異常（枯れ枝状・消失）であることなどより区別可能である場合が多い．また萎縮した粘膜に偽ポリープが散在しているのが寛解期ではしばしば認められるのも特徴である（図4a，b）．

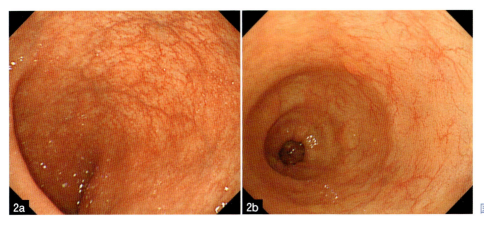

図2

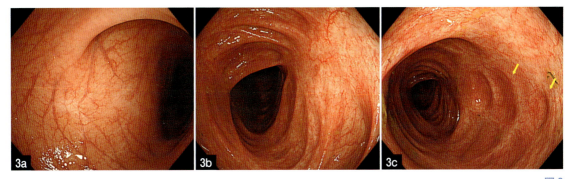

図3

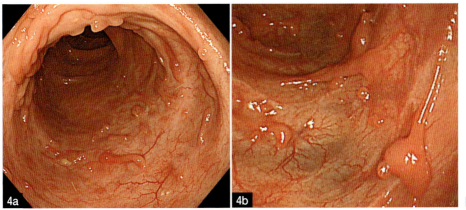

図4

活動期内視鏡所見：軽度

　軽症では血管透見像の不良や発赤・顆粒状粘膜が認められる（図5a, b）. 膿性粘液を軽度認めることもある（図5b）. またアフタ, 小黄色点が認められることもあるが, 粘膜障害（びらん）はみられないのが通常である.

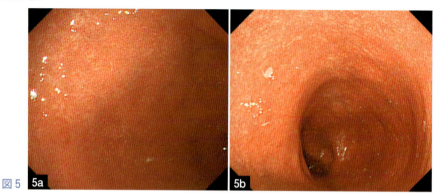

図5

活動期内視鏡所見：中等度

　炎症が中等症になると粘膜の粗糙, 接触性出血, びらん病変が認められるようになる（図6a 左）. 著明な膿性分泌物付着が認められることもある（図6b）.

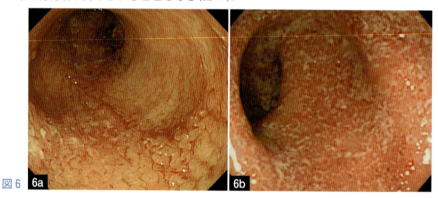

図6

活動期内視鏡所見：強度

　重症例では, 粘膜障害, 粘膜脆弱性がさらに高度となり, 広範な潰瘍, 深掘れ潰瘍（図7a）, 自然出血（図7b）が認められ, 粘膜の浮腫が強いため管腔が狭小化して内視鏡挿入が困難になる場合もある. 図8のように広範な粘膜脱落を伴った潰瘍病変を呈すると強い腹痛, 発熱を伴うことも認められるため, 内科治療強化を速やかに行うか, 外科手術の適応を考慮する必要がある.

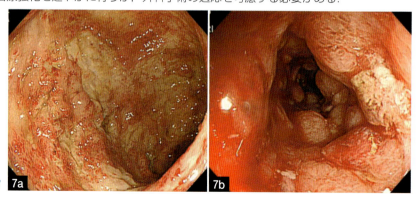

図7

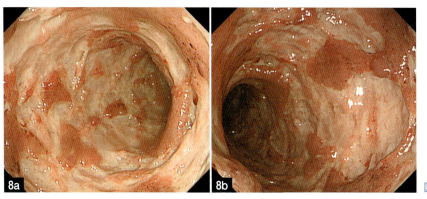

図8

ステロイド長期使用例

　ステロイドを長期使用されていた症例では粘膜の浮腫は軽度であるにもかかわらず潰瘍が残存し(図9a)，粘膜が脆弱で易出血性となり(図9b)，内科治療に抵抗する例も存在する．

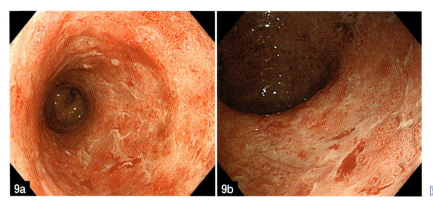

図9

狭窄病変

　潰瘍性大腸炎でも狭窄をきたすことがあるものの大腸は管腔が広いため，臨床的に問題にならない場合が多い．一方で狭窄病変を有する潰瘍性大腸炎はdysplasia・大腸癌の発生リスクが高いため，狭窄部以外の大腸粘膜の丹念なチェックが必要である．狭窄部に活動性病変がなく大腸粘膜の線維化によって狭窄(図10a)する例と，浮腫が強く管腔全体が狭小化している例(図7b)が存在する．また管腔を炎症性ポリープが埋めるように多発しスコープの深部挿入が困難となる例もまれに存在する(図10b)．

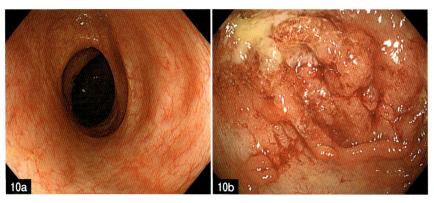

図10

2 サイトメガロウイルス腸炎・再活性化を合併した潰瘍性大腸炎

（山田哲弘，鈴木康夫）

📖 この項のまとめ

潰瘍性大腸炎の慢性炎症や漫然としたステロイド投与などの免疫抑制によりサイトメガロウイルス（cytomegalovirus；CMV）の再活性化が引き起こされる．潰瘍性大腸炎の難治化や内科的治療抵抗性，手術移行の原因になりうるとされる[1,2]．以下に示す症例においても高齢者に対して不十分な量と思われる 5-ASA 製剤による加療，ステロイドの長期使用が行われており，CMV の再活性化を惹起し，潰瘍性大腸炎を重症化させたと考えられる．潰瘍性大腸炎に合併した CMV の再活性化の診断は容易ではなく，内視鏡像から CMV 再活性化合併を見極めるのは困難である．血液検査所見として CMV antigenemia が一助になるほか，大腸粘膜の組織学所見や免疫組織染色による所見，組織 CMV-PCR 法，臨床経過などを総合的に判断して診断を行う．本症例はガンシクロビル投与によって著明な臨床改善を認めたほか，内視鏡経過においても著明な改善を認めた 1 例であった．

文献
1) Cottone M, Pietrosi G, Martorana G, et al：Prevalence of cytomegalovirus infection in severe refractory ulcerative and Crohn's colitis. Am J Gastroenterol 2001；96：773-775
2) Roblin X, Pillet S, Oussalah A, et al：Cytomegalovirus load in inflamed intestinal tissue is predictive of resistance to immunosuppressive therapy in ulcerative colitis. Am J Gastroenterol 2011；106：2001-2008

● **症例呈示：CMV の再活性化により潰瘍性大腸炎の重症化をみた症例**

70 歳代，女性

現病歴：4 年半前より下痢，血便の出現を認め，その 1 年後に大腸内視鏡検査にて全大腸炎型潰瘍性大腸炎の診断となった．前医にて維持治療として 5-ASA 製剤 1,500 mg，プレドニゾロン 3 mg で加療継続されていたが，1 カ月前より頻回下痢，腹痛を認め，症状の改善が認められず当院へ紹介受診された．

既往症・アレルギー：特記事項なし

身体所見：意識清明も全身状態軽度不良，体温 37.7℃，血圧 110/66，脈拍 66/min．排便回数 14 回/day，半分以上血便を認める．腹部平坦かつ軟，臍部および下腹部に圧痛を認めるも，反跳痛を認めない（臨床活動性指標 partial Mayo score 6）．

血液および検査データ：CRP 15.54 mg/dl，TP 7.9 g/dl，Alb 3.5 g/dl，白血球数 11,980/μl，Hb 12.7 g/dl．CMV antigenemia 1 個/50,000，便培養にて有意菌認めない．

下部消化管内視鏡検査①：下行結腸までの観察

下行結腸〜S状結腸に深掘れ潰瘍を認める（図1a, b）．一部粘膜橋を呈する（図1c）．活動期内視鏡所見強度の潰瘍性大腸炎の所見として矛盾しない．

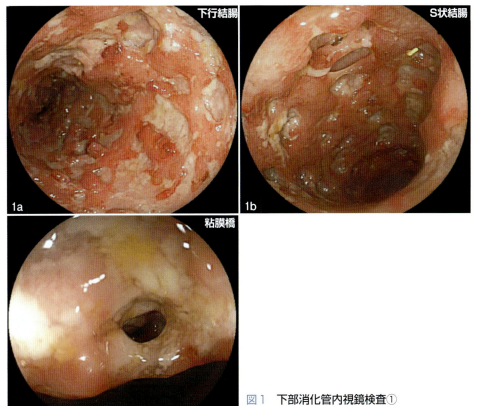

図1　下部消化管内視鏡検査①
内視鏡によるMayoサブスコア3，UCEIS 6（V2B1U3）

CT colonography

Air image像（図2a）：下行結腸〜深部大腸（横行結腸）まで広範囲の腸管拡張不良とハウストラの消失を認める．同部位に深掘れ潰瘍，地図状潰瘍と考えられる広範囲凹凸を認める．

横断像（図2b）：腸管壁の肥厚，下行結腸の拡張不良，横行結腸・下行結腸の粘膜濃染，腸間膜血管拡張の活動性病変を認める．

図2

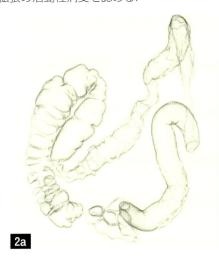
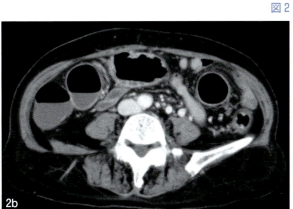

臨床経過（図3）

　入院のうえ，全身管理および5-ASA製剤の増量4,000 mg/day，ガンシクロビル（GCV）による加療を2週間継続した．ステロイドの増量は行わず中止とした．治療開始数日でCRPの著明改善と血便，便回数の低下（1日5行），腹痛の改善を認めた．2週間の経過で症状は軽快が得られたため（partial Mayo score 3），内視鏡検査を施行した．

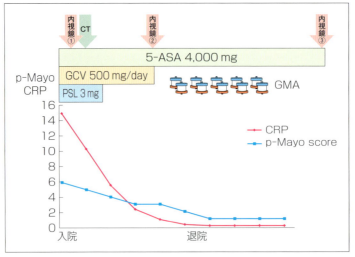

図3　臨床経過

下部消化管内視鏡検査②

　発赤，浮腫は認めるも深掘れ潰瘍は改善し潰瘍底の修復を呈していた（図4）．
内視鏡的改善傾向は著明であり，顆粒球除去療法（GMA）による加療を追加し，21病日で退院の運びとなった．

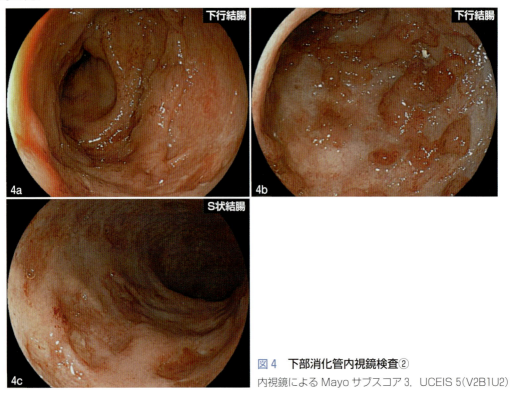

図4　下部消化管内視鏡検査②
内視鏡によるMayoサブスコア3，UCEIS 5（V2B1U2）

下部消化管内視鏡検査③：治療終了2カ月後

その後はGMAを継続し，治療終了後2カ月後の下部内視鏡検査(図5)では発赤，炎症性ポリープが散見するも寛解期の内視鏡所見であった．

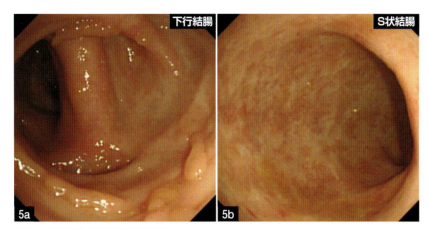

図5 下部消化管内視鏡検査③
内視鏡によるMayoサブスコア1，UCEIS 2(V1B0U1)

☞ CMV再活性化合併例の内視鏡的特徴はあるのか？

いわゆるCMV腸炎は打ち抜き潰瘍，不整潰瘍，地図状潰瘍など，CMVの血管内皮での増殖，およびその障害により粘膜虚血をきたし大きな潰瘍を呈することが特徴である．

潰瘍性大腸炎において，上述のような深い潰瘍性病変をみた場合には，CMV再活性化合併の存在を強く疑うが，必ずしも典型とはいえない．内視鏡的には非典型とされる場合においてもCMV再活性化合併例が存在するため注意が必要である．

内視鏡所見のみならず，臨床経過やCMV antigenemia，免疫組織染色，組織CMV-PCRなどをもとに総合的にCMV再活性化合併を判断することが望ましい．

3 潰瘍性大腸炎 非典型例（縦走潰瘍を呈する例） （小林清典，横山 薫，佐田美和）

> **この項のまとめ**
>
> 潰瘍性大腸炎の腸管病変は，直腸から口側に向けて，連続性，びまん性に広がるのが特徴である．合併する潰瘍の形態は不整形の場合が多く，重症例を除き比較的浅く，その配列に規則性はみられない．しかし病変の分布が非連続性であったり，縦走潰瘍などの非典型病変を認め，クローン病などとの鑑別が問題になる場合がある．潰瘍性大腸炎への縦走潰瘍の合併頻度は，自験例の検討では2.5％（26/1,056例）で，全大腸炎型の重症例にみられる場合が多かった．大井ら[1]は，潰瘍性大腸炎の17％（20/119例）に縦走潰瘍が認められたと報告している．クローン病に合併する縦走潰瘍との鑑別点として，重症例を除き潰瘍が比較的浅い場合が多く，周囲粘膜にはびまん性の発赤や浮腫などの炎症所見を伴うことなどが挙げられる．また大腸の他部位には，不整形潰瘍やびらんが多発し，潰瘍性大腸炎の診断に迷うことは比較的少ない．病理組織学的には，潰瘍の周囲粘膜にびまん性の炎症細胞浸潤，陰窩炎や陰窩膿瘍，高度の杯細胞減少を認めることなどが特徴的である．
>
> **文献**
> 1）大井秀久，島岡俊治，西俣嘉人，他：潰瘍性大腸炎における非典型所見―縦走潰瘍．胃と腸 1998；33：1227-1242

中等症の潰瘍性大腸炎に合併した縦走潰瘍の内視鏡所見

横行結腸に，多発する長い縦走潰瘍を認め，一部は腸ひもに沿ってみられる（図1a，b）．潰瘍は比較的浅く，周囲粘膜にはびまん性の発赤と浮腫を認めることがクローン病とは異なる．インジゴカルミン散布により，潰瘍の境界や周囲粘膜の性状が明瞭になっている（図1c）．

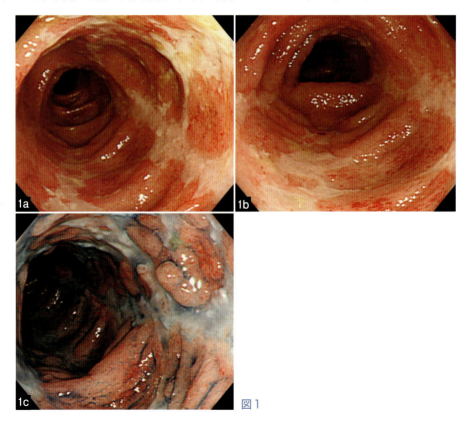

図1

重症の潰瘍性大腸炎に合併した縦走潰瘍の内視鏡所見

　S状結腸に長い縦走潰瘍を認める(図2a〜c)．潰瘍の境界は明瞭で，潰瘍底は比較的平滑である．潰瘍の周囲粘膜にはびまん性の炎症所見を認め，浮腫も高度である．

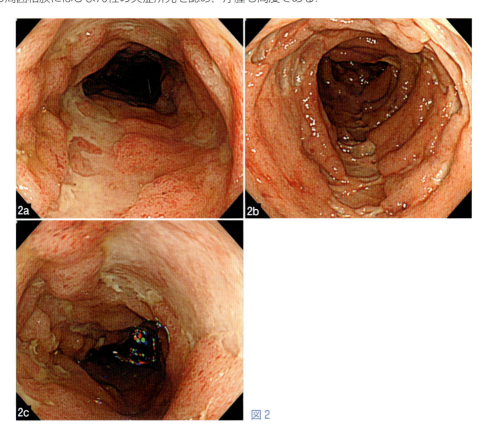

図2

重症の潰瘍性大腸炎に合併した縦走潰瘍の内視鏡所見

　下行結腸に多発する深い縦走潰瘍を認める(図3a)．縦走潰瘍の周囲に残存する粘膜は発赤が高度で，粘膜脱落に近い状態である．S状結腸には多発する不整形潰瘍を認め，周囲粘膜にはびまん性の高度の炎症所見を伴っており，重症の潰瘍性大腸炎と診断できる(図3b)．

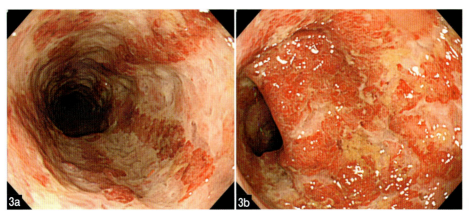

図3

4 潰瘍性大腸炎 非典型例 (rectal sparing)

（猿田雅之）

> **この項のまとめ**
>
> 潰瘍性大腸炎の典型的な内視鏡像は，直腸から連続性・全周性に粘膜がびまん性におかされ，血管透見像は消失し，粗糙または細顆粒状を呈する．さらに，粘膜は脆弱化し易出血性（接触出血）を伴い，粘血膿性の分泌物が付着しているか，多発性のびらん，潰瘍，偽ポリポーシスを認める．しかし，まれに直腸粘膜に病変が認められない場合があり，たとえば，「rectal sparing」は，一般に再燃時に直腸に炎症所見を認めない状態を指し，注腸療法や坐薬などの局所療法による作用と考えられているが，初発時にもこのような現象をまれに認めることがある．また，直腸や左側大腸に病変を認めず，盲腸〜上行結腸など右側大腸にのみに炎症がある場合を「右側大腸炎型」と呼び，直腸に病変がなかったり，病変範囲がスキップして存在するものを「区域性大腸炎型」と呼ぶ．

症例1：40歳代，女性（図1）

頻回の水様性下痢と発熱を認め，近医で感染性腸炎の診断のもと抗菌薬治療を10日受けるも症状がまったく改善しないため紹介受診となる．腹部CT検査（図1a, b）にて全大腸壁の著明な腫脹を認め，潰瘍性大腸炎を疑い内視鏡検査を施行したところ，rectal sparingを伴った全大腸炎型の潰瘍性大腸炎と診断した（図1c）．ステロイド大量静注療法に抵抗したため，インフリキシマブ治療に切り替え寛解導入に成功した．

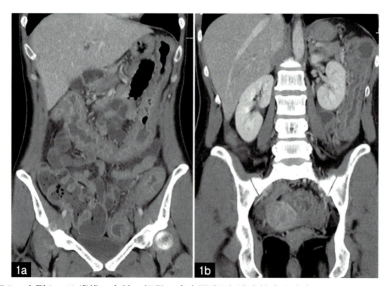

図1　症例1：40歳代，女性．初発の全大腸炎型 潰瘍性大腸炎（rectal sparing）

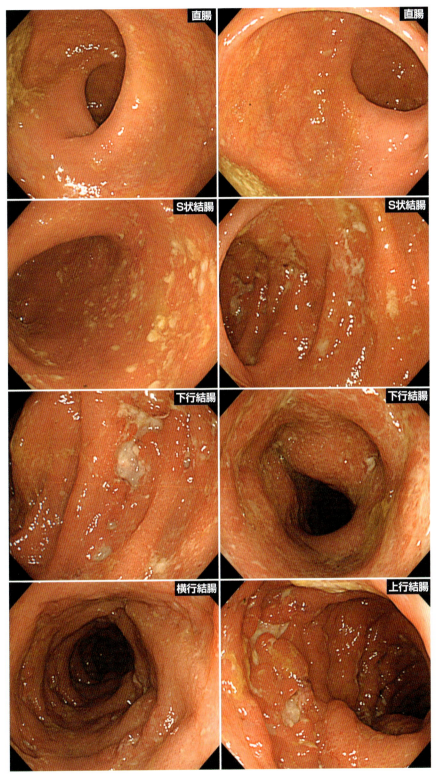

図1c

症例2:60歳代,男性(図2)

　1日4〜5行の下痢と,健診での便潜血陽性を認め内視鏡検査施行したところ,rectal sparing を伴った区域性大腸炎型の潰瘍性大腸炎と診断した.現在,病歴は2年10カ月となり,5-ASA製剤の内服にて改善を認めるものの,S状結腸に軽度の粘膜粗糙所見が遷延している.

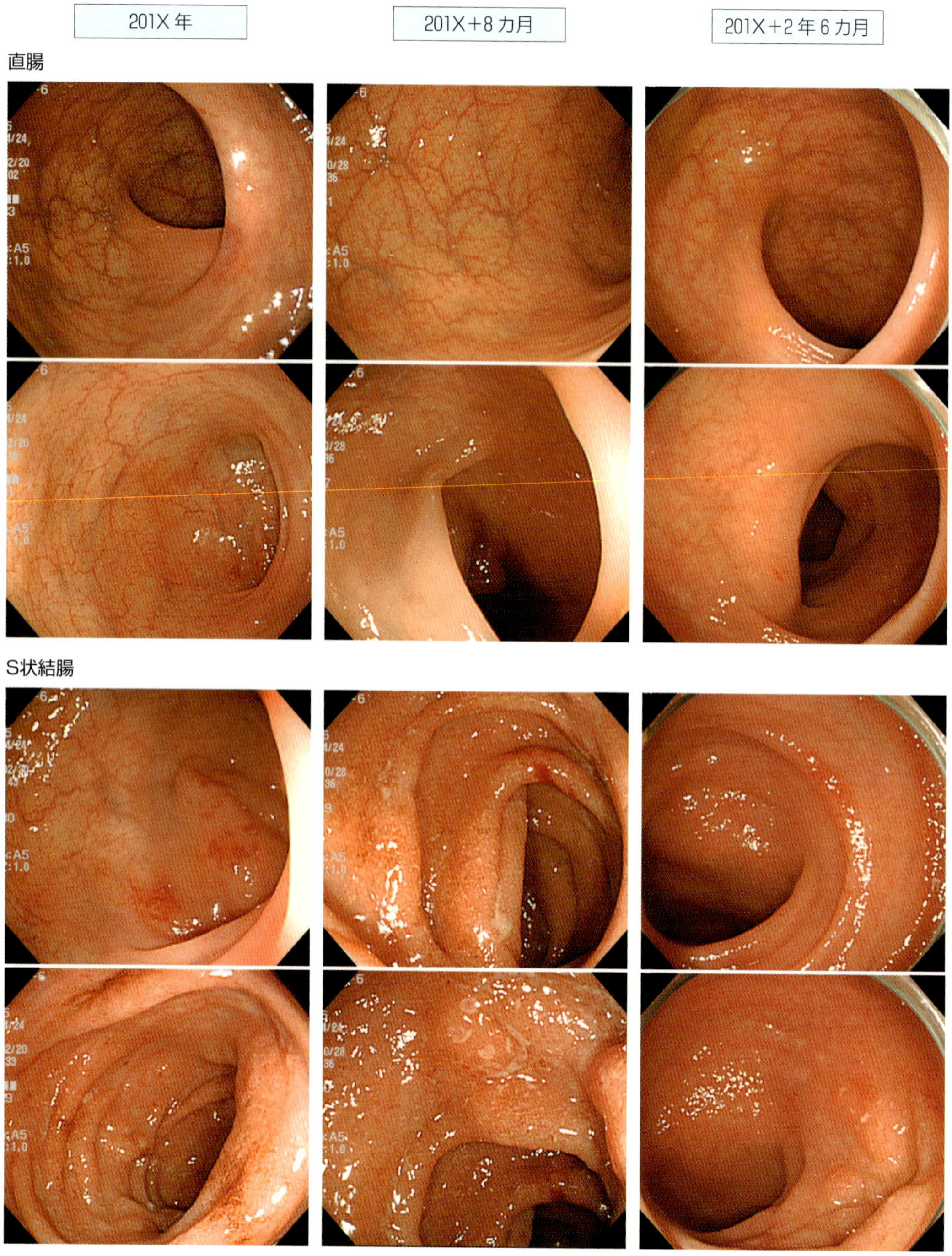

201X年　　　201X＋8カ月　　　201X＋2年6カ月

直腸

S状結腸

図2　症例2:60歳代,男性.区域性大腸炎型 潰瘍性大腸炎(rectal sparing)

症例3：60歳代，女性（図3）

　病歴30年以上経過している右側大腸炎型の潰瘍性大腸炎に対し，5-ASA製剤の内服にて加療中で，右側大腸のMayo 1～2程度の炎症がMayo 1にまで改善し，維持している．

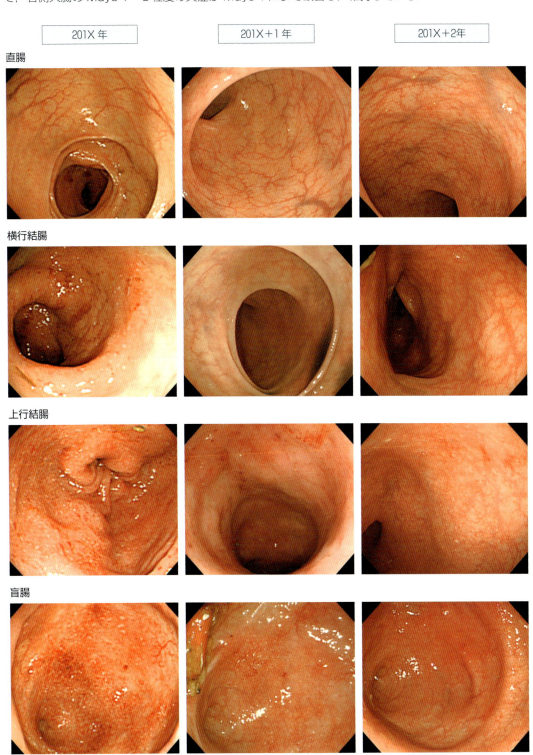

図3　症例3：60歳代，女性．右側大腸炎型 潰瘍性大腸炎

5 潰瘍性大腸炎 非典型例（上部消化管・小腸病変合併） （久部高司）

👉 この項のまとめ

　潰瘍性大腸炎は，大腸に限局してびまん性に粘膜に炎症をきたす疾患であるが，従来の疾患概念に合致しないような潰瘍性大腸炎に関連した胃・十二指腸病変を約5％程度に合併することがある[1]．さらに backwash ileitis や pouchitis とは異なる，小腸の広範囲にわたりびまん性のびらんや潰瘍などの小腸病変を認めることがある[2]．こうした潰瘍性大腸炎に関連した消化管病変はおもに活動期の全大腸炎型潰瘍性大腸炎や大腸全摘後に認められる．その形態学的特徴としては，びまん性・連続性に大腸病変に類似した顆粒状粘膜，びらん，易出血性・脆弱性粘膜，潰瘍などの所見を認め，また生検病理学的に大腸病変の所見に類似したびまん性炎症細胞浸潤，陰窩炎，陰窩膿瘍などの所見を認める．治療としてステロイドや5-ASA製剤など潰瘍性大腸炎に対する同様の治療により比較的速やかに病変の改善を認め，治療後の経過観察では潰瘍瘢痕や狭窄を形成するものはほとんどない．症状は心窩部痛や下痢を認めることがあるが，自覚症状を欠く症例も少なくない．潰瘍性大腸炎の診断・治療に際しては上部消化管・小腸病変の存在も考慮しなければならない．

文献
1) Hisabe T, Matsui T, Miyaoka M, et al：Diagnosis and clinical course of ulcerative gastroduodenal lesion associated with ulcerative colitis：possible relationship with pouchitis. Dig Endosc 2010；22：268-274
2) Hisabe T, Ninomiya K, Matsui T, et al：Small bowel lesions detected with wireless capsule endoscopy in patients with active ulcerative colitis and with post-proctocolectomy. Dig Endosc 2011；23：302-309

上部消化管内視鏡検査

　十二指腸は浮腫状でKerckring皺襞は消失し鉛管状を呈し，白苔を伴う樹枝状びらんをびまん性に認める（図1a）．粘膜はびまん性に侵され，粗糙または細顆粒状を呈し（図1b），大腸病変に類似した所見を認める．

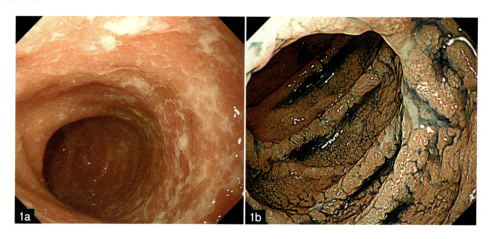

カプセル内視鏡検査

小腸に多発する発赤(図2a),びらん(図2b,c),地図状の潰瘍(図2d)をびまん性に認める.

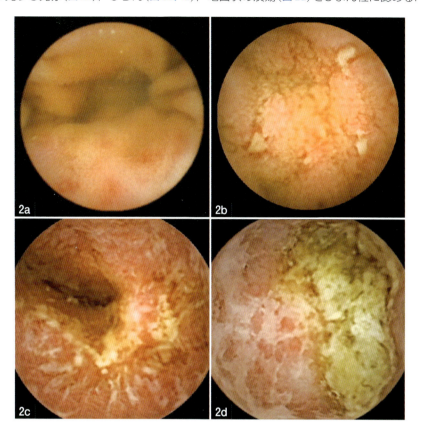

小腸内視鏡検査

小腸粘膜はびまん性に侵され浮腫状で,粗糙または細顆粒状を呈し白苔を伴うびらんをびまん性に認める(図3a,b).

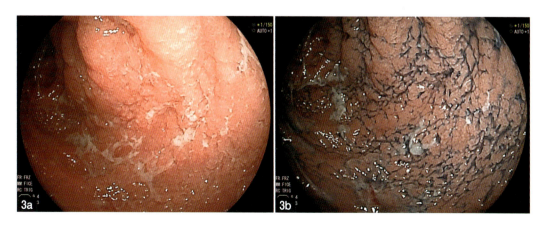

6 潰瘍性大腸炎 非典型例（PSCに併発する腸炎） （飯塚文瑛，山岸直子，徳重克年）

👉 この項のまとめ

　原発性硬化性胆管炎（primary sclerosing cholangitis；PSC）は1980年にLaRussoらが診断基準を提唱し，欧米の教科書的には腸炎（潰瘍性大腸炎；UC，またはクローン病；CD）を併発すると記載されている．著者は1998年当時，PSC 25例の大腸内視鏡の経時的観察から，PSCに発症する腸炎の多くは通常のUCの定義（びまん性連続性の腸炎）とは異なる特徴を備えた腸炎「PSC併発性腸炎」であることを提唱（表）[1]し，翌年の第57回日本消化器内視鏡学会総会での発表当時，多くの他施設より同様の症例をもつと賛同を得た．Shettyらが報告した腸炎併発癌の分布比較[2]では，UC without PSCでは196例中11例に大腸癌（5例；3％）またはdysplasiaが発生し，大腸癌5例のうち4例が（本邦の通常と同じく）直腸〜S状結腸に多く発症した．UC with PSCでは132例中33例に大腸癌（17例；13％）またはdysplasiaが発生し，大腸癌17例のうち13例が右側大腸（上行結腸9例，横行結腸4例）に多く発生と提示された．2病態の発癌部位の差違は，本症の特徴（表）「軽症，非連続性，慢性的右側優位の大腸炎〜終末回腸炎（PSC併発性腸炎）は症状が乏しく，軽度腸炎を母地として発症する併発大腸癌は発見も遅く，罹患部位である右側大腸に多く発症する」から，その結果として，納得可能である[3]．Shettyらの報告[2]は，本症が通常のUCとは異なる罹患部位の腸炎であるとした根拠を示している．なお著者らの提唱（北欧誌投稿）後，提唱内容の1項目ずつを1論文として，Mayo clinicのグループからその提唱の妥当性が検証されている．

表　当科における「PSC併発性腸炎」の傾向

1. 腸炎の所見は，右側大腸優位が多く，散在性の分布を呈することが多い．
2. 終末回腸炎を伴う．
3. 腸炎の活動度は軽度である．
4. 自覚症状はほとんどなく，臨床的緩解の時期が長く継続している．
5. PSCの病期と腸炎の活動度に関連を認めない．

〔山岸直子，飯塚文瑛，他：第57回日本消化器内視鏡学会総会（1999年5月）〕

文献
1) 山岸直子，飯塚文瑛：潰瘍性大腸炎と原発性硬化性胆管炎．肝胆膵　2004；49：211-218
2) Shetty K, Rybicki L, Brzezinski A, et al：The risk for cancer or dysplasia in ulcerative colitis patients with primary sclerosing cholangitis. Am J Gastroenterol 1999；94：1643-1649
3) 飯塚文瑛：原発性硬化性胆管炎（Primary Sclerosing Cholangitis：PSC）に併発する腸炎についておよびColitic cancer high risk群の日常観察．日本小児栄養消化器肝臓学会雑誌　2012；26（Suppl）：91-92

- 症例：PSC併発性腸炎

　　炎症の分布を示す必要性から，一時期の検査所見の部位ごとの画像の集合として掲載する．病原菌感染，サイトメガロウイルス（CMV）感染症，NSAIDs使用などに修飾されずに発生した腸炎像で，時期（年度）を変えて同一人に施行した再燃時の数回の画像を比較しても，部位ごとの病変の印象は，提示した画像と大同小異であり，提唱したPSC併発性腸炎の特徴を備えている．

PSC併発性腸炎発症のPSCのMRCP画像(肝機能異常発症後7年，15年目)(図1)

7年目(肝生検：PSC stage 2)　　　15年目(40歳時，女性)

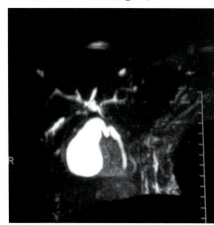
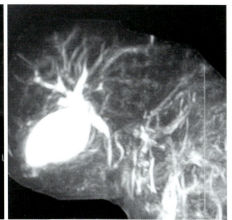

ALP：2,100 IU/*l*　　　　　　　ALP：1,700〜1,800 IU/*l*

腸炎発症後8年目(図2)

CRP：0.92 mg/d*l*，ALP：1,660 IU/*l*　活動期症状は腹痛・発熱・下痢．

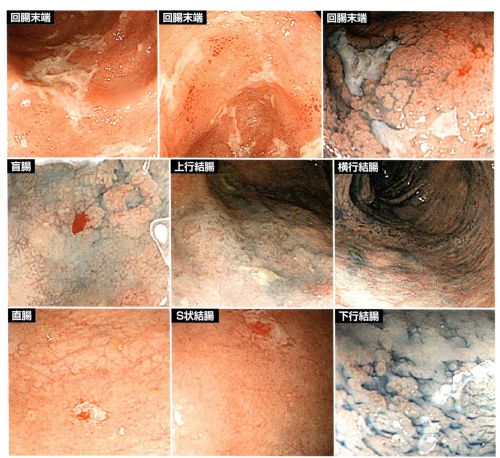

ALP isozyme(%)：
　肝型：77，骨型：22
高分子ALP1：8
高分子ALP2：2(%)

腸炎発症後 11 年目(図3)

CRP：0.62 mg/dl，WBC：7,320/μl，PLT：67万/μl，ALP：1,190 IU/l

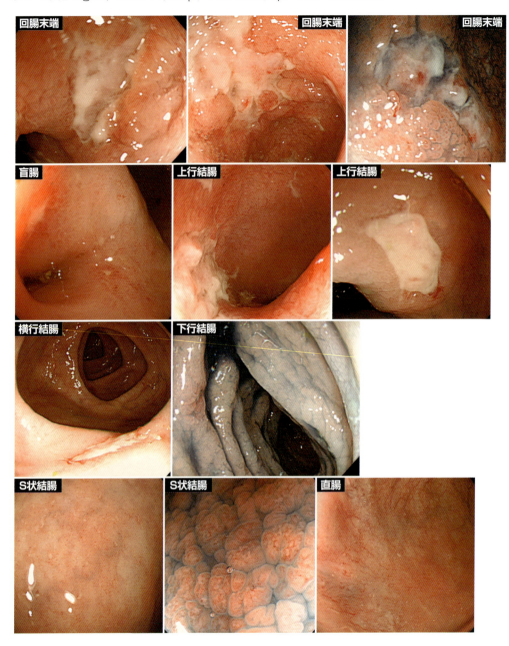

本症例(IBD with PSC)の特徴
・回腸および右側結腸優位の炎症
・終末回腸には白苔に被覆された打ち抜き様の潰瘍＋
・盲腸〜上行結腸：浮腫状：易出血性
・横行結腸：血管透見あり．軽度浮腫．**打ち抜き様潰瘍＋**
・下行結腸＞S状結腸：浮腫状，打ち抜き様潰瘍＋
・R：軽度浮腫だが潰瘍はない
・潰瘍性病変は**散在性**

　　CMV抗原検索：サイトメガロウイルス感染症なし
　　感染性腸炎・薬剤性腸炎の否定：NSAIDs使用なし

7 潰瘍性大腸炎 非典型例（5-ASA アレルギー）　　　（松岡克善，渡辺　守）

> **☞ この項のまとめ**
>
> 　5-アミノサリチル酸（aminosalicylic acid；ASA）製剤は，軽症〜中等症の潰瘍性大腸炎に対する基本治療薬である．本邦ではサラゾピリン®，ペンタサ®，アサコール®が使用できる．
>
> 　5-ASA 製剤は大腸粘膜に直接作用して，抗炎症作用を発揮する．5-ASA 製剤は安全性の高い薬剤であり，副作用の発現頻度は高くはないが，5-ASA 製剤を開始1〜4週間後より，発熱・下痢・腹痛・血便などの症状が増悪することがあり，潰瘍性大腸炎の増悪と間違われることがある[1,2]．これらの病態は，5-ASA アレルギーと呼ばれているが，実際の機序は不明である．5-ASA アレルギーの頻度は，2%程度と推定されている．薬剤の中止で速やかに症状は改善する．5-ASA アレルギーを起こした症例に対しては，脱感作療法や製剤の変更が行われる．
>
> 　5-ASA アレルギーを呈した症例に特徴的な内視鏡像があるのかどうかはわかっていない．しかし，5-ASA が長時間にわたって滞留すると考えられる深部結腸での炎症が，肛門側の大腸と比較して不釣り合いに強い点が特徴かもしれない．
>
> **文献**
> 1) Kapur KC, Williams GT, Allison MC：Mesalazine induced exacerbation of ulcerative colitis. Gut 1995；37：838-839
> 2) Sturgeon JB, Bhatia P, Hermens D, et al：Exacerbation of chronic ulcerative colitis with mesalamine. Gastroenterology 1995；108：1889-1893

前医で診断時の下部消化管内視鏡所見（図1）

　前医での発症時の下部消化管内視鏡所見を示す．S状結腸から遠位には，潰瘍性大腸炎に特徴的な所見を認めたのに対して，盲腸には血管透見を認め，炎症は軽度である．

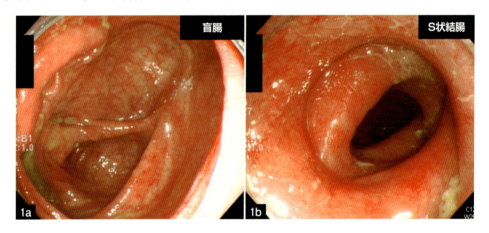

入院時の下部消化管内視鏡所見（図2）

　前医で5-ASA製剤が開始され症状は軽快したが，投与開始2週間後より再び腹痛・血便が増悪したため，当院に入院となった．入院時の下部消化管内視鏡検査では，S状結腸の所見も増悪していたが，深部結腸は深掘れ潰瘍が多発しS状結腸以上に悪化していた．

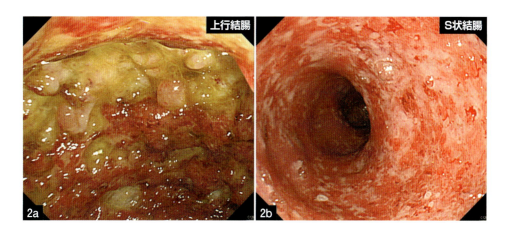

第 14 病日の下部消化管内視鏡所見(図3)

5-ASA 製剤中止およびステロイド投与で症状は速やかに改善した．第 14 病日に施行した下部消化管内視鏡検査では，肝彎曲より遠位側には血管透見が出現していたが，盲腸から上行結腸にかけては広範な粘膜脱落を認めた．第 18 病日に 5-ASA 製剤を再開したところ，同日夜より突然の下痢，下血，発熱，下腹部痛が出現した．翌日朝から同剤を中止したところ，症状は速やかに改善した．

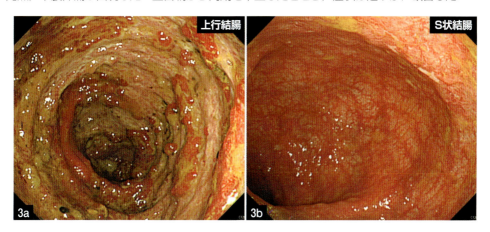

3 年後の下部消化管内視鏡所見(図4)

免疫調節薬で寛解維持を行っていたが，3 年後に再燃した．その際の下部消化管内視鏡検査では，典型的な左側大腸炎の所見であった．

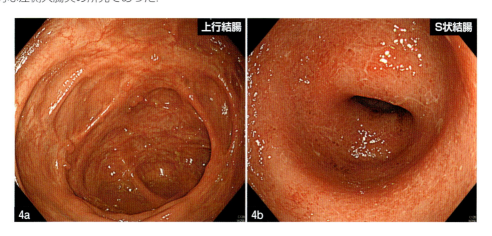

8 Mayo scoreに基づいたスコアリングの実例 （平岡佐規子）

> **👉 概 要**
>
> 　潰瘍性大腸炎の内視鏡的活動性評価のスコアのおもなものに，Mayo内視鏡スコア（Mayo endoscopic subscore；以下，MES）がある．このスコアは1986年に潰瘍性大腸炎の5-アミノサリチル酸製剤の有効性評価に使用された臨床症状，内視鏡所見，医師の全般評価も含めた活動性評価スコアのなかの内視鏡所見スコアであるが[1]，今でも広く利用されている．近年，IBDの治療目標として，内視鏡的寛解すなわち粘膜治癒を達成することが，再燃率，入院率，将来の癌化率を下げるとして，その重要性が強調されてきている．粘膜治癒をどう定義するかに関しては，欧米ではMES 0とMES 1とされていた．しかし，本邦では，MES 0がMES 1より再燃率が低いことは，以前より諸施設から報告されており，最近では海外の施設からも同様の報告がなされ，MES 0とMES 1の違いが注目されている．
>
> 　このようにMESはその時点の活動性評価の判定だけでなく，予後とも関連していると考えられるため，客観的かつ正確な判定が必要である．サーベイランスを除けば，観察時に必ずしも色素内視鏡は必須ではないが，判定に悩む場合は，色素内視鏡（薄め0.1 W/V%程度のインジゴカルミンの散布）が参考になる場合もある．実例を提示し概説する．

MES 0：正常もしくは寛解期粘膜（図1）

　通常観察で血管透見が保たれている．血管の走行に乱れがある場合や瘢痕化が強い場合は，血管透見の減少はあるが，浮腫もなく，つるんとした感じである．

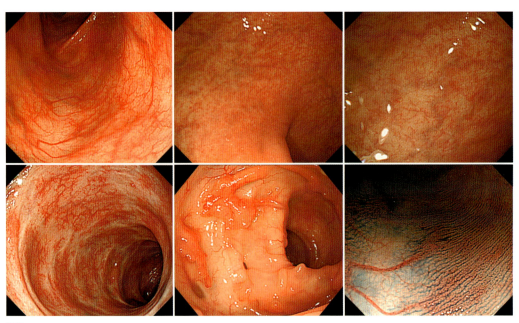

図1

MES 1：軽症（発赤，血管透見の減少，軽度の脆弱性）(図2)

血管透見は減少から消失し，軽度の発赤や小黄色点がみられる．むくんでいる，もしくは，ざらざらしている感じである．粘膜欠損（びらん）はみられない．

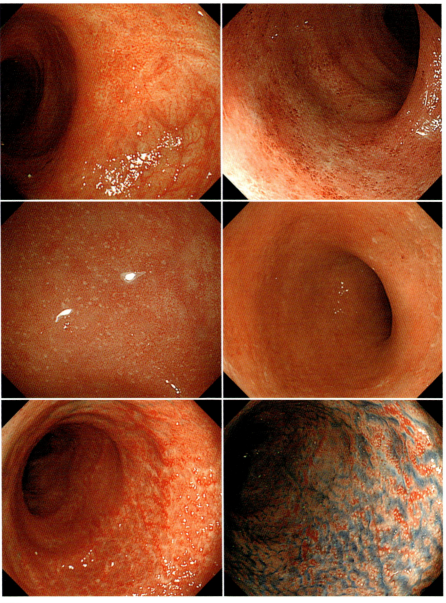

図2

MES 2：中等症（血管透見の消失，著明な発赤，脆弱性，びらん）（図3）

通常観察で血管透見の消失に加え，明らかなざらつきを伴うことが多い．わずかに段差がある，面をもったくぼみ（びらん）を認める場合は MES 2 と判断する．

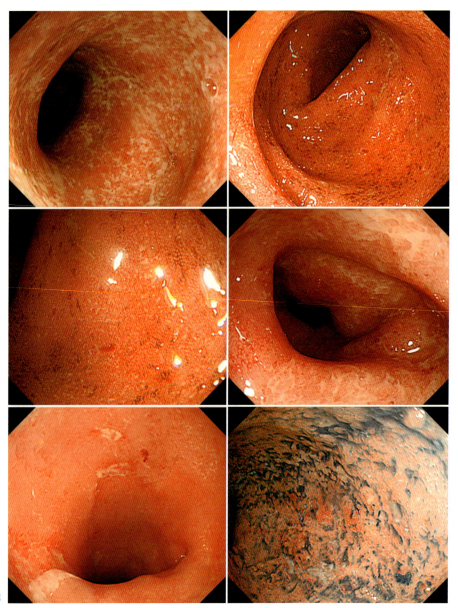

図3

👉 MES の問題点

MES はシンプルなスコアであるが，スコアレンジが少ないため治療効果による粘膜炎症の経時的変化がスコアに反映されにくいことが問題点である．この問題点を克服していくためには新しいスコアが必要であるが，Travis らより提唱された Ulcerative Colitis Endoscopic Index of Severity（UCEIS）[2]がその候補の一つである．

MES 3：重症（自然出血，潰瘍）（図4）

　明らかな段差のある粘膜欠損（潰瘍）を伴うものは MES 3 である．潰瘍周囲の粘膜は，発赤が著明であることが多いが，治療過程の症例では，浮腫程度のこともある．自然出血があり浮腫が強く，管腔が広がりにくい場合は，潰瘍が存在すると考えられるため，MES 3 と判断する．

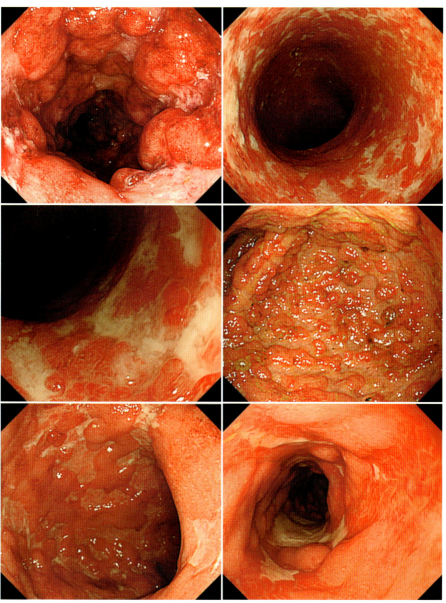

図4

文献
1) Schroeder KW, Tremaine WJ, Ilstrup DM：Coated oral 5-aminosalicylic acid therapy for mildly to moderately active ulcerative colitis. A randomized study. N Engl J Med　1987；317：1625-1629
2) Travis SP, Schnell D, Krzeski P, et al：Developing an instrument to assess the endoscopic severity of ulcerative colitis: the Ulcerative Colitis Endoscopic Index of Severity(UCEIS). Gut　2012；61：535-542

9 UCEIS scoreに基づいたスコアリングの実例　（中里圭宏，長沼　誠）

👉 概　要

　潰瘍性大腸炎の内視鏡的活動度スコアは多数報告されているが，未だに統一されたスコアは使用されていない．それぞれのスコアに長所・短所があることが理由であろう．UCEIS(the Ulcerative Colitis Endoscopic Index of Severity)[1]は2012年にTravisらによって報告された内視鏡的活動度スコアであり，血管像，出血，潰瘍の3項目に分けてスコアリングする．この方法によりスコアが簡便化され，従来から問題とされていた評価者間でのスコアのばらつきが少ないことが特徴である．2013年にはスコア合計点を単純化するためスコアが変更された[2]（表）．

表　UCEIS

評価項目 （最重症部）	スコア	定義
血管像 (Vascular pattern)	正常(0)	正常血管像
	斑状消失(1)	まばらな血管像消失
	消失(2)	びまん性の血管像消失
出血 (Bleeding)	なし(0)	出血なし
	粘膜出血(1)	内視鏡挿入時に粘膜上の点状または縞状の凝血塊．洗浄で除去可能
	軽度の管腔内出血(2)	管腔内の液状血液の貯留
	中等度から重度の 管腔内出血(3)	・内視鏡挿入時に明らかな出血がみられる ・出血部からの溢出性出血 ・洗浄による溢出性出血
びらん・潰瘍 (Erosion and ulcers)	なし(0)	びらん・潰瘍なし
	びらん(1)	白色または黄色の5mm未満の平坦な粘膜欠損
	浅い潰瘍(2)	5mm以上の粘膜欠損で白苔に覆われている潰瘍
	深掘れ潰瘍(3)	わずかな辺縁隆起を伴った深掘れの粘膜欠損

〔Travis SP, et al; 2013[2]に基づく〕

評価項目：血管像

　毛細血管の血管像に着目し，血管網が消失している場合，血管透見性低下・消失である．血管透見の低下を認めた場合，全周性なのか局所的なのか範囲をよく確認する．

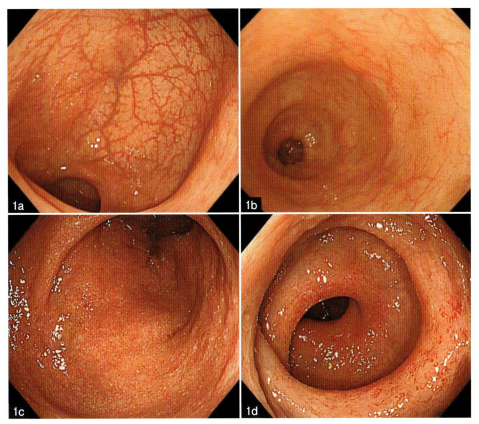

図1
a：**正常(0)**：血管透見が鮮明に確認でき，細顆粒状粘膜や粘液付着を認めない．寛解期の所見である．
b：**斑状消失(1)**：血管網がみられるが疎で枯れ枝状である．局所的に血管透見が低下している．
c：**消失(2)**：全周性にびまん性の血管透見の消失を認める．陰窩から分泌された膿性粘液が点状にみられ細顆粒状粘膜を呈している．
d：**消失(2)**：全周性に浮腫状でびまん性の血管透見消失を認める．小発赤が散見され，粘膜内出血の所見を伴っているが，粘膜表面の出血でないため出血スコアは1である．

評価項目：出血

血液付着程度なのか，管腔に血液貯留があるのか，活動性出血があるのかで大まかに分類される．スコープとの接触による出血は評価項目にないことに注意する．

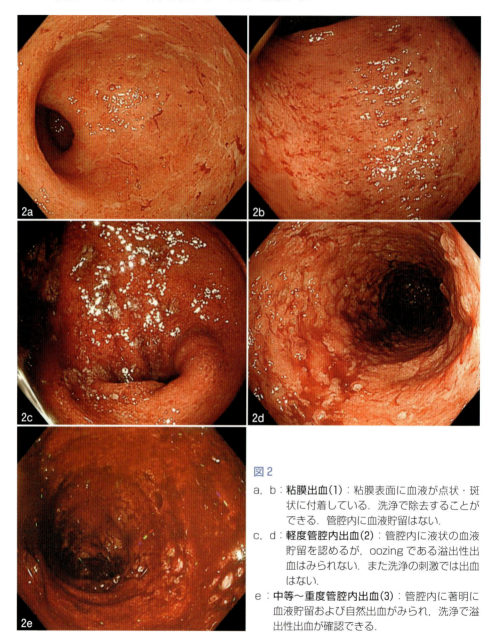

図2
a, b：**粘膜出血(1)**：粘膜表面に血液が点状・斑状に付着している．洗浄で除去することができる．管腔内に血液貯留はない．
c, d：**軽度管腔内出血(2)**：管腔内に液状の血液貯留を認めるが，oozingである溢出性出血はみられない．また洗浄の刺激では出血はない．
e：**中等～重度管腔内出血(3)**：管腔内に著明に血液貯留および自然出血がみられ，洗浄で溢出性出血が確認できる．

評価項目：びらん・潰瘍

粘膜欠損は大きさ5mm以上で潰瘍と定義される．潰瘍の場合はさらに潰瘍底の深さがスコアに寄与する．

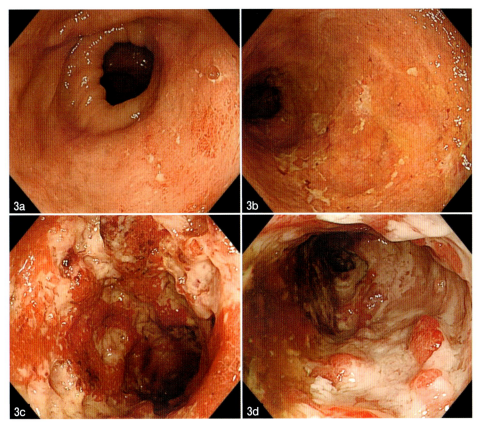

図3
a：**びらん(1)**：白黄色の小さい粘膜欠損が散見される．各々5mm未満であり，びらんと判断される．
b：**浅い潰瘍(2)**：5mm以上の粘膜欠損が多発している．いずれも粘膜欠損は浅くスコア2である．
c：**深掘れ潰瘍(3)**左下：潰瘍は広範に拡がり，さらに潰瘍辺縁は隆起し，潰瘍底は深く深掘れ潰瘍を認める．
d：**深掘れ潰瘍(3)**右下：ほぼ粘膜は脱落し残存粘膜が隆起しているように見え，広範な深掘れ潰瘍の所見である．

スコアリングの実際

上記で示したように血管・出血・潰瘍に各々着目してスコアをつける．

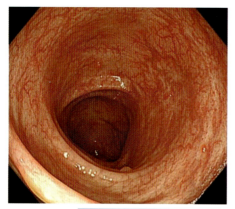

図4 症例1 血管(0) 出血(0) 潰瘍(0)

血管網が疎であり不規則な枯れ枝状粘膜を呈するが血管透見が確認できる．出血やびらん・潰瘍はなく，偽ポリープや瘢痕を伴い，過去の強い炎症が示唆されるが現在は寛解期である．

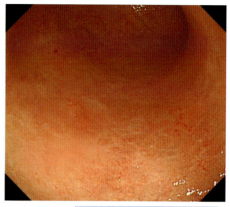

図5 症例2 血管(2) 出血(0) 潰瘍(0)

管腔は全周性に浮腫を認め，血管透見性は消失している．出血やびらん・潰瘍などの活動性所見は認めない．血管のみスコア2である．

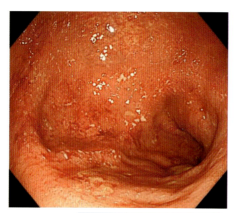

図6 症例3 血管(2) 出血(1) 潰瘍(1)

血管透見はほぼ消失しているがわずかに血管網（写真12時方向）がみられる．出血は粘膜付着程度であり，粘膜欠損は小さくびらんが散在している．

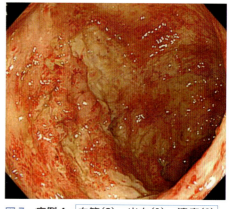

図7 症例4 血管(2) 出血(1) 潰瘍(3)

全周にわたり血管透見性は低下し，広範囲に粘膜が脱落した深掘れ潰瘍を認める．管腔内にわずかに血液付着を認め，出血スコアは1である．

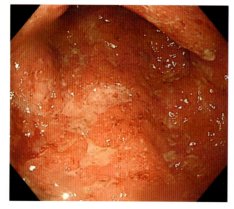

図8 症例5 血管(2) 出血(2) 潰瘍(3)

全周性に血管透見性が低下し，少量ではあるが管腔内に血液貯留あり，出血スコアは2である．辺縁が軽度隆起した深掘れ潰瘍が散在している．

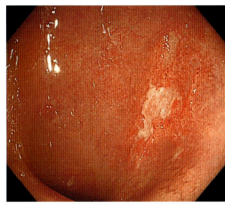

図9 症例6 　血管（2）　出血（0）　潰瘍（2）
　血管透見性は消失し，粘膜欠損は数個しかみられないが，5mm以上の粘膜欠損も混在し潰瘍と判断されスコアは2となる．

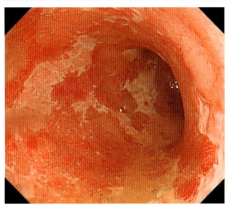

図10 症例7 　血管（2）　出血（0）　潰瘍（2）
　出血はないが，全周性に血管透見性の消失を認め，地図状潰瘍が多発し，管腔内を広範囲に潰瘍が占めている．しかし潰瘍自体は浅く平坦であり潰瘍スコア2である．

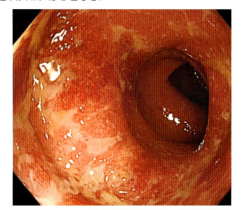

図11 症例8 　血管（2）　出血（0）　潰瘍（2）
　全周性に血管透見性は消失し，発赤が目立つ．管腔は浮腫が強く狭くなり，浅い潰瘍が散在しているが出血はない．

☞ UCEISの問題点

　症例6，7，8は潰瘍の個数・管腔占有率，浮腫の程度，粘膜うっ血の所見は各々異なるがスコアとしては同じである．スコアが同じでも内視鏡所見では観察した際の印象として大きな違いがあることも認識しておく必要がある．また今回は書籍への執筆であったため写真による判定を行っているが，原著はビデオ撮影した画像を用いて判定している．出血の程度は写真による判定が困難なことも多く，本スコアは内視鏡施行時あるいはビデオによる判定をするのが原則である．さらに本スコアは炎症範囲の広さを加味したスコアではなく，真の意味での炎症の程度を判定しているかという疑問点もある．

　一方でこれまで頻用されてきたMayoの内視鏡スコアより項目が多いことから治療効果判定には有用である可能性が高いと考えられ，実臨床においてはより意味のあるスコアであると思われる．

文献

1) Travis SP, Schnell D, Kizeski P, et al：Developing an instrument to assess the endoscopic severity of ulcerative colitis: the Ulcerative Colitis Endoscopic Index of Severity(UCEIS). Gut　2012；61：535-542
2) Travis SP, Schnell D, Kizeski P, et al：Reliability and initial validation of the ulcerative colitis endoscopic index of severity. Gastroenterology　2013；145：987-995

10 潰瘍性大腸炎治療前後の画像（経時的） （小林　拓）

👉 この項のまとめ

　重症，劇症の潰瘍性大腸炎急性増悪時には，迅速な治療介入が必要となる．ステロイドの点滴静注が第一選択であるが，ステロイド抵抗例，ステロイド依存例などの難治例や，それらの範疇に入らずともすでにステロイド投与を繰り返しておりステロイド総投与量が増大しているような症例では，カルシニューリン阻害薬（シクロスポリン，タクロリムス）や抗TNFα抗体製剤（インフリキシマブ，アダリムマブ），血球成分除去療法（顆粒球単球吸着療法，白血球除去療法）が選択肢となる．どのような症例にどの治療を行うべきかについての明確な基準はないために，患者の状態や施設の特性や経験などから選択するが，重症例では1週間，中等症でも2週間以内での効果判定が必要となり，その際に内視鏡は重要な役割を果たす（図1）．この段階では短期的には潰瘍の消失などは得られないことも多いことから，浮腫や出血の程度，潰瘍底の再生傾向などの変化に注意して治療前からの改善の有無と程度を評価することになる（相対評価）．寛解導入に成功し維持療法へ移行する際（概ね2～6カ月後）には，この時点での内視鏡的粘膜治癒の有無の評価が，その後の寛解維持戦略の決定に重要である（絶対評価）．

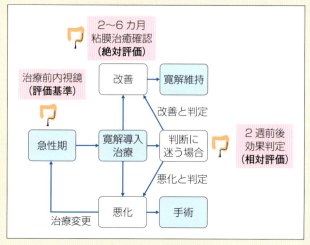

図1　潰瘍性大腸炎治療前後の内視鏡検査

インフリキシマブ著効例

　ステロイド抵抗例の再燃に対して抗TNFα抗体製剤（インフリキシマブ）を使用し，著効した症例．治療前には血管透見は消失し，中等度浮腫，粘液付着，多発びらん，軽度の自然出血と粘膜の脆弱性がみられた（図2a）．臨床的に著効し，8週後に行った治療後の内視鏡では，血管透見がほぼ回復し，潰瘍瘢痕と炎症後ポリープが散在しており，治療効果は良好で粘膜治癒達成と判定，インフリキシマブ継続投与の方針とした（図2b）．

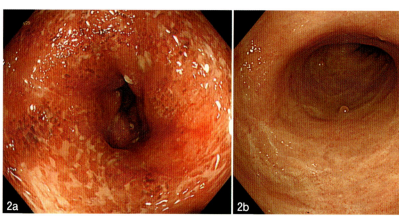

2a　治療前（前処置なし）　　　2b　インフリキシマブ8週間後

種々の治療に抵抗し，アダリムマブの併用にて改善が認められた症例

　左側大腸炎型の潰瘍性大腸炎の診断後早期の悪化にて紹介受診（図3a）．強い浮腫と浅い潰瘍が多発し自然出血も著明で重症と判断．

　ステロイド30 mg内服にていったんやや軽快傾向を示したが減量中に悪化し，再度内視鏡を行った（図3b）．深掘れ潰瘍が多発しており，入院のうえでタクロリムスの内服を開始した．しかしタクロリムスでは臨床的効果が得られなかった．

　アダリムマブと免疫調節薬ならびにメサラジン注腸を開始した後，3週間目での前処置を省略した内視鏡（図3c, d）では，潰瘍底の再生傾向と出血の減少，脆弱性の改善を認め，さらに遠位では血管透見が一部回復傾向を示していたため，有効と判断し同治療は継続した．

　血液データ・出血は改善したが，便回数は5〜6回から減少せず，腹痛も繰り返し訴え復職が困難であったため，アダリムマブ開始から10カ月目で再度内視鏡を行ったところ血管透見は完全に回復しており，白色の潰瘍瘢痕が散見された（図3e）．内視鏡的には粘膜治癒，組織学的にも著明な改善を認め軽度の炎症細胞浸潤を残すのみであった（図3f）ため，症状は機能的な要素が強いと考えられ同治療を継続した．

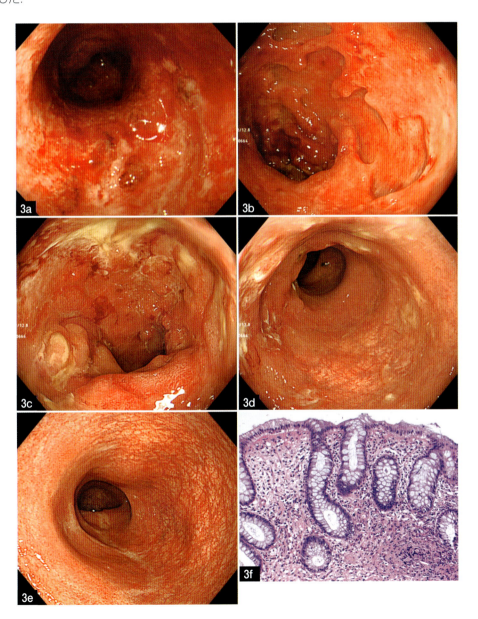

タクロリムス著効例

　ステロイド抵抗例の重症再燃例．前処置を省略した治療前内視鏡（図 4a）では地図状潰瘍が多発しており，自然出血も中等度，粘液著明で脆弱性も著明であった．タクロリムスを開始し，3 週間目の内視鏡では潰瘍の縮小・閉鎖傾向と血管透見の回復がみられ，浮腫と出血は明らかに減少していた（図 4b）．有効と判断し，さらに 3 カ月後に再度内視鏡を行ったところ，血管透見のほぼ完全な回復が確認され，潰瘍は消失し白色潰瘍瘢痕を残すのみとなっていたため（図 4c），タクロリムスを漸減中止することとした．

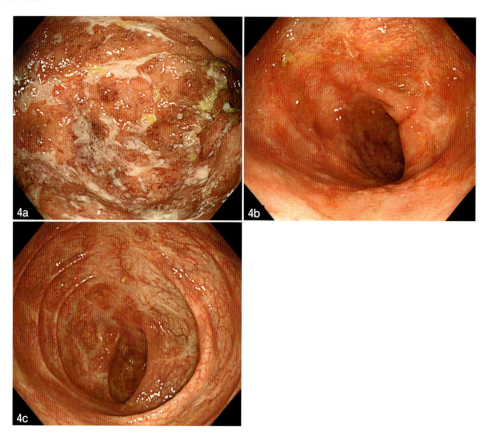

ステロイド大量静注・注腸を併用するも，十分な改善が得られなかった例

　全大腸炎型臨床的重症例．治療前の内視鏡でも広範に上皮が脱落し，やや深い潰瘍も所々にみられ，自然出血は軽度であるものの脆弱性は著明で重症と判断された（図 5a, b）．ステロイド大量静注と注腸を経過中併用し臨床的には著効し寛解となった．2 カ月後のステロイド漸減し中止直前の内視鏡では近位大腸と直腸は血管透見も回復し潰瘍瘢痕がみられるのみであったが S 状結腸では血管透見が消失したままであり，浮腫とびらんの所見を残していた（図 5c, d）．この後，免疫調節薬を追加したが，短期で再燃をきたし，抗 TNFα 抗体製剤へ変更した．

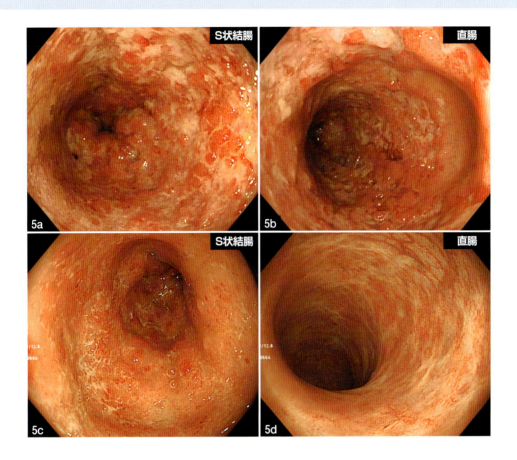

インフリキシマブ無効例

　臨床的重症ステロイド抵抗例に対しインフリキシマブ治療開始前後の内視鏡所見．粘膜欠損は軽度であるが，浮腫と自然出血を認める症例（図6a）．2週後までに臨床的効果が乏しく消耗も強いため，前処置を省略し遠位のみ内視鏡観察を行ったところ，自然出血はむしろ悪化しており，浮腫の改善もみられないことから無効と判断した（図6b）．

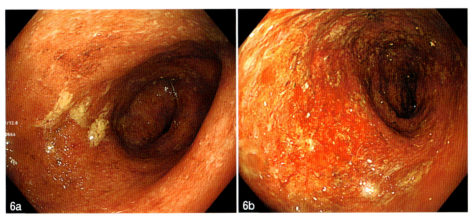

治療前（前処置なし）　　　　　　インフリキシマブ2週間後（前処置なし）

11 潰瘍性大腸炎に合併した腫瘍① （樋田信幸，中村志郎）

> **この項のまとめ**
>
> 潰瘍性大腸炎の長期経過例は大腸癌を合併する危険性が高い．発癌の高危険群に対して定期的に大腸内視鏡と生検病理組織検査によるサーベイランスを行い，根治可能な早期の段階で潰瘍性大腸炎関連腫瘍を見出すことが重要である．
>
> dysplasia は慢性炎症に起因して発生する粘膜内腫瘍と定義される．dysplasia や潰瘍性大腸炎関連大腸癌は，通常の散発性腺腫や散発性大腸癌とは形態や組織学的な特徴が異なる．dysplasia は，境界不明瞭な隆起病変から，内視鏡的に視認困難な平坦病変まで非常に多彩な形態を呈する．また，潰瘍性大腸炎関連進行大腸癌は，散発性大腸癌と比較すると 3 型や 4 型の形態を呈するものが多く，組織学的には低分化腺癌や粘液癌の頻度が高い．
>
> 潰瘍性大腸炎関連腫瘍の定型的な内視鏡所見として，隆起型では乳頭状隆起，粗大顆粒状隆起，不整扁平隆起，ポリープ状隆起，平坦型では平坦隆起，ビロード状粘膜，平坦発赤粘膜，平坦褪色粘膜が挙げられる．とくに，境界不明瞭な粗大顆粒状隆起や乳頭状隆起は，散発性腫瘍ではみられない dysplasia associated lesions or masses（DALMs）の典型像であり，浸潤癌の合併率が高い．また，潰瘍性大腸炎罹患範囲内に境界明瞭な散発性腺腫に類似した腫瘍を認めた場合は，adenoma-like raised lesions with dysplasia と呼称し，DALMs とは別に取り扱う．
>
> 潰瘍性大腸炎関連腫瘍の定型的内視鏡所見として挙げた粘膜変化は，いずれも炎症性の変化としても生じうるため，腫瘍と非腫瘍の鑑別は容易ではない．少しでも腫瘍を疑う所見を認めた場合には，たとえ炎症性変化の可能性のほうが高いと考えられる場合でも，積極的に狙撃生検を行うべきである．
>
> 色素散布は潰瘍性大腸炎関連腫瘍の検出に有用な方法である．欧米のガイドラインでは全大腸に色素散布を行い，見出した病変に対して狙撃生検を行う方法が推奨されている．

隆起型 dysplasia：乳頭状病変（図1）

乳頭状の隆起を呈する dysplasia の典型例．周囲に不整な平坦隆起が連続しており，病変の境界は不明瞭である．同一病変内に多彩な形態が混在するのは，潰瘍性大腸炎関連腫瘍の特徴の一つである．病理組織診断は low grade dysplasia であった．〔a：通常内視鏡，b：色素内視鏡（インジゴカルミン）〕

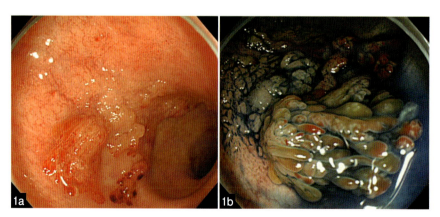

隆起型 dysplasia：粗大顆粒状病変（図2）

大小不同の顆粒状病変が集簇し，境界不明瞭な隆起を形成している．病理組織診断は low grade dysplasia であった．〔a：通常内視鏡，b：色素内視鏡（インジゴカルミン）〕

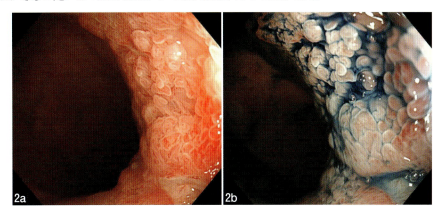

隆起型 dysplasia：不整扁平隆起病変（図3）

下部直腸に境界不明瞭な発赤調の不整扁平隆起病変を認める．直腸は潰瘍性大腸炎関連腫瘍の好発部位であり，注意深い観察を要する．病理組織診断は low grade dysplasia であった．〔a：通常内視鏡，b：色素内視鏡（インジゴカルミン）〕

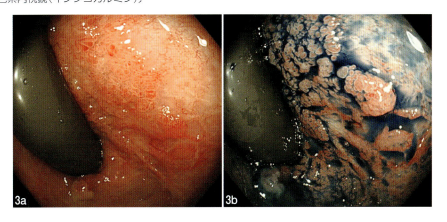

隆起型 dysplasia：ポリープ状隆起病変（図4）

長い茎を有する Ip 型のポリープ状隆起病変である．その基部には不整な乳頭状隆起を認め，散発性腺腫とは異なる形態を呈している．病理組織診断は low grade dysplasia であった．〔a：通常内視鏡，b：色素内視鏡（インジゴカルミン）〕

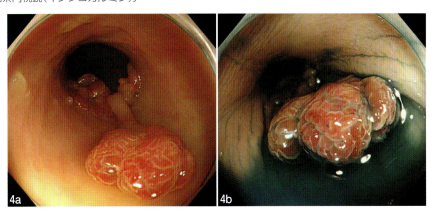

平坦型 dysplasia：平坦発赤粘膜病変（図5）

　発赤調の平坦型病変である．色素散布にて病変の視認性が向上した．病理組織診断は high grade dysplasia（粘膜内の高分化腺癌を含む）であった．〔a：通常内視鏡，b：色素内視鏡（インジゴカルミン）〕

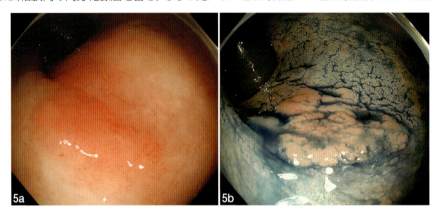

平坦型 dysplasia：平坦褪色粘膜病変（図6）

　褪色調の平坦型病変である．褪色調病変は色素散布すると病変の視認が難しくなる場合がある．病理組織診断は low grade dysplasia であった．〔a：通常内視鏡，b：色素内視鏡（インジゴカルミン）〕

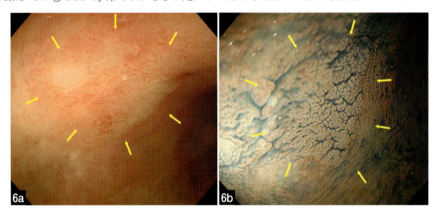

平坦型 dysplasia：平坦粗糙粘膜病変（図7）

　周囲の粘膜と色調に大きな差はないが，やや粗糙で血管透見が不良な領域を認める．色素散布にて粗糙粘膜病変の視認が容易となった．病理組織診断は low grade dysplasia であった．〔a：通常内視鏡，b：色素内視鏡（インジゴカルミン）〕

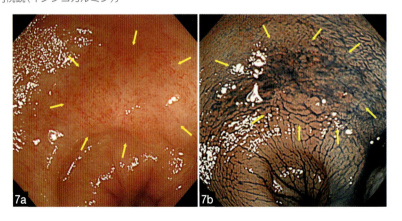

平坦型 dysplasia：視認困難な平坦病変(図8)

内視鏡上は血管透見良好な潰瘍性大腸炎の寛解粘膜として認識され，腫瘍を疑う病変は指摘できない．random biopsy によって複数箇所から low grade dysplasia が検出された．〔a：通常内視鏡，b：色素内視鏡（インジゴカルミン）〕

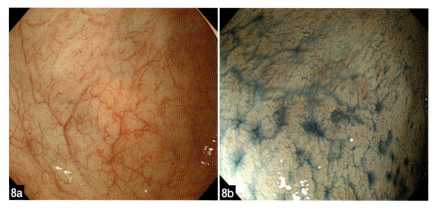

進行大腸癌：1 型(図9)

不整な結節状隆起として認識された 1 型進行大腸癌である．病理組織診断は高分化腺癌であった．周囲には視認困難な平坦型 low grade dysplasia を伴っている．〔a：通常内視鏡，b：色素内視鏡（インジゴカルミン）〕

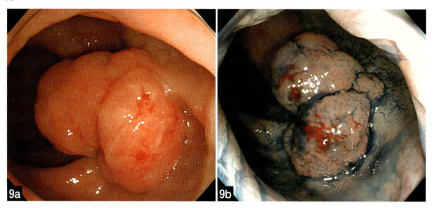

進行大腸癌：4 型(図10)

潰瘍病変を伴う狭小化として認識された 4 型進行大腸癌である．潰瘍性大腸炎は非腫瘍性変化でも同様の所見を呈するため，鑑別のための生検が必須である．病理組織診断は低分化腺癌であった．〔a：通常内視鏡，b：色素内視鏡（インジゴカルミン）〕

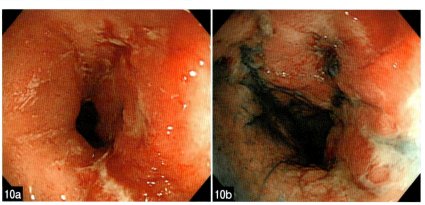

12 潰瘍性大腸炎に合併した腫瘍②　　　　　　　　　　　（渡辺憲治，味岡洋一）

> **この項のまとめ**
>
> 　潰瘍性大腸炎関連cancer/dysplasia(colitis associated cancer or dysplasia；CC/D)早期発見のためのサーベイランス内視鏡(surveillance colonoscopy；SC)精度向上には，いくつかのポイントがある．
>
> 　1）潰瘍性大腸炎(UC)以外の下部消化管内視鏡検査においても色素やNBIによる拡大観察を日常的に行い，ピントの合った画像撮影，所見の示す病理学的意味の推測ができるようにしておく．CC/Dの質的内視鏡診断は未確立の課題であるが，UC非関連の腫瘍の所見に精通し，そうした病変にみられない所見を見出すことがCC/Dを示唆する根拠ともなる．
>
> 　2）内視鏡的粘膜治癒を志向したUCの内科的治療を行いながら，疾患活動性の定期的な内視鏡モニタリングの際にSCも兼ねて行うようにする．とくにNBI観察では，高度な炎症部位は黒くなり，観察精度が低下する．また背景粘膜の炎症を消退させることは，UC関連腫瘍性病変の発生リスク低下や，病理診断における腫瘍性異型と炎症性異型の鑑別能向上にも寄与する．
>
> 　3）SCは，detection，characterization，diagnosis，treatmentの4ステップに分かれるが，とくに最初のdetectionとcharacterizationが肝要である．通常は白色光観察でCC/Dの可能性のある所見をdetectし，色素拡大内視鏡でcharacterizeする．またdetectionの精度向上のため，UC全罹患範囲にインジゴカルミン溶液を散布する方法(panchromoendoscopy)が有用である．
>
> 　4）全大腸NBI観察によるSCは，上記のpanchromoendoscopyと同等のdetection rateを有し，丁寧に粘液を洗浄しなくてもNBI拡大観察でcharacterizationの第一段階まで行えるため，検査時間が有意に短くなる，効率の良いSC法である．しかし全大腸NBI観察は，粘膜のsurface patternにピントが合う粘膜との距離感を保ちながら，基本に忠実な螺旋状観察で行う必要があり，ある程度の症例数のトレーニングを要する．施行にあたっては，内視鏡の前方送水機能を併用しながら残便を効率良く洗浄するなどの工夫も有用である．
>
> 　5）原則としてCC/Dを疑う病変のもっとも異型度の高い部位を狙撃生検するが，一見非腫瘍に見える周辺の背景粘膜の生検も，CC/Dを強く疑う病変では必ず施行するように心がける．範囲診断が困難なCC/Dは，外科的切除の必要性がより高まる．

文献

1) Watanabe K, Oshitani N, Arakawa T：The efficacies of narrow band imaging (NBI) and autofluorescence imaging (AFI) colonoscopy for patients with ulcerative colitis. Niwa H, Tajiri H, Nakajima M, et al (eds.)：New Challenges in Gastrointestinal Endoscopy. 2008, 317-322, Springer, Tokyo
2) 渡辺憲治，十河光栄，細見周平，他：colitic cancer/dysplasiaの画像診断―特殊光内視鏡を中心に．胃と腸 2008；43：1320-1324

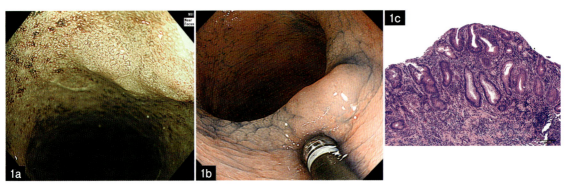

図1　RSに生じたlow grade dysplasia疑い病変
　生検病理では炎症非関連腺腫との鑑別が困難であった．サーベイランス内視鏡の技術が向上すると，病理学的に炎症関連か非関連か鑑別が困難な5mm以下の病変の発見率が増してくる．

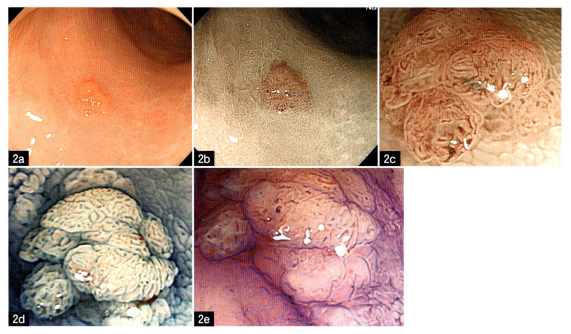

図2 NBIによる全大腸内視鏡検査(surveillance colonoscopy)にて発見したlow grade dysplasia
〔文献1)より引用〕

　白色光観察(a)に比べNBI観察(b)のほうが視認性が向上している．NBI観察で発見したらすぐに拡大観察を行い，surface patternに注目して腫瘍性病変か否か，辺縁性状に注目してUC関連病変かsporadicな病変かを鑑別し(c)，色素拡大内視鏡検査を行うべき病変かどうか決定する．インジゴカルミンにて腫瘍性pitを認め(d)，クリスタルバイオレットによる拡大観察で腺管間隔が開大した腫瘍性pitを認めた(e)．

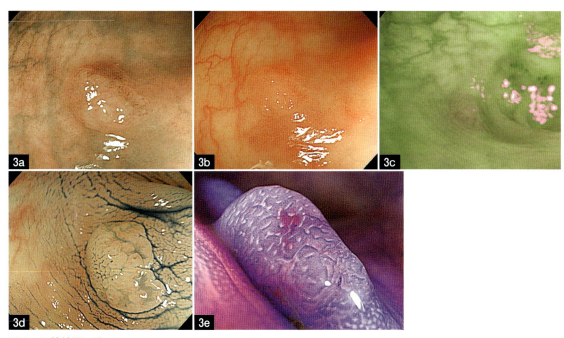

図3 S状結腸に生じたlow grade dysplasia〔文献2)より引用〕
a：NBI観察によるサーベイランスで本病変を発見した際の像
b：白色光観察像，c：AFI観察像
d：インジゴカルミンによる色素内視鏡像
e：クリスタルバイオレットによる色素拡大内視鏡像

13 潰瘍性大腸炎術後回腸嚢炎(Pouchitis)　　小金井一隆，辰巳健志，杉田　昭

👉 この項のまとめ

　潰瘍性大腸炎術後に生じる回腸嚢炎は，原因が不明な非特異的な炎症である．潰瘍性大腸炎術後の回腸嚢を観察すると，炎症所見をまったく認めない症例は回腸嚢造設例全体の少数で，多くの症例にはアフタや小潰瘍，発赤などの炎症を認める．また，回腸嚢の部位によって所見が異なっている場合が多い．内視鏡検査所見と回腸嚢炎としての症状は乖離する場合があり，回腸嚢内に軽度の所見があるのみ，あるいは症状があるのみでは回腸嚢炎と診断しない．厚生労働省の研究班による回腸嚢の診断基準を表に示す[1]．また，同研究班のPouchitis内視鏡診断アトラス[2]には本稿で掲載できていない画像が多数収載されており，参考にされたい．

表　回腸嚢炎の診断

1　項目
　　a）臨床症状
　　　　1）排便回数の増加
　　　　2）血便
　　　　3）便意促迫または腹痛
　　　　4）発熱(37.5℃以上)
　　b）内視鏡検査所見
　　　　軽　度：浮腫，顆粒状粘膜，血管透見像消失，軽度の発赤
　　　　中等度：アフタ，びらん，小潰瘍，易出血性，膿性粘液
　　　　重　度：広範な潰瘍，多発性潰瘍，びまん性出血，自然出血
2　診断基準
　　少なくとも1つの臨床症状を伴い中等度以上の内視鏡所見を認める場合．
　　また，臨床症状に関わらず，内視鏡的に重度を認める場合は回腸嚢炎と診断する．除外すべき疾患は，感染性腸炎(サルモネラ腸炎，キャンピロバクタ腸炎，腸結核などの細菌性腸炎，サイトメガロウィルス腸炎などのウィルス性腸炎，寄生虫疾患)，縫合不全，骨盤内感染症，術後肛門機能不全，クローン病などがある．

〔文献1）より引用〕

文献
1）潰瘍性大腸炎・クローン病 診断基準・治療指針．厚生労働科学研究費補助金難治性疾患等政策研究事業「難治性炎症性腸管障害に関する調査研究」(鈴木班)．平成26年度分担研究報告書(別冊)．平成27年3月
2）Pouchitis内視鏡診断アトラス―改訂版．厚生労働科学研究費補助金難治性疾患等政策研究事業「難治性炎症性腸管障害に関する調査研究」(渡辺班)．平成22年度分担研究報告書．平成23年6月

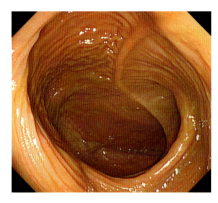

図1　正常例
　発赤，浮腫はなく，口側には血管透見像を認める．中央に縫合線(staple line)を認める．

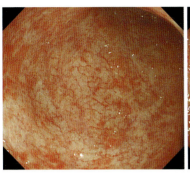

図2　軽度の発赤

血管透見像を認め，その中に斑状に発赤を認める．ごく軽度の炎症である．

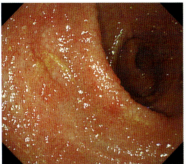

図3　顆粒状粘膜

びまん性に発赤，顆粒状粘膜を認める．

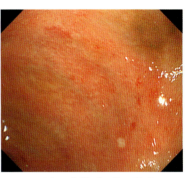

図4　発赤，血管透見像の消失，びらん

発赤，浮腫状である．点状発赤と小びらんを1カ所に認める．軽度の炎症である．

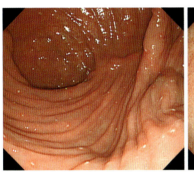

図5　アフタ

発赤はなく，軽度の浮腫があり，散在性にアフタが多発している．

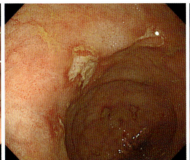

図6　多発潰瘍

軽度浮腫のある顆粒状粘膜で不整形の潰瘍が多発している．中等度の炎症である．

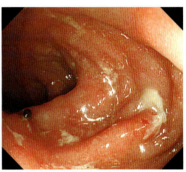

図7　びまん性発赤

びまん性に発赤があり，浮腫状で，びらん，小潰瘍があり，粘液が付着している．中等度の炎症である．

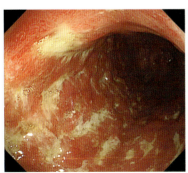

図8　Severe pouchitis

びまん性に発赤，浮腫があり，血管透見像が消失し，潰瘍が多発している．重度の炎症である．排便回数増加，腹痛，便意促迫を伴っていた．

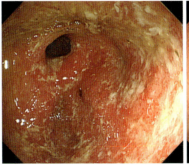

図9　Severe pouchitis

回腸囊口側口から広範囲にびまん性に発赤，浮腫，潰瘍，びらんが多発している．重度の炎症である．排便回数増加，発熱，便意促迫を伴っていた．

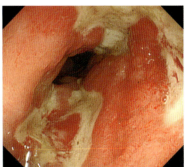

図10　Chronic pouchitis

発赤，血管透見像の消失，広範な深い潰瘍を認め，壁の伸展性が不良で，送気でも広がらない．排便回数が15回以上で便のもれ，時折出血があった．

コラム 潰瘍性大腸炎の拡大観察

（岡 志郎，田中信治）

治療後の潰瘍性大腸炎寛解初期では，びらんや潰瘍は消失するものの血管透見不良の状態であり，通常観察のみでは軽度の活動性の評価が難しいことがある．このような状況において，拡大観察による粘膜面の微細観察が有用であり，これまで拡大観察所見と組織学的炎症の程度[1]，治療後の再燃[2,3]との関連性が明らかになっている．潰瘍性大腸炎の拡大内視鏡像は「正常パターン」，「蜂の巣状粘膜」，「絨毛状粘膜」，「小黄色斑」，「珊瑚礁状粘膜」，「Polypoid mucosal tag」[1,2]に分類されるが（図），これらは組織学的炎症の程度を反映し，通常観察では認識困難な軽度の活動性と寛解状態の鑑別診断が可能である[2]．具体的には，小黄色斑，珊瑚礁状粘膜は上皮の欠損と間質に高度の炎症細胞浸潤（活動期の所見像）を，絨毛状，蜂の巣状粘膜は上皮の欠損はなく間質に軽度～中等度の炎症細胞浸潤（寛解期の初期所見像）を反映している．このように拡大観察による潰瘍性大腸炎の大腸微細粘膜所見の評価により，組織学的炎症の程度を推測できるため，不要な生検の省略や，寛解導入療法後のmucosal healingの質を評価する指標となる．

文献

1) Kunihiro M, Tanaka S, Sumii M, et al：Magnifying colonoscopic features of ulcerative colitis reflect histologic inflammation. Inflamm Bowel Dis 2004；10：737-744
2) Fujiya M, Saitoh Y, Nomura M, et al：Minute findings by magnifying colonoscopy are useful for the evaluation of ulcerative colitis. Gastrointest Endosc 2002；56：535-542
3) Watanabe C, Sumioka M, Hiramoto T, et al：Magnifying colonoscopy used to predict disease relapse in patients with quiescent ulcerative colitis. Inflamm Bowel Dis 2009；15：1663-1669

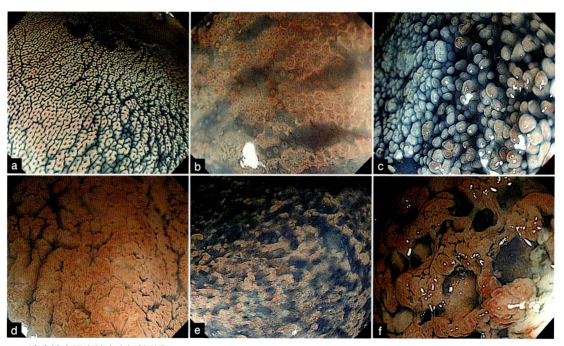

図　潰瘍性大腸炎拡大内視鏡分類
a：正常パターン，b：蜂の巣状粘膜，c：絨毛状粘膜，
d：小黄色斑，e：珊瑚礁状粘膜，f：Polypoid mucosal tag

コラム 潰瘍性大腸炎の超拡大内視鏡観察 （林 靖子，大塚和朗，工藤進英）

　超拡大内視鏡はエンドサイトスコピー（Endocytoscopy；EC）と共焦点レーザー内視鏡（Confocal Laser Endomicroscopy；CLE）に大別される．いずれも拡大倍率をさらに上げることで，生体内でリアルタイムに構造異型，細胞異型等の観察が可能となり，炎症や腫瘍における有用性が報告されている[1]．

　潰瘍性大腸炎におけるECの有用性は，2011年にBesshoらにより初めて報告された[2]．腺窩の形態（0～3），腺窩間の距離（0～2），血管の有無（0～1）で評価し，合計点（0～6）をEndocytoscopy system score（ECSS）とした評価法で，各スコアはMattsの組織学的スコアとよく相関しており，また術者間の一致も良好であった．2015年には，Narrow Band Imaging（NBI）による毛細血管構造の視認性に着目したEC-NBIによる評価法がMaedaらにより報告された[3]．EC-NBIではObscure, Visible, Dilatedの3群に分類され，組織の炎症所見を反映し潰瘍性大腸炎活動性の有無とよく相関していた．

　CLEによる炎症の観察は2010年にLiらにより報告された[4]．腺窩構造，微小血管構造の変化，蛍光色素の漏出の評価項目において組織学的結果とよく相関し炎症活動性の評価に有用であった．また最近，mucosal healingの評価に有用とする報告[5]やクローン病との鑑別に有用とする報告もあり，CLEはECと並んで粘膜の状態評価に有効と考えられる．

　ECの症例を2例提示する．

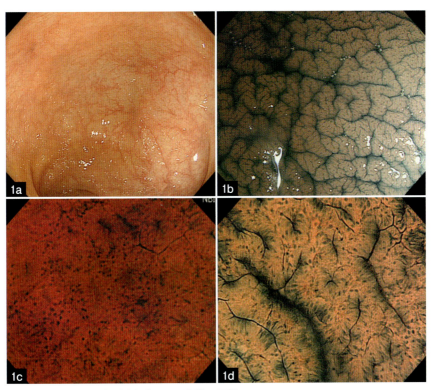

図1　症例1：直腸炎型寛解期の70歳代，男性
　通常光観察（a, b）では血管透過性が保たれ内視鏡的Mayo 0であった．EC観察（c, d）では腺窩が規則正しく並び，EC-NBI（c）はObscure，ECSS 0点であった．

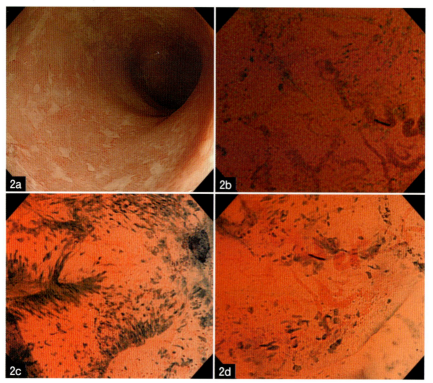

図2 症例2:全大腸炎型活動期の40歳代,女性
　通常光観察(a)では血管透見像が消失し粗糙な粘膜がみられ Mayo 2 であった.EC 観察(b〜d)では拡張した血管がみられ腺窩は不明瞭であり,EC-NBI(b)は Dilated,ECSS 6 点であった.

文献

1) Neumann H, Kudo S, Kiesslich R, et al : Advanced colonoscopic imaging using endocytoscopy. Dig Endosc　2015 ; 27 : 232-238
2) Bessho R, Kanai T, Hosoe N, et al : Correlation between endocytoscopy and conventional histopathology in microstructural features of ulcerative colitis. J Gastroenterol　2011 ; 46 : 1197-1202
3) Maeda Y, Ohtsuka K, Kudo S, et al : Endocytoscopic narrow-band imaging efficiency for evaluation of inflammatory activity in ulcerative colitis. World J Gastroenterol　2015 ; 21 : 2108-2115
4) Li CQ, Xie XJ, Yu T, et al : Classification of inflammation activity in ulcerative colitis by confocal laser endomicroscopy. Am J Gastroenterol　2010 ; 105 : 1391-1396
5) Mace V, Ahluwalia A, Coron E, et al : Confocal laser endomicroscopy : A new gold standard for the assessment of mucosal healing in ulcerative colitis. J Gastroenterol Hepatol　2015 ; 30 : 85-92

コラム 潰瘍性大腸炎のAFI観察

（井尻学見，盛一健太郎，藤谷幹浩）

　自家蛍光内視鏡（autofluorescence imaging：AFI）は，内視鏡から青色励起光を照射し，消化管組織から出る微弱な自家蛍光を画像化する画像強調観察法である．AFIがとらえる大腸の自家蛍光はおもに粘膜下層のコラーゲンから発せられ，正常大腸はほぼ均一な緑色に，血管は深緑色に観察される（図a，b）．近年，AFIは高画質内視鏡や色素散布などとともに，潰瘍性大腸炎の炎症評価や腺腫・癌・リンパ腫などの大腸腫瘍性病変の検出に応用されてきている．

　潰瘍性大腸炎では，炎症の主座が粘膜および粘膜下層にあり，活動期には粘膜浮腫や潰瘍，粘膜出血を認める．このような炎症は，粘膜の肥厚や炎症細胞浸潤を伴う粘膜下層の障害を起こす．これらの組織変化は自家蛍光の信号強度を低下させ，活動性の高い粘膜ほど強いマゼンタ色を呈する（図c～f）．われわれは，この蛍光強度を専用の画像解析ソフトを用いて数値化することで，組織学的な炎症強度が客観的な数値として評価できることを報告している[1]．

　潰瘍性大腸炎の評価は従来からある白色光観察や色素拡大観察が粘膜表面の構造を観察するのに対して，AFIでは粘膜下層から発せられる自家蛍光をとらえて炎症を評価するという既存とは異なる評価方法である．AFIは客観性・再現性に優れ，今後の潰瘍性大腸炎の診断能向上に貢献が期待されるモダリティである．

文献

1) Moriichi K, Fujiya M, Ijiri M, et al：Quantification of autofluorescence imaging can accurately and objectively assess the severity of ulcerative colitis. Int J Colorectal Dis 2015；30：1639-1643

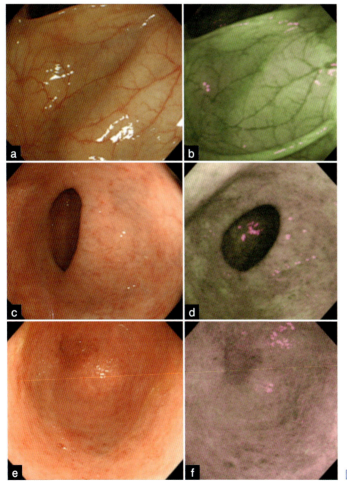

図

4章 クローン病の Imaging Atlas

1 クローン病典型例 食道・胃・十二指腸病変 （鎌田紀子，山上博一，渡辺憲治）

この項のまとめ

　クローン病に特徴的な上部消化管病変は，胃では前庭部のアフタやびらん，噴門部や体部の竹の節状外観，十二指腸ではノッチ様陥凹や竹の節状外観が報告されており，下部消化管内視鏡検査や小腸造影などで確定診断に至らない場合，上部消化管内視鏡検査での色素内視鏡観察や生検が診断の一助となることも少なくない．食道病変としては縦走潰瘍や縦走配列するびらん，アフタが挙げられるがその頻度はクローン病の4.8%とまれである[1]．噴門部の竹の節状外観は軽度のものまで含めればクローン病の79%に認められるとされるが，クローン病以外でもまれに認められることがあり，潰瘍性大腸炎患者の5%に認められたとの報告もある[2]．ほかにクローン病を疑う場合には，通常では生検を施行しないような前庭部のアフタ・びらんも色素内視鏡下に積極的に生検すべきで，専門病理医による診断が望ましい．focally enhanced gastritis は特徴的組織所見であり，*Helicobacter pylori* の確認と併せて念頭におくべき事項である[3]．

文献
1) 浜田　勉，近藤健司，高添正和，他：Crohn病における食道病変．胃と腸　2007；42(4)：403-416
2) Kuriyama M, Kato J, Morimoto N, et al : Specific gastroduodenoscopic findings in Crohn's disease : Comparison with findings in patients with ulcerative colitis and gastroesophageal reflux disease. Dig Liver Dis 2008 ; 40 : 468-475
3) 八尾隆史，飯原久仁子：炎症性腸疾患の病理診断．胃と腸　2013；48(5)：601-610

クローン病の胃病変

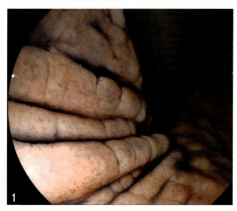

図1　典型的な竹の節状外観
　典型的な竹の節状外観は胃体部小彎側に認められる．

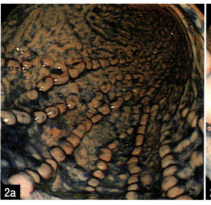
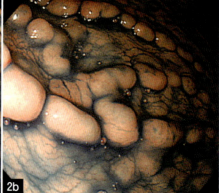

図2　竹の節状外観
　竹の節状外観でも，大彎側に広範に認められるものもある．

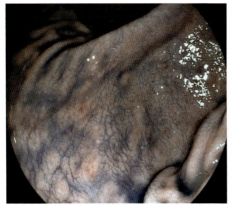

図3　胃前庭部の多発アフタ

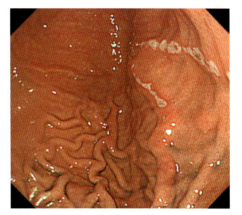

図4　縦走傾向を有する胃びらん

クローン病の十二指腸病変

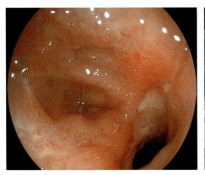

図5
十二指腸球部に深掘れ潰瘍が認められる．

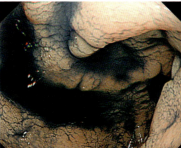
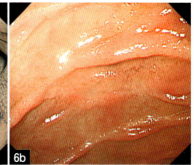

図6　十二指腸下行脚に，a：竹の節状外観，b：ノッチ様陥凹を認める．

クローン病の食道病変

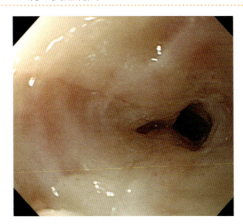

図7
　門歯より 16 cm（声門より約 3 cm）の上部食道に瘢痕を伴った狭窄．スコープは通過不可のためバルーン拡張を施行した．

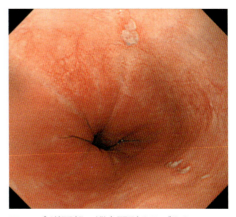

図8　食道下部の縦走配列するびらん

2 クローン病典型例 小腸病変（内視鏡・カプセル）（中村正直，渡辺 修，後藤秀実）

👉 この項のまとめ

カプセル内視鏡による小腸病変の精査

クローン病でカプセル内視鏡（capsule endoscopy；CE）を行う場合は，原則先行してパテンシーカプセル（patency capsule；PC）を用いて消化管の開通性を確認しておく．PCでたとえ消化管開通性が得られても，その後活動性が変化し，開通性がなくなる場合があるので，PCでの開通性確認後は速やかにCEを行う．PCの慎重使用が必要なのは長い小腸狭窄，狭窄形成術後，内視鏡的バルーン拡張後，小腸狭窄を示唆する腹部症状を有する場合である．ほかの画像診断で小腸狭窄がある場合はPCかバルーン内視鏡かどちらが効率良く診断が進むか検討する．PCの禁忌は腸閉塞状態，腸閉塞の既往，バリウムアレルギー，乳糖アレルギーである．

CEで観察されるおもなクローン病典型例の小腸病変

空腸：アフタ，びらん，ノッチ，瘢痕

回腸：円形潰瘍，縦走潰瘍，敷石像，瘢痕

CEの小腸病変検出における特徴

長所：1回の検査で小腸全体像を把握することができる．
　　　病変の分布と部位ごとの病勢の程度がわかる．

短所：ほかの内視鏡に比べて所見を過小評価する場合がある．

クローン病におけるCEの有用性

臨床診療においてCEは，①クローン病と他の炎症性疾患の鑑別，②クローン病臨床的寛解患者の内視鏡モニタリングに有用である．小腸炎を疑う場合，CEにおいて図1〜7で示すような所見を複数有する場合はクローン病を疑う．既知のクローン病における臨床的寛解患者でCEを行った場合に，活動性潰瘍を認めることがある．その後の治療強化の参考になる．症状がなくても血清CRP値が高くほかに炎症の原因がない場合はCEが検討される．また治療強化をした際，その効果判定に行うことも勧められる．この場合も必ずPCを先行して行うべきである．一方，食後の腹痛や腹部膨満感など消化管狭窄の存在が推測される例ではどのモダリティでの精査が有効であるか考える．

活動期（図1〜7）

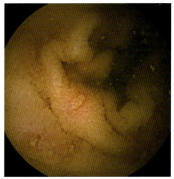 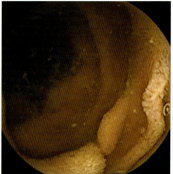 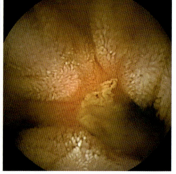

図1　空腸側にみられるびらん，アフタの縦走配列

空腸の多発びらんについてはほかの小腸炎との鑑別のためびらんの縦走傾向があるか確認しながら読影する．

図2　空腸におけるノッチ

クローン病における所見の一つである．線状の変化であるため見逃しやすい．また腸が収縮するとひだに隠れてしまう．

図3　空腸の繰り返す縦走潰瘍

瘢痕上に活動性潰瘍を伴い，病勢の強さがうかがえる．周囲の粘膜面は正常に見える．瘢痕に活動性潰瘍を合併しているかどうかの判断については内視鏡で見るとよくわかる．

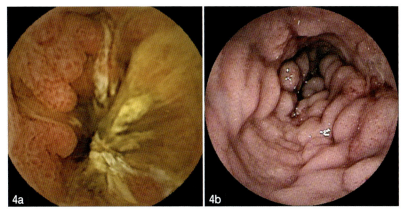

図4 回腸の活動性潰瘍と敷石像
a：所見は縦走傾向を有する．全体に発赤調粘膜を認める．
b：aの同症例，同時期のダブルバルーン内視鏡．カプセル内視鏡では把握できなかった病変の局在が明らかになった．本画像では全周で潰瘍と敷石像を認めた．

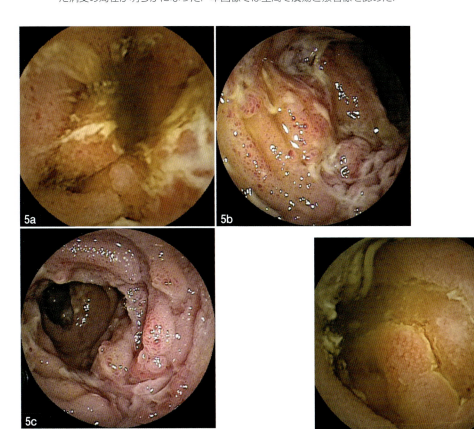

図5 回腸の活動性潰瘍，浮腫，炎症性ポリープ
a：生理的な条件での撮影であるため管腔は浮腫のためか非常に狭く見える．
b：aの同症例，同時期のダブルバルーン内視鏡像．カプセル内視鏡では把握できなかった潰瘍の局在とその深さがわかる．縦走傾向を伴う．
c：aの同症例，同時期のダブルバルーン内視鏡像．縦走潰瘍の長径が判断できる．

図6 回腸の縦走潰瘍
1条のみ観察される．

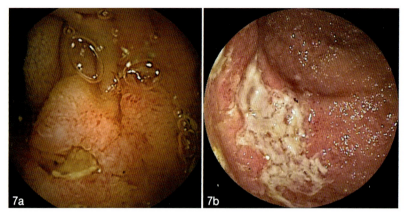

図7
a：回腸の小潰瘍，浮腫を伴う．
b：aの同症例，同時期のダブルバルーン内視鏡像．カプセル内視鏡では指摘できなかった地図状の潰瘍が散見された．

寛解期（図8〜11）

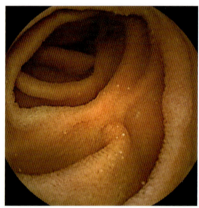

図8　潰瘍瘢痕
　　　寛解粘膜を示している．

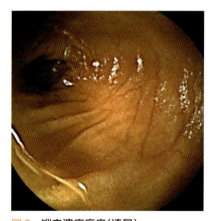

図9　縦走潰瘍瘢痕（遠景）
　　　寛解粘膜を示している．

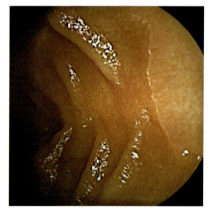

図10　縦走潰瘍瘢痕（近景）
　　　寛解粘膜を示している．

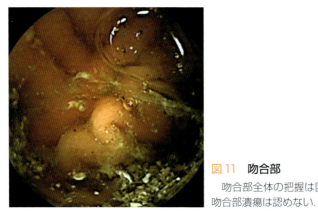

図11　吻合部
　吻合部全体の把握は困難なことが多い．吻合部潰瘍は認めない．

治療経過（図12）

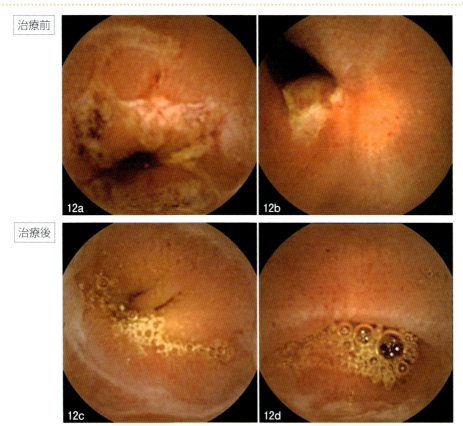

図12
a, b：無症状，血液所見でも炎症所見を認めない患者．モニタリングのためカプセル内視鏡を施行したところ活動性潰瘍と浮腫を認めた．
c, d：同患者に生物学的製剤を追加投与し，半年後に効果判定のため再度カプセル内視鏡を実施したところ所見の著明な改善を認めた．

3 クローン病典型例 小腸病変（内視鏡・二重造影）　（髙津典孝，松井敏幸）

👉 この項のまとめ

本邦のクローン病（CD）診断基準[1]は形態学的所見を主として成り立っており，臨床症状からCDを疑った場合には，内視鏡検査およびX線造影検査（小腸造影，注腸造影）などの画像検査にてCDに特徴的な形態所見の有無を確認する必要がある．また，CDは進行性の病気であり，炎症を適切にコントロールしないと腸管に全層性の潰瘍を形成し，狭窄，瘻孔，膿瘍などの腸管合併症を生じる．症状が落ち着いていても，腸管には活動性の病変が残存していることも多く，診断時のみならず治療中においても定期的に画像検査を行い，病変がどこにどのような状態にあるのかを常に把握しておくことが重要である．CDの約80％の症例は小腸病変を有し，かつ狭窄等の腸管合併症は小腸に起こりやすいため，CD診療における小腸病変の評価はきわめて重要である[2]．

従来，CD小腸病変の形態学的評価の中心はX線造影検査であったが，近年，カプセル内視鏡（capsule endoscopy；CE），バルーン内視鏡（balloon assisted endoscopy；BAE），CT enterography（CTE），MR enterography（MRE）などの検査法が出現し，これらの新たなモダリティーによるCD小腸病変の評価が可能となった．したがって，近年，X線造影検査に対する考え方が変遷し，X線検査を行わず他の検査で代用し，CD患者を診療している施設も少なくないと思われる．しかしながら，CDは消化管の広範囲に病変をきたしうる疾患であり，消化管を網羅的に評価する必要がある．また，CDでは狭窄や癒着を生じやすく，CEやBAEでは小腸全域を観察できないことも多い．一方，X線造影検査は適切に描出さえできれば，病変部位や広がりの全体像を客観的に評価でき，かつ管外性の情報もある程度得ることができる．したがって，新たなモダリティーが出現した現在においても，X線造影検査はIBD診療の一翼を担った検査法と思われる．本稿ではCDの小腸病変を中心に，主要所見である縦走潰瘍，敷石像，副所見である不整形潰瘍やアフタ，また，狭窄などの腸管合併症のX線二重造影画像を，内視鏡画像と比較して提示する．

文献

1) 潰瘍性大腸炎・クローン病診断基準・治療指針．厚生労働科学研究費補助金難治性疾患克服研究事業「難治性炎症性腸管障害に関する調査研究」班（鈴木班）．平成26年度分担研究報告書 別冊．2015年3月
2) 平井郁仁，松嶋 祐，吉澤直之，他：Crohn病の小腸・注腸X線所見．胃と腸 2013；48：619-630
3) 頼岡 誠，平井郁仁，八尾恒良，他：小腸内視鏡検査後の小腸X線造影用ゾンデ（福大筑紫式）の考案とその使用成績．胃と腸 2011；46：500-506

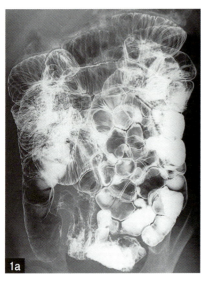
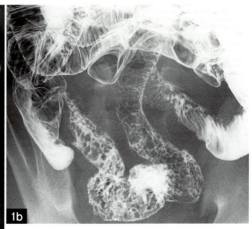

図1
a，b：ゾンデ法小腸造影像．病変部は回腸末端部に限局している．回腸末端部に典型的な敷石像，縦走潰瘍を認める．

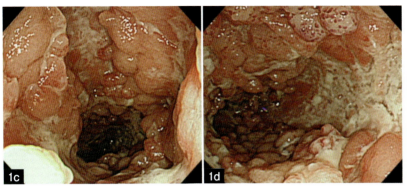

図1
c, d：同症例の内視鏡像. 回腸末端部に幅広の開放性縦走潰瘍を認め，その周囲には敷石像を認める．

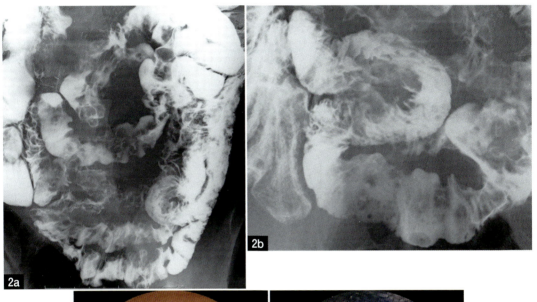

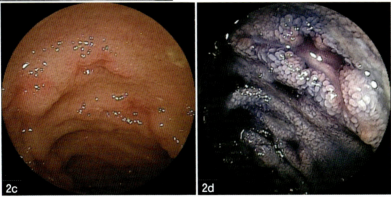

図2　アフタのみのクローン病の症例

a, b：経口法小腸Ｘ線造影像

a：充盈・圧迫像．中部〜下部小腸にかけて管腔は浮腫状で，非連続性にアフタ，不整形潰瘍が散在している．それらの配列には一部縦列傾向が見られる．

b：バリウムが回腸末端部に到達した直後に経肛門的に空気を注入し，撮影した簡易二重造影像．回腸末端部に，周囲に透亮像を伴うアフタ，不整形のびらん・小潰瘍が散在している．

c, d：同症例の内視鏡像．回腸末端部に不整形のびらん・小潰瘍が散在し，縦列傾向を認める．

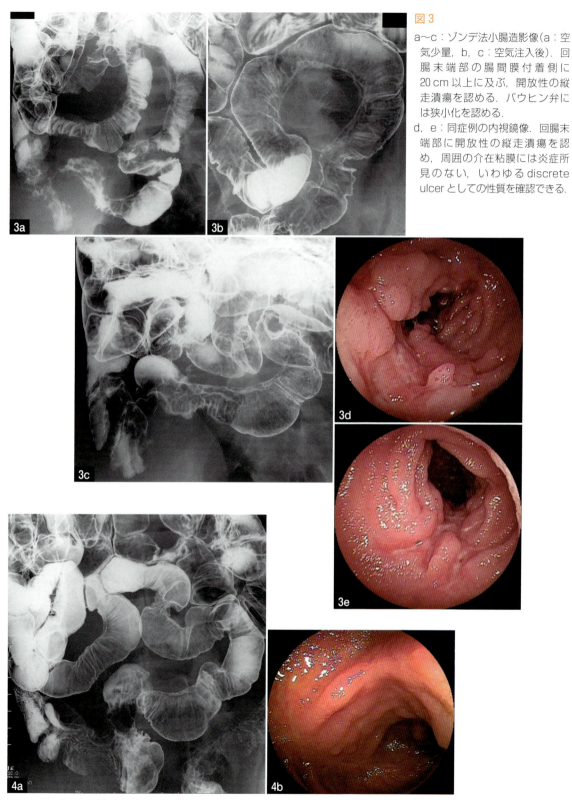

図3
a〜c：ゾンデ法小腸造影像（a：空気少量，b，c：空気注入後）．回腸末端部の腸間膜付着側に20cm以上に及ぶ，開放性の縦走潰瘍を認める．バウヒン弁には狭小化を認める．
d，e：同症例の内視鏡像．回腸末端部に開放性の縦走潰瘍を認め，周囲の介在粘膜には炎症所見のない，いわゆるdiscrete ulcerとしての性質を確認できる．

図4 図3と同一症例（アダリムマブ導入8週目の画像）
a：ゾンデ法小腸造影像．回腸末端部の縦走潰瘍は瘢痕化し，偏側性変形として認められる．
b：内視鏡像．縦走潰瘍は瘢痕化し，管腔の変形を認める．

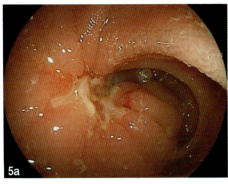
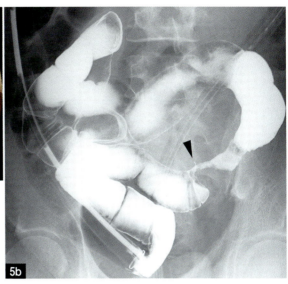

図5
a：経肛門的アプローチ小腸内視鏡（DBE）像．下部回腸に縦走潰瘍を伴う狭窄部を認め，スコープの通過は不可であった．狭窄部の評価のため，引き続き逆行性回腸X線造影[3]を行った（b）．
b：DBE後に行った逆行性回腸X線造影像．下部回腸に縦走潰瘍を伴う偏側性変形を認め，肛門側には狭窄を認める．また，狭窄部には裂溝（fissuring ulcer）を示唆する棘状のバリウムの突出像（▲）を認めた．

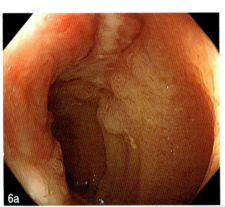
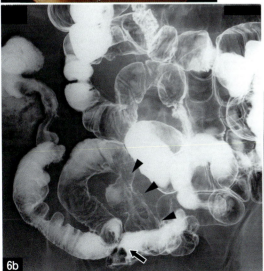
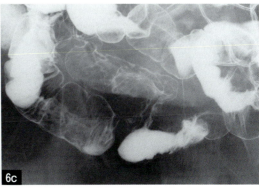

図6
a：内視鏡像．回腸末端部の腸間膜付着側に開放性縦走潰瘍を認める．癒着の影響か，深部挿入が困難であった．
b，c：ゾンデ法小腸造影像．中部小腸〜回腸末端部にかけて非連続性に縦走潰瘍を認める．回腸末端部には幅広の縦走潰瘍を認め（▲），同部位の口側に内瘻形成（回腸-回腸瘻）（→）を認めた．※cは内瘻形成部の拡大像

4 クローン病典型例 小腸病変（内視鏡・MR） 〔藤井俊光〕

> ### 👉 この項のまとめ
>
> 　クローン病は全消化管における慢性の炎症性疾患で，持続する炎症は腸管の狭窄から瘻孔や膿瘍の形成に至り，腸管切除を繰り返すという進行性の疾患である．そのため定期的に画像検査にて病態をモニタリングする必要があり，そのモダリティーは非侵襲的かつ被曝のないものが望ましい．MRIはそれらの条件を満たす，クローン病の活動性モニタリングに最適なモダリティーである．
>
> 　MR enterography（MRE）/MR enterocolonography（MREC）はcross sectional imagingであり，腸管の潰瘍性病変だけでなく瘻孔や膿瘍など腸管外の病変も同時に評価することができる．さらに内視鏡等では深部挿入が困難となることがあるような腸管でも評価可能で，評価部位に制限はなく，腸管および腸管外さらには肛門病変までクローン病のすべての病変を把握することができる．機器の進化により空間分解能や撮像時間において飛躍的な進歩を遂げており，とくに軟部組織等での組織分解能は他のモダリティーの追随を許さない．1回のセッションでさまざまなシークエンスを行うことで多角的な評価が可能であり，また術者の技量に依存せず客観的な評価を行うことができる．使用する主要なシークエンスを表に示す[1]が，読影でメインに用いるのはT2強調類似のsteady-state gradient echoであるSSFP等および，3D高速gradient echoである脂肪抑制T1強調の造影dynamicシークエンスで，さらに狭窄と攣縮の鑑別等にcineMRIも用い，diffusionでさらに追加の情報を得る．

表　MRE/MRECでおもに用いられるシークエンス
（メーカーによって名称は異なるが設定はほぼ同様である）

Sequences	
Single-shot fast spin echo	(T2 weighted) FASE：fast advanced spin echo (Toshiba) SSFSE：single-shot fast spin-echo (GE) HASTE：half-Fourier axial single-shot fast spin-echo (Siemens) SSTSE：single shot turbo spin echo (Philips)
Steady-state gradient echo	(axial & coronal) trueSSFP：true steady-state free precession (Toshiba) FIESTA：fast imaging employing steady state acquisition (GE) trueFISP：true fast imaging with steady-state precession (Siemens) trueRARE：true rapid acquisition with relaxation enhancement bFFE：balanced fast field echo (Philips)
Fast spin echo	(T2 weighted with fat-saturation) FSE：fast spin-echo (Toshiba, GE) TSE：turbo spin echo (Siemens, Philips)
Echo planar	Diffusion-weighted EPI：echo planar imaging
3D Ultra fast gradient echo	(pre and post Gadolinium contrast 3D with fat-saturation) Quick 3Ds：quick dimensional dynamic diagnostic scan (Toshiba) SPGR-LAVA：spoiled gradient recalled acquisition in the steady state － liver acquisition with volume acceleration (GE) VIBE：volumetric interpolated breath-hold examination (Siemens) eTHRIVE：enhanced T1 high resolution isotropic volume excitation (Philips)

〔藤井俊光, 渡辺　守[1]より〕

文献
1) 藤井俊光, 渡辺　守：クローン病画像モダリティーとしてのMRI. 日消誌　2015；112：1251-1258

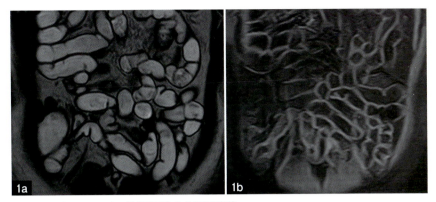

図1　MR enterocolonography（MREC）の小腸正常像
SSFP（a）では管腔内に満たされた液体が高信号，T1造影（b）では腸管壁が高信号となるが強い造影効果は認めない．

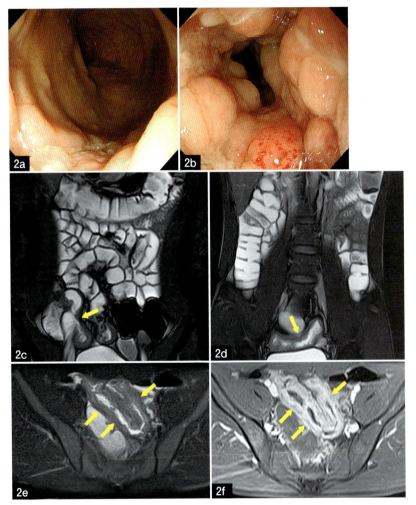

図2　潰瘍性病変（クローン病）
　小腸内視鏡で回腸末端に偏側性の縦走潰瘍を認め（a），骨盤内回腸は縦走潰瘍および敷石像を呈している（b）．MRECではSSFPにて回腸末端に3mmを超える壁肥厚を認め（c），骨盤内回腸では全周性に連続する壁肥厚と壁内も軽度正常腸管壁に比し高信号を呈している（d，e）．T1造影では同部の壁全体に増強効果を認め，粘膜面でさらに増強効果は亢進する（f）．層状の濃染を示しており，粘膜と漿膜層の血流増加と粘膜下層の浮腫を反映している．

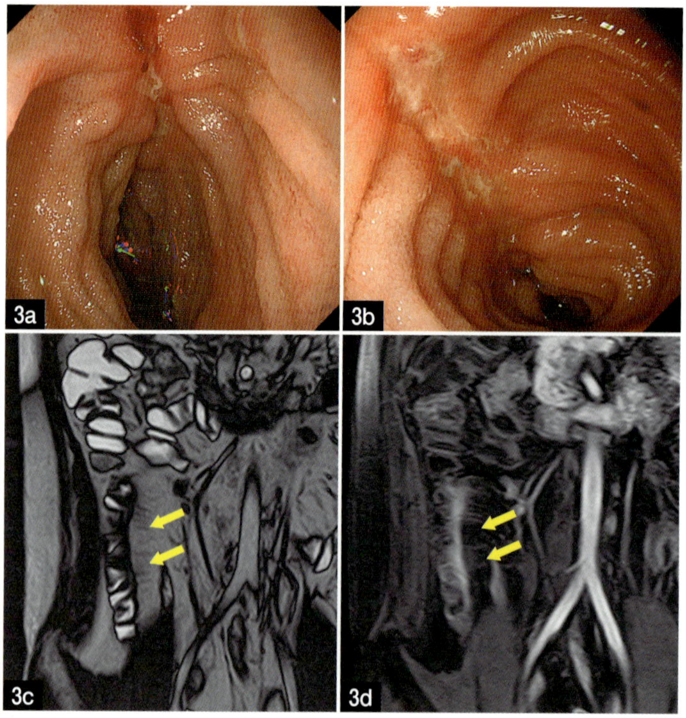

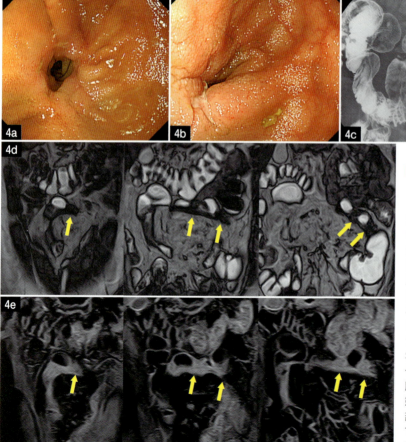

図3 潰瘍性病変（クローン病）

小腸内視鏡にて回腸に偏側性の線状潰瘍(a)および比較的幅の狭い縦走潰瘍を認める(b). いずれも周囲粘膜の活動性は低い. MRECでは腸間膜側に偏側性変形を伴った偏側性の壁肥厚(c)と, 増強効果を認める(d). T1造影でもSSFPでも, vasa rectaの拡張(comb sign)を認めている.

図4 炎症性狭窄（クローン病）

小腸内視鏡で上部回腸に多発する潰瘍を伴う狭窄を認め, その口側は縦走潰瘍瘢痕を認める(a, b). 小腸造影でも上部回腸に偏側性変形を伴った回腸多発狭窄が明らかである(c). MRECは左から右へ腹側から背側のスライスを提示しているが, SSFPでは腸間膜側の偏側性変形を伴い, 上部回腸に多発狭窄を認め, 偽憩室を呈している. 狭窄部の壁は肥厚しT2強調では軽度高信号で(d), T1造影で増強される(e).

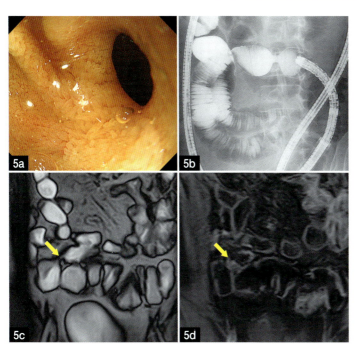

図5 線維性狭窄（クローン病）

小腸内視鏡で潰瘍を伴わない膜様狭窄を認め，狭窄部も周囲粘膜も活動性はなく粘膜治癒の状態である(a)．小腸内視鏡での逆行性造影で同部に狭窄長の短い膜様狭窄を認める(b)．MRECでは壁肥厚を伴わない狭窄として描出され，狭窄部の腸管壁はT2低信号(c)で，T1造影でも増強効果を示さない(d)．線維性狭窄と攣縮との鑑別にはcineMRIの撮影が有用である．1回の撮像時間は1秒以下であり，連続撮影を行いcine表示することで蠕動運動が評価可能である．

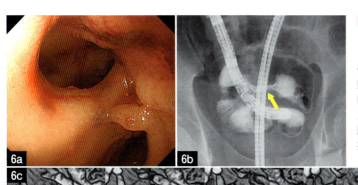

図6 瘻孔形成（クローン病）

小腸内視鏡にて骨盤内回腸に潰瘍を伴った瘻孔を認め(a)，内視鏡下の造影で回腸回腸瘻が描出される(b)．MRECは左から右へ腹側から背側のスライスを提示しているが，骨盤内回腸に弧状変形と偽憩室を伴いループを描き，回腸回腸瘻を形成している．瘻孔はT2強調で高信号や低信号の索状物として描出され(c)，T1造影で増強効果を受ける(d)．複雑性瘻孔では放射状の瘻孔が認められる．消化管造影と異なり造影の重なりがないため，明瞭に評価可能である．

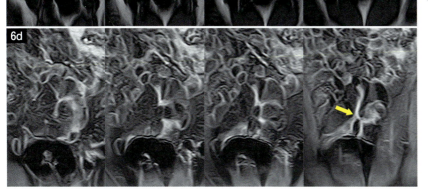

5 クローン病典型例 小腸病変（内視鏡・CT） 　　　　（竹内　健）

👉 この項のまとめ

　クローン病の腸管病変は回盲部に好発するが，消化管のいずれの部分にも連続することなく発生する可能性がある．しかも，炎症は腸管壁にとどまらず腸管外にも波及し，他の腸管や膀胱・膣など他の臓器との間に癒着や瘻孔を形成することもまれではない．また，腹腔内や肛門周囲に膿瘍を併発することもある．したがって，クローン病の画像診断では腸管病変だけではなく，腸管外病変を診断することが求められる．

　本邦では，クローン病の小腸病変は主としてバリウムを使用したX線造影検査が行われてきた．また，最近ではバルーン小腸内視鏡やカプセル小腸内視鏡などにより詳細な病変の評価が可能になっている．一方，欧米では10年ほど前から，腸管を水と同じCT値をもつ等張液で適度に拡張させて造影CTを行うCT enterographyが行われるようになり，クローン病の小腸病変を評価する画像検査法の中心となっている．この方法では，腸管内に充填された液体により詳細に腸管壁の炎症病変を評価できるだけではなく，狭窄などの腸管壁の変形や瘻孔の形成等も正確に把握できる（表）．また，CTは1回のスキャンで腹部全域を俯瞰することができるため，病変が消化管全体に非連続性に発生し，消化管外にも波及するクローン病では理想的なスクリーニング方法となりうる[1]．

　しかし，クローン病では病状のモニタリングのために画像検査が繰り返されるため，CTではX線被曝の影響が無視できない．最近ではCTに代わりMRIを用いるMR enterographyがクローン病診療に推奨されてきている．

表　CT enterographyで描出されるクローン病の病変

急性炎症
・3 mm以上の腸管壁肥厚
・強く造影された腸管壁
・腸管壁の層状化（"target sign"；腸管壁の浮腫）
・腸間膜脂肪織濃度の上昇
・腸間膜直細動脈の拡張（"comb sign"）
慢性炎症
・腸間膜付着対側の嚢腫様変化
・線維脂肪織の増生（"fibro-fatty proliferation"，"creeping fat"；腸間膜付着側の腸管壁に帯状に付着した脂肪組織）
腸管外病変
・腸間膜リンパ節腫脹
・瘻孔
・膿瘍

〔竹内　健，他[1]より〕

文献
1) 竹内　健，山田哲弘，鈴木康夫：クローン病診療におけるCTによる画像診断の実際 ―CT enterography. 日消誌　2015；76：1244-1250

小腸・大腸型クローン病　活動性病変

　CT enterography の冠状断では腹部全体を俯瞰することができる（図1a）．横行結腸および回腸の一部は腸管壁が肥厚し強く造影されている．また，遠位部の回腸壁は直線化し，同部位の腸間膜の血管は拡張し"comb sign"を呈している．（図1b）．横行結腸の腸管壁は肥厚し強く造影されており，強い炎症を起こしていることがわかる（図1c, d）．別の任意断面では回腸末端部の腸管壁の浮腫性肥厚（図1e）とS状結腸の腸管壁も肥厚し造影されており（図1f），ここにも活動性病変が確認できる．

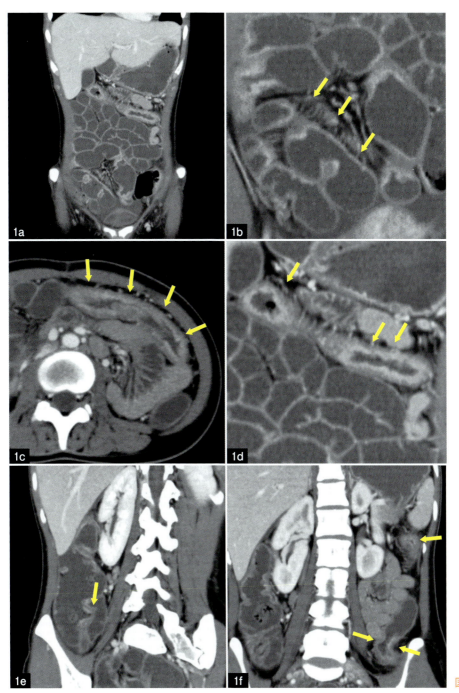

図1

小腸・大腸型クローン病　活動性病変

　この症例も遠位回腸に広範囲の活動性病変があり、強く造影され肥厚した腸管壁と、同部位の腸間膜の脂肪織濃度上昇と"comb sign"を認める(図2a). 別の冠状断では腸管壁は層状に肥厚しており(図2b)、"target sign"を示している(図2c, d). 別の断面ではS状結腸が強く造影されている(図2e, f). 内視鏡では回腸の縦走潰瘍を伴う活動性病変像がみられる(図2g)とともに、S状結腸は粘膜が浮腫状に隆起し狭窄していた(図2h).

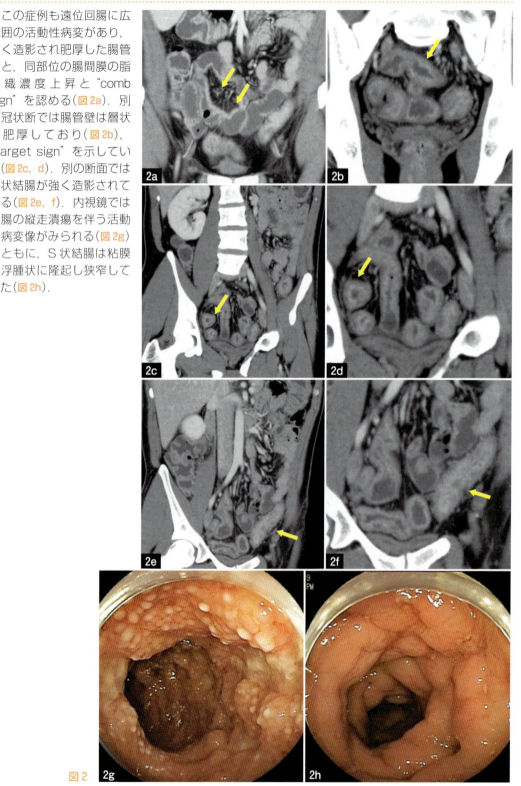

図2

癒着・内瘻形成例

　術後の吻合部位(回腸)は狭窄し，回腸-回腸間の内瘻を形成するとともに(図3a)，回腸-膀胱間の内瘻を形成していた(図3b)．回腸-回腸間の内瘻は水平断像で明瞭に描出されていた(図3c, d)．CT enterographyでは1回のスキャンで得られた画像情報より任意断面を作成することで容易に瘻孔の発生部位を描出することが可能である．

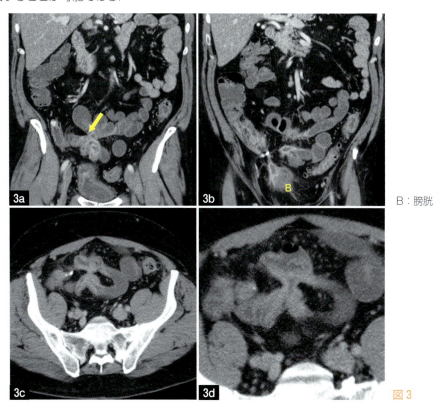

B：膀胱

図3

嚢腫状変形

　クローン病の慢性炎症病変として，腸間膜付着側の縦走潰瘍が器質化し収縮することにより腸間膜対側が嚢腫様に変形する．小腸造影(図4a)と同様に，CT enterographyの冠状断では変形した回腸が明瞭に描出されている(図4b)．

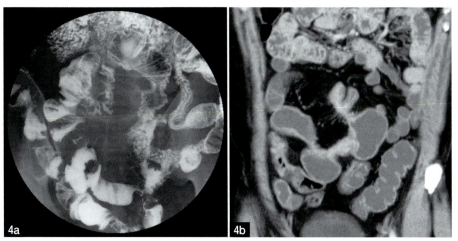

図4

6 クローン病典型例 大腸病変（縦走潰瘍・敷石像を呈する例）（好川謙一，穂苅量太）

👉 この項のまとめ

　クローン病は若年者に好発する肉芽腫性炎症性疾患であり，腹痛・下痢・体重減少・発熱などの臨床症状を呈する．病変の部位として消化管病変，消化管外病変に大別される．消化管病変は全消化管に起こりうるがとくに小腸・大腸の頻度が高く，特徴的な所見（腸病変：縦走潰瘍・敷石像・非連続性病変・不整形～類円形潰瘍・多発アフタ，肛門病変：裂肛・痔瘻・cavitating ulcer・浮腫状皮垂，胃十二指腸病変：多発アフタ・不整形潰瘍・竹の節状外観・ノッチ様陥凹，合併症：腸管狭窄・腸閉塞・内外瘻・悪性腫瘍）を呈する．一方で消化管外病変（強直性脊椎炎，結節性紅斑，壊疽性膿皮症，多形滲出性紅斑，虹彩炎・ぶどう膜炎，血管炎，膵炎など）や二次的な栄養代謝障害を引き起こすため，全身性疾患としての対応が必要となる．

　クローン病の診断で意識するべきポイントとして，縦走潰瘍または縦走配列する潰瘍性病変であること，周囲粘膜が正常な孤立性潰瘍（discrete ulcer）で病変分布が非連続性（skip lesion）を呈し，全層性の炎症であることが挙げられる．組織学的には非乾酪性類上皮細胞肉芽腫が特異度の高い所見であるが粘膜固有層でみられることは少なく，生検検体のみでは確定できないことも多い．

　鑑別すべき疾患として潰瘍性大腸炎，腸型ベーチェット病，単純性潰瘍，虚血性腸病変，腸結核，感染性腸炎が挙げられ，縦走潰瘍が腸間膜上に存在することが他疾患との重要な鑑別点である．

表　厚生労働省研究班によるクローン病診断基準

主要所見	A	縦走潰瘍
	B	敷石像
	C	非乾酪性類上皮細胞肉芽腫
副所見	a	消化管の紅斑に認める不整形～類円形潰瘍またはアフタ
	b	特徴的な肛門病変
	c	特徴的な胃・十二指腸病変
確診例	1	主要所見のAまたはBを有する
	2	主要所見Cと副所見のaまたはbを有する
	3	副所見a，b，cすべてを有する

〔潰瘍性大腸炎・クローン病診断基準・治療指針（平成26年度改訂版），難治性炎症性腸管障害に関する調査研究（鈴木班），平成26年度分担研究報告書　別冊，2015〕

切除標本

　クローン病の肉眼所見は，縦走潰瘍（図 1a, b）と敷石像（図 1c, d）が特徴であり，病変の分布は非連続性・区域性である．炎症の強い部位では管腔に輪状狭窄を伴う（図 1e）．縦走潰瘍は基本的に 4〜5 cm 以上の長さを有する腸管の長軸に沿った潰瘍である．虚血性腸炎や感染性腸炎でも縦走潰瘍を認めることがあるが，炎症性ポリープや敷石像を認めるのが特徴的である．敷石像は粘膜下層の浮腫・炎症細胞浸潤によって膨隆しポリープ状の形態となったものである．

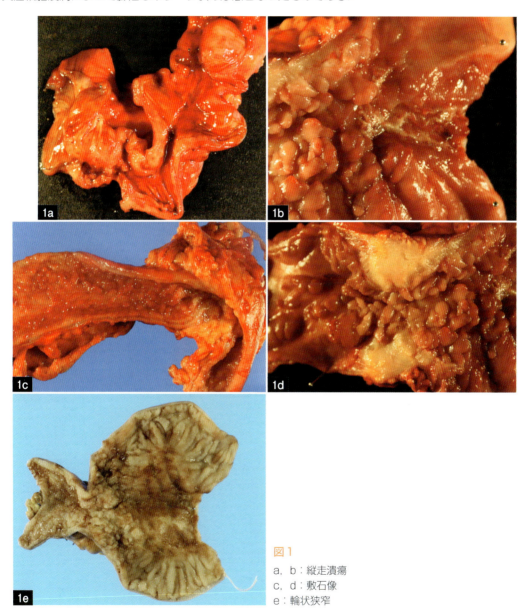

図 1
a, b：縦走潰瘍
c, d：敷石像
e：輪状狭窄

縦走潰瘍（内視鏡像）

　典型的には正常粘膜に挟まれる形で存在する縦走潰瘍（図2a）であり，潰瘍辺縁に玉石状の隆起を高頻度に伴う（図2b）．

　縦走潰瘍は多彩な像を呈し，小さな不整形潰瘍が縦に連なる程度のもの（図2c）から，癒合傾向を示し深く幅広いものまで，潰瘍の形態はさまざまである（図2d，e）．

　寛解期には潰瘍は瘢痕化（図2f）し，偽憩室様変形を呈することがある．縦走潰瘍のみの場合，虚血性腸炎や潰瘍性大腸炎を除外することが必要である．

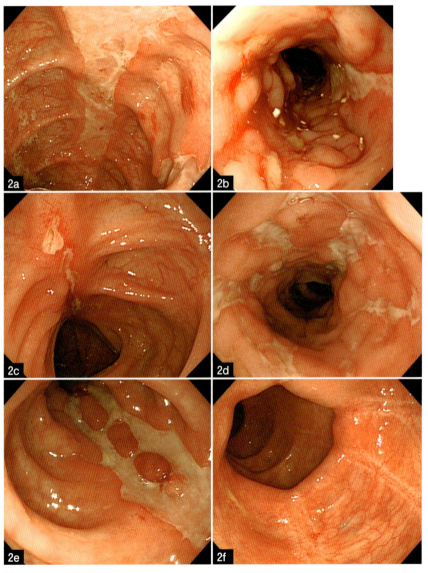

図2

敷石像（内視鏡像）

　敷石像の表面はみずみずしく，粘膜面の炎症所見は比較的軽いことが多い（図3a，b）．炎症が軽減しても，みずみずしい玉石状の隆起として残存することが多い（図3c）．敷石像のみの場合，虚血性腸病変を除外することが必要である．

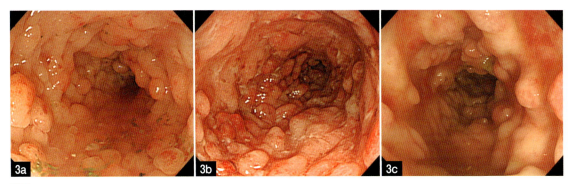

図3

病理像

　クローン病の病理像の特徴として，① 全層性炎症，② 粘膜表層より粘膜下層のほうが炎症が強い傾向にあること，③ 非乾酪性類上皮細胞肉芽腫がみられること，④ 肉芽組織内に裂溝(fissuring ulcer)を伴い内瘻形成に至ること，が挙げられる(図4a〜e)．

　生検検体では粘膜下層の表層までの情報しか得られないことから，判断できる病理像としては非乾酪性類上皮細胞肉芽腫が中心となるが，これも粘膜下層深層に形成されることが多く，生検で必ずしも観察されるわけではない．また潰瘍性大腸炎より頻度は低いが，陰窩膿瘍を認めることもある(図4f)．

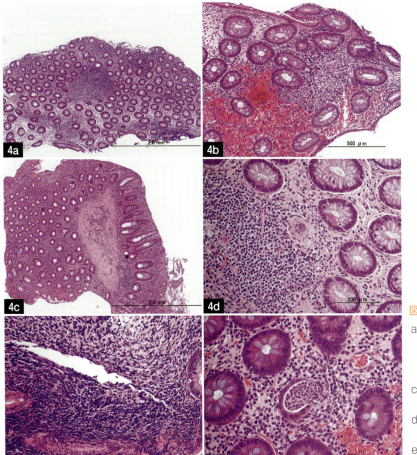

図4
a，b：粘膜層〜粘膜下層にかけてのびまん性炎症細胞浸潤．bでは間質に出血を伴う．
c：類上皮細胞肉芽腫を伴う炎症細胞浸潤．
d：微小な類上皮細胞肉芽腫．
e：fissuring ulcer．
f：陰窩膿瘍

7 クローン病典型例 大腸病変（初期病変） （馬場重樹，九嶋亮治，安藤　朗）

> **この項のまとめ**
>
> 　クローン病の初期病変は，いわゆるアフタ様病変であると考えられている．よって，この項では大腸にみられるクローン病のアフタ様病変について提示する．白色光の観察のみではアフタ様病変は時として見落とされることがあり，インジゴカルミンなどの色素散布を積極的に行うことが必要である．アフタ様病変には種々の形態が存在し，陥凹部の大きさや深さ，周囲の隆起の程度，発赤の有無，分布（部位，配列）などの観察が重要と考えられる．
>
> 　一般的にアフタ様病変が縦列を呈する場合，クローン病に典型的といえるが，大腸では縦列をとらず区域性，時にびまん性に存在する場合も多く認められることを認識する必要がある．ただし，アフタ様病変の縦列はクローン病に特異的なものではなく，クローン病の診断には非乾酪性類上皮細胞肉芽腫の証明が必要となる．また，大腸にアフタ様病変を認めた際には上部消化管や小腸の検索も考慮する必要がある．
>
> 　欧米の成書によれば「aphtous ulcer はクローン病の初期病変であり小腸であればパイエル板や大腸のリンパ球集簇に一致して出現するが，リンパ組織のない部位にも出現する場合がある．aphtous ulcer は病気の進行に伴い，陥凹面が星芒状に増大し，最終的には癒合することにより典型的には縦走潰瘍が形成される」と記載されている[1]．
>
> 　丹羽らはアフタ様病変の病理組織像についてリンパ球集簇炎，リンパ濾胞炎，粘膜表層優位の慢性活動性炎，粘膜深層優位の慢性活動性炎の四つに分類できると報告している[2]．また，リンパ濾胞炎タイプでは縦列せず，経過観察にて縦走潰瘍や敷石像へ進展したものは認めなかったと報告した．非乾酪性類上皮細胞肉芽腫は有意差を認めなかったもののリンパ濾胞炎タイプでもっとも頻度が高かったとしている[2]．
>
> 　潰瘍性大腸炎とクローン病との大腸初期病変の比較検討において，松本らは白苔を伴う小潰瘍が比較的クローン病に多く認められたと報告している．クローン病ではより大きなびらん面を伴うアフタ様病変が特徴的であると考えられる[3]．
>
> **文献**
> 1) Stenson WF：Inflammatory bowel disease. Yamada T (ed)：Textbook of Gastroenterology. Volume 2, 3rd ed. 1999, pp1755-1839, Lippincott Williams & Wilkins, Philadelphia
> 2) 丹羽恵子，味岡洋一，横山純二，他：Crohn 病初期病変の病理組織学的特徴　Crohn 病大腸アフタ病変の病理組織所見とその内視鏡像の経時的推移からみて．胃と腸　2005；40：873-884
> 3) 松本主之，中村昌太郎，藤澤律子，他：Crohn 病と潰瘍性大腸炎における大腸初期病変の比較．胃と腸　2005；40：885-894

画像強調による内視鏡観察像

　アフタ様病変はしばしば白色光では観察が不十分となる場合がある．病変は白色光観察（図1a）にて小隆起については観察可能だが，陥凹面の評価はできない．発赤は一部に伴う程度であり色調の変化は全体的に軽度である．潰瘍性大腸炎がびまん性炎症を呈するのに対し，クローン病は skip lesion が特徴的である．提示画像では炎症部から少し離れた部位での血管透見が観察可能である．NBI 画像（図1b）では紅暈を伴う部位に関しては中心の小白苔とともに指摘可能となる．インジゴカルミン散布像（図1c）では陥凹面に一致してインジゴカルミンのたまりが観察できる．また，無名溝の走行から隆起部の浮腫性変化が読み取れる．

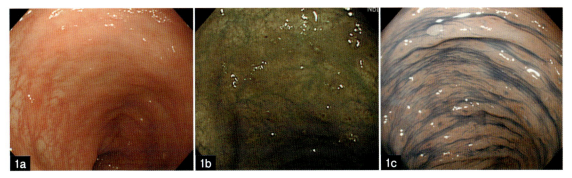

図1

盲腸の微小アフタ様病変

通常白色光観察(図2a)では指摘が難しい微小アフタ様病変．図2b～d にて拡大画像を提示する．白色光による拡大画像(2b)では陰窩炎を反映していると思われる小白苔が観察可能である．NBI 拡大観察(2c)では陰窩周囲を取り巻くネットワーク状の血管が観察できない部位に一致して微小病変の存在が確認できる．インジゴカルミン散布像(2d)では陥凹が明瞭となり病変をもっとも容易にとらえることが可能である．同部位の生検では粘膜筋板付近に形質細胞浸潤を認め，basal plasmacytosis と称される所見がみられる(図3a, b)．basal plasmacytosis は潰瘍性大腸炎を含めた炎症性腸疾患全般に観察される所見である．クローン病の特徴的な所見として全層性の形質細胞主体の慢性炎症細胞浸潤と比し，陰窩上皮の歪みが軽度であり(3a)，粘膜固有層深部に非乾酪性類上皮細胞肉芽腫を複数個認めた(3b)．

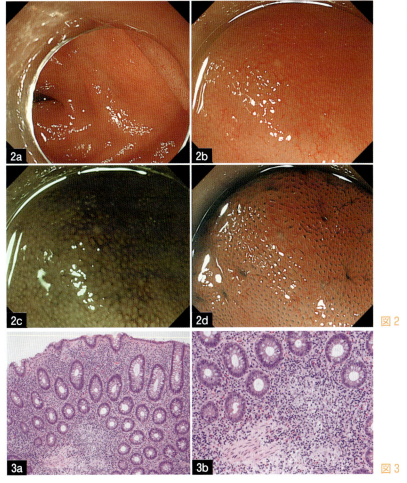

図2

図3

S状結腸のアフタ様病変

　白色光観察(図4a)にて小隆起として観察される病変．周囲に軽度の発赤と中心部に小白苔を伴っている．拡大観察(図4b，c)にて不整形のびらん面を確認することが可能である．

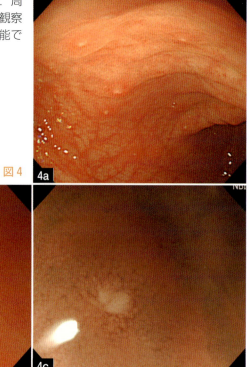

図4

横行結腸のアフタ様病変

　中心に不整形びらんを認める隆起性病変(図5)．びらん周囲は発赤・浮腫状粘膜がみられる．周囲の血管透見は比較的保たれている．同部位の生検では粘膜固有層深部にbasal plasmacytosisを認め，リンパ濾胞の形成もみられる(図6a)．クローン病に特徴的な所見として全層性の炎症細胞浸潤を認めるが，陰窩上皮の歪みはみられない点や炎症の不均衡・不連続パターンなどが挙げられ，粘膜固有層には非乾酪性類上皮細胞肉芽腫の形成も確認できる(図6b)．

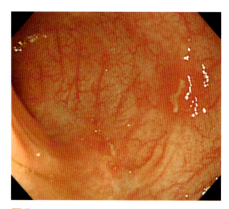

図5

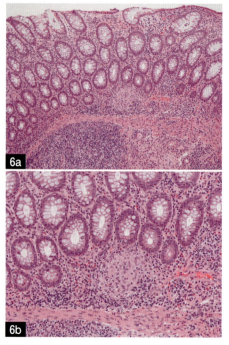

図6

全大腸のアフタ様病変で発症したクローン病症例

　下痢，腹痛を主訴に来院し，全大腸にびまん性にアフタ様病変（図7）を認めた．アフタ様病変は中心に小びらんと周囲の紅暈，小隆起を伴っている．生検にて非乾酪性類上皮細胞肉芽腫を認めず，クローン病の確診には至らなかった．5ASA製剤を2カ月間内服後に大腸内視鏡検査にて再検したところ図7bで提示した横行結腸の病変が拡大し，アフタ様病変の縦列と癒合傾向を認めた（図8）．

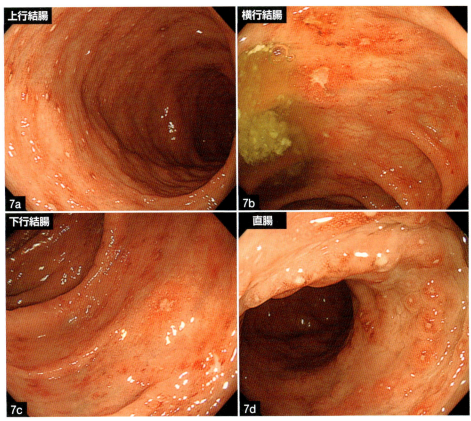

図7

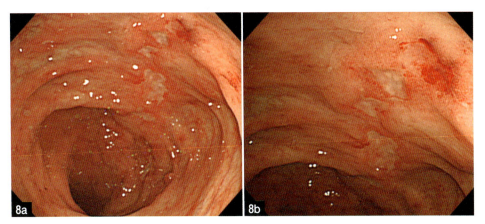

図8

8 クローン病典型例 大腸病変（狭窄） （長坂光夫）

> **この項のまとめ**
>
> クローン病は再燃・寛解を繰り返しながら徐々に進行する疾患である．画像所見では，いわゆる初期病変（前項 7 ）と呼ばれるアフタ様潰瘍や不整形潰瘍が後に進行病変である縦走潰瘍や敷石像（前々項 6 ）となり，さらには狭窄・瘻孔・膿瘍・穿孔などの合併症を伴い手術適応となることも多い．クローン病の大腸狭窄は腫瘍による狭窄に比して元来の臨床症状である下痢を伴うことから狭窄症状として現れにくく，定期的な画像評価で初めて検出されることが多い．発見時にはすでに偽憩室と呼ばれる腸管の高度変形を伴っていることもある（図1〜3）．腸管狭窄はクローン病の手術適応でもっとも多い合併症であるが，近年の内視鏡機器や内視鏡技術の進歩により腸管狭窄に対して内視鏡的バルーン拡張が可能となり，手術を回避できる症例を経験するようになった．大腸の狭窄病変は通常の大腸内視鏡検査で到達可能な位置にあることが多く内視鏡的バルーン拡張が可能である（図4）．とくに手術後の吻合部狭窄は潰瘍や瘻孔形成などを伴わないかぎり狭窄長も短いことが多く内視鏡的バルーン拡張のよい適応である（図5, 6）．また，生物学的製剤は大腸病変に対して有効性が高いと考えられているが，本邦の保険適用の範囲内での投与で効果減弱や二次無効などを示す抵抗例では，臨床的に完全寛解に至らず画像的にも粘膜治癒を得ることが困難であるため，腸管狭窄が進行（図7, 8）する前に治療の強化・変更を考慮すべきである．

クローン病に伴う高度の腸管変形（図1〜3）

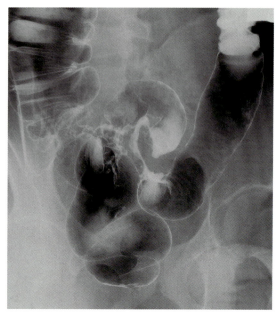

図1　S状結腸の高度狭窄

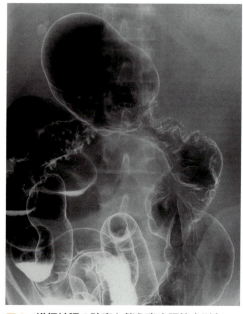

図2　横行結腸の狭窄を伴う高度腸管変形（タコの頭様の偽憩室）

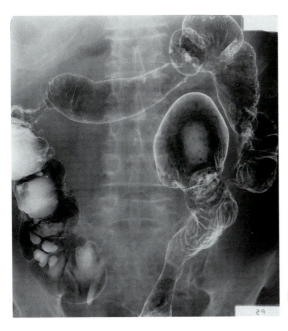

図3 肝彎曲の狭窄と下行結腸〜S状結腸の狭窄を伴う高度腸管変形（タコの頭様の偽憩室）

クローン病の腸管狭窄に対する内視鏡的バルーン拡張（図4〜6）

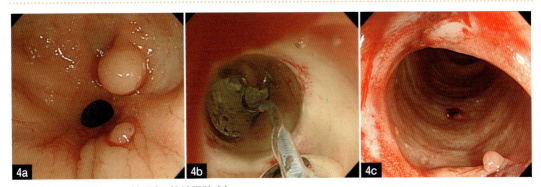

図4 内視鏡的バルーン拡張（S状結腸狭窄）
a：S状結腸の全周性の狭窄：スコープは通過しない．
b：内視鏡的バルーン拡張
c：拡張後の管腔：口側腸管へのスコープ挿入・観察が可能になった．

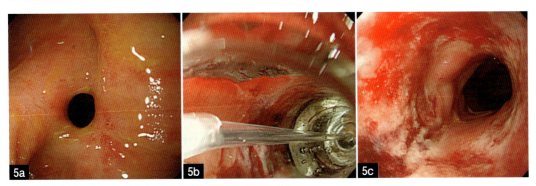

図5 内視鏡的バルーン拡張（回盲部切除術後吻合部狭窄）
a：回盲部切除後の吻合部狭窄：スコープは通過しない．
b：内視鏡的バルーン拡張
c：拡張後の管腔：口側腸管へのスコープ挿入・観察が可能になった．

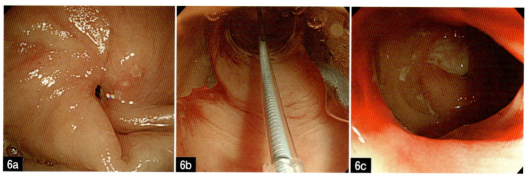

図6　内視鏡的バルーン拡張（回盲部切除術後吻合部狭窄）

a：回盲部切除後の吻合部狭窄：スコープは通過しない．
b：内視鏡的バルーン拡張
c：拡張後の管腔：口側腸管へのスコープ挿入・観察が可能になった．

生物学的製剤の投与による腸管の狭窄（図7, 8）

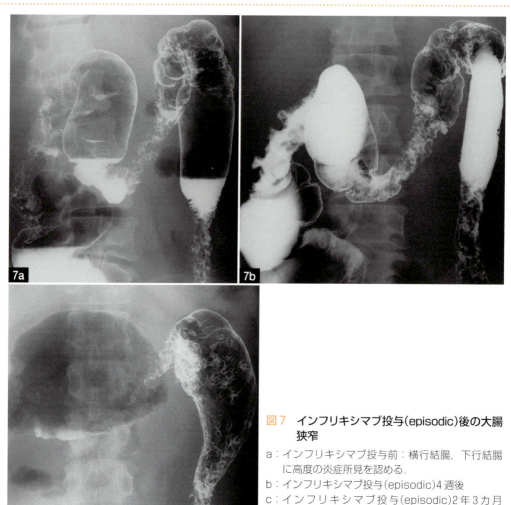

図7　インフリキシマブ投与（episodic）後の大腸狭窄

a：インフリキシマブ投与前：横行結腸，下行結腸に高度の炎症所見を認める．
b：インフリキシマブ投与（episodic）4週後
c：インフリキシマブ投与（episodic）2年3カ月後：横行結腸に口側の著明な拡張を伴う高度狭窄を認める．

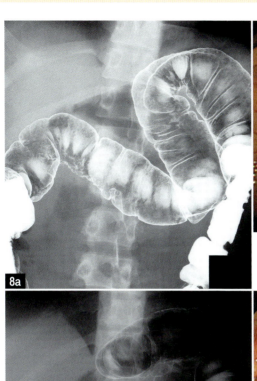
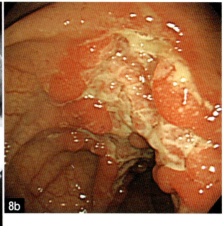
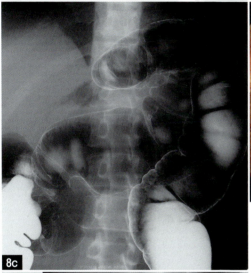
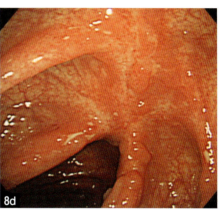
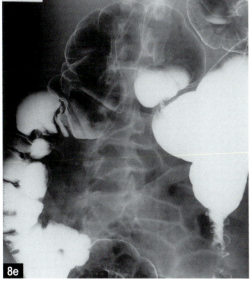

図8 インフリキシマブ維持投与（schedule）中の大腸狭窄：長期の投与で効果減弱をきたし粘膜治癒が困難となった症例

a：インフリキシマブ投与前注腸造影：横行結腸〜肝彎曲に深くて幅の広い縦走潰瘍を認める．

b：インフリキシマブ投与前内視鏡像

c：インフリキシマブ投与（schedule）15週後注腸造影：潰瘍は軽快し粘膜治癒は達成している．

d：インフリキシマブ投与（schedule）15週後内視鏡像：潰瘍は軽快し粘膜治癒は達成している．

e：インフリキシマブ投与（schedule）5年後注腸造影：効果減弱で臨床的に寛解できていない状態であり横行結腸と下行結腸に高度狭窄を認める．

9 クローン病典型例 肛門病変(痔瘻以外) （板橋道朗, 小川真平, 中尾沙由美）

🖙 この項のまとめ

　肛門病変はクローン病には高頻度に合併し，日常生活のQOL低下に直結する病変である．また，約37%の症例が肛門病変による症状が腸管病変よりも早く出現しクローン病を示唆する特徴的所見であることが知られている[1]．

　クローン病の肛門病変は，肛門部のクローン病変であるprimary lesion，primary lesionから続発した病変であるsecondary lesion，クローン病と関連しないincidental lesionに分けて治療を考慮すると治療方針を判断しやすい[2]．Primary lesionは難治であり治療対象となることは少なく，これに連続するsecondary lesionが治療対象となることが多い．

　肛門病変が長期に経過して悪化すると，括約筋機能が廃絶したために永久のストーマが必要になることも少なくなく，早期から括約筋機能の温存を考慮した治療介入が必要である．肛門病変の鎮静化のためには腸管病変のコントロールが必須であり，肛門病変も考慮した内科治療の併用が必要である．

　クローン病の肛門病変は特徴的であり，肛門病変のみからクローン病が疑わしいときには専門医の判断を必要とする．

表1　肛門の視診で観察する所見

皮膚の色調，湿潤，びらん
膿汁付着
膨隆
瘻孔
皮垂
脱出病巣
手術瘢痕
変形　　など

表2　クローン病の肛門病変（Hughesらの分類）

Primary lesions	Secondary lesions	Incidental lesions
肛門部のクローン病病変	primary lesionからの器械的，物理的，感染性合併症として続発する病変	クローン病とは関係なく発生する病変
Anal fissure（裂肛） Ulcerated edematous pile Cavitating ulcer Aggressive ulceration	Skin tags（皮垂） 肛門・直腸狭窄 肛門周囲膿瘍／痔瘻 肛門・直腸膣瘻 癌	Piles（痔核，痔疾） 肛門周囲膿瘍／痔瘻 Skin tags（皮垂） Cryptitis

〔文献2)に基づく〕

文　献
1) 二見喜太郎，河原一雅，東大二郎，他：Crohn病に合併した肛門病変に対する外科治療．日本大腸肛門病会誌　2005；58：897-902
2) Hughes LE, Talor BA：Perianal disease in Crohn's disease. Allan RN(ed): Inflammatory Bowel Disease 2nd ed. 1990, pp351-361, Churchill Livingstone

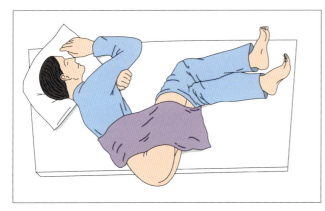

図1　肛門部診察の体位
　基本的な診察の体位は左側臥位（Sims体位）である．患者の羞恥心に留意して，タオルなどをかけ露出部分を少なくさせるなどの配慮をする．

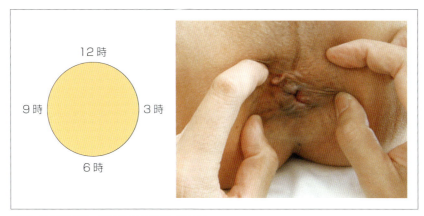

図2　肛門病変における存在部位の表現
　仰臥位で正面視した状態で患者の腹側が12時，背側が6時，右側9時，左側3時と時計に見立てて表現する．肛門近傍ばかりでなく，外陰部，殿部，仙骨部まで広汎に観察を行う．

非IBDの肛門所見

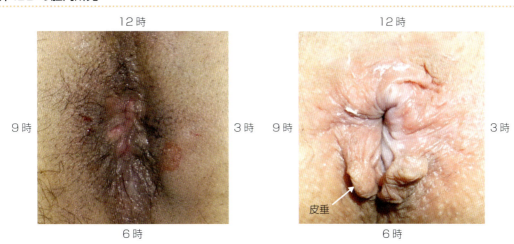

図3　非IBD症例の肛門所見：視診上異常所見を認めない
　肛門周囲の皮膚は，軽度の色素沈着がある．歯状線は肛門管内に存在するので視診では確認できない．

図4　非IBD症例の肛門所見：皮垂（skin tag）
　5時方向，7時方向に皮垂（skin tag）を認める．浮腫や緊満感は認めず，皮膚から連続性にしわが認められる．

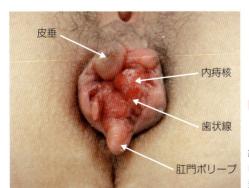

図5　非IBD症例の肛門所見：皮垂（skin tag）を伴った脱出性内痔核
　4時方向，7時方向に内痔核が脱出してきており，歯状線が確認できる．11時方向に皮垂（skin tag），6時方向に肛門ポリープを合併している．内痔核脱出のために皮垂には浮腫を認める．

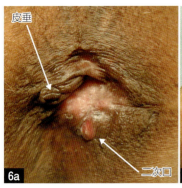 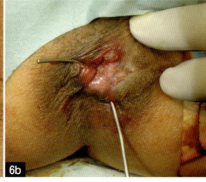

図6 非IBD症例の肛門所見：皮垂（skin tag）と痔瘻

a：10時方向に皮垂（skin tag），6時方向やや左側に痔瘻の二次口を認める．
b：二次口から瘻管にゾンデを挿入すると，一次口は歯状線上にあり，低位筋間痔瘻であった．

クローン病の肛門所見

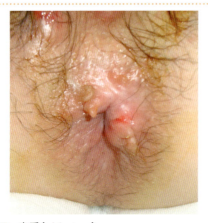

図7 皮垂（skin tag）

　肛門周囲皮膚に軽度のびらんを生じている．11時方向，4時方向にはクローン病に特徴的な皮垂（skin tag）がある．これは肛門部皮下組織のリンパ性浮腫によると考えられ，腫脹が強く，多発する．

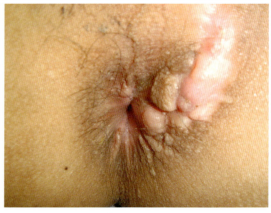

図8 皮垂（skin tag）

　2時方向に痔瘻に対するseton術後の瘢痕，1時方向には皮垂（skin tag）を認める．この症例では腫脹は明確ではないが皮膚肥厚を伴っている．

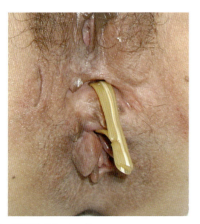

図9 皮垂（skin tag）

　12時方向に痔瘻に対するseton術後，7時方向には腫脹を伴い肥厚した皮垂（skin tag）を認める．

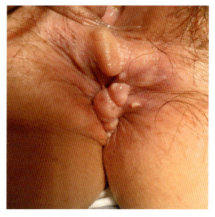

図10 ulcerated edematous pile

　ulcerated edematous pileは急性期のリンパ浮腫が関与しており，痔核とは異なる病態である．12時，3時から6時方向にかけて浮腫を伴い緊満感のあるulcerated edematous pileを認める．広義にはskin tagの範疇に含まれる．

膿瘍を伴った痔瘻病変

排膿を伴う二次口を伴うが増悪により対側に進展あるいは高位直腸方向に進展する場合もある．強い疼痛，発熱，高度炎症所見がみられる場合には高位の膿瘍を伴う場合があり，CT，MRI 検査で膿瘍を確認する必要がある．図 4a では右側に多発二次口を伴うが点線部分の膿瘍が自壊したものである．緊満した edematous pile も伴っている（矢印）．骨盤 CT（図 4b）では高位への膿瘍（黄矢印）を認め敗血症を呈した症例であった．

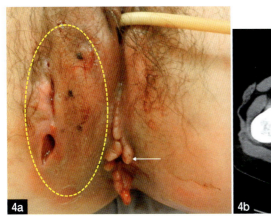
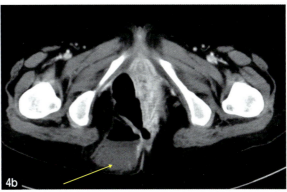

図 4

皮下を拡大進展した痔瘻，皮下膿瘍

臀部の皮下に大きく進展し，二次口が多発する（図 5a）．罹患期間とともに再燃を繰り返し拡大していった．

肛門との交通が明らかでなく皮下膿瘍が多発する場合には膿皮症との鑑別が困難となる場合もある（図 5b）．この症例では原発口は明らかではなく，臀部皮下膿瘍のみが認識された．

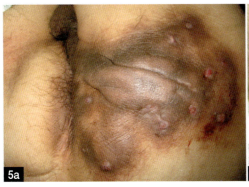
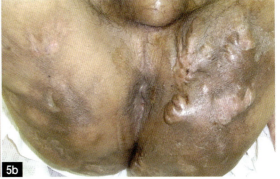

図 5

vaginal fistula を合併した肛門病変

前方に存在する CD 病変の潰瘍が腟へ交通（⇒）し，左右の皮下へ進展（→）する場合が多い（図 6a, b）．seton ドレナージにより左右への排膿を促し，症状が軽快することもあるが，大部分は難治性である（図 6c）．

やや進展した痔瘻病変

　13歳男性．1年前に肛門周囲膿瘍，痔瘻でシートン手術を受け(1時方向に線状瘢痕を認める：→)軽快したが，6時方向に新たな痔瘻(⇒)が出現した．CDに特徴的な肥厚したskin tagを3カ所(▷)に認める．CDを強く示唆する肛門病変である(図2a)．skin tagが小さく単発の場合(→)には典型的ではなく，incidental lesionとの鑑別が難しい(図2b)．逆にedematous pileと呼ばれる潰瘍を伴う緊満したskin tagはCDに特徴的な所見である(図2c)．

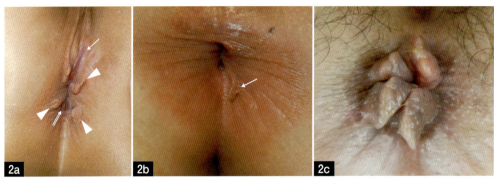

図2

多発する二次口を有する痔瘻病変

　肛門周囲に3方向の二次口を有する．それぞれが独立している場合と皮下で連続している場合とさまざまである．図3a, bは同一症例であるが，それぞれ独立した痔瘻であり(矢印)，独立した原発口を有する．

　図3cは前方は皮下で交通し陰嚢方向に進展(矢印)している．複数のedematous pileを伴うこのような多発する二次口はCDに特徴的であり，狭窄を伴うことが多い．

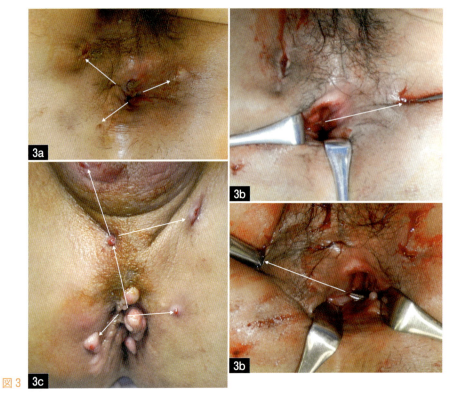

図3

10 クローン病典型例 肛門病変（痔瘻） （内野　基，池内浩基）

👉 この項のまとめ

クローン病（以下，CD）では腸管病変だけではなく肛門病変が高率に合併することが特徴である．肛門病変は独立した病態ではなく，腸管病変と同様に肛門部に存在するCD病変が進展し狭窄，膿瘍，瘻孔を合併すると捉えるべきで，CD病変のコントロールがつかなければ軽快することは難しい．また部位の特殊性により根治手術は難しく，肛門温存を目指した姑息的治療が行われる場合が多い．したがって難治性，多発性などの特徴を有する．また，口側腸管病変に先行してみられ，診断契機となることも少なくない．ここでは痔瘻の典型例を提示するが初期病変の鑑別，診断は難しい場合があり，他の腸管病変とともに総合的に診断する必要がある．

厚生労働省研究班の診断基準ではHughesらの分類が用いられている[1]（前項 9 参照，138頁，表2）．fissure（裂肛），ulcer（潰瘍），edematous pile（浮腫を伴う皮垂）はprimary lesionすなわちCD病変そのものを指し，そこから合併症として進展したstricture（狭窄），abscess（膿瘍）やfistula（痔瘻）がsecondary lesionと呼ばれる続発性，二次性病変に含まれる．CDに関係なく通常の痔瘻や肛門周囲膿瘍も発生する可能性があり，incidental lesionと呼ばれるが，臨床的には両者の鑑別は容易ではない．

文献
1) Hughes LE : Clinical classification of perianal Crohn's disease. Dis Colon Rectum　1992 ; 35 : 928-932

痔瘻，初期病変

16歳男性．肛門周囲膿瘍切開排膿後，6カ月軽快しない1時方向（矢印）の痔瘻．二次口が存在し排膿が存在するがincidental lesionとの鑑別は困難である（図1a）．同症例のカプセル内視鏡（図1b）では回腸の縦走するアフタ性病変，大腸内視鏡では反転像（図1c）で肛門管に潰瘍がみられた．肛門病変を契機に診断されたCDで，初期病変と考えられた．若年者の難治性痔瘻の場合にはCDを疑うことが必要である．

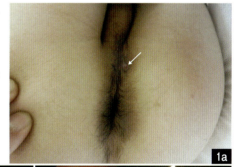
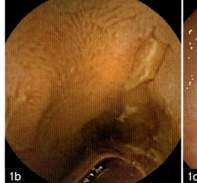
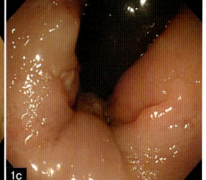

図1

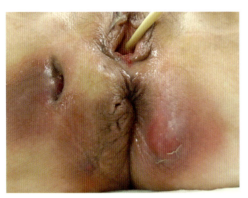

図11 多発する肛門周囲膿瘍

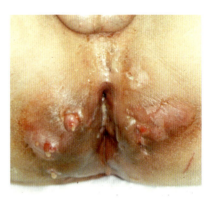

図12 骨盤内膿瘍を伴う肛門周囲膿瘍

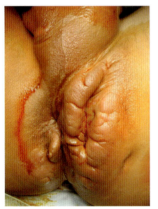

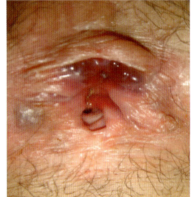

図14 cavitating ulcer

　肛門潰瘍がさらに幅広く深くなると下掘れ傾向の卵円形潰瘍となり，cavitating ulcer と呼ばれる．

図13 肛門周囲皮膚肥厚

　多発痔瘻を呈した症例であるが，瘻孔周囲の皮膚は肥厚して肛門形態の変形をきたしている．

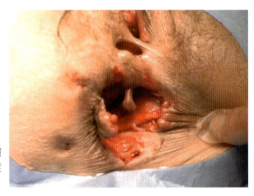

図15 aggressive ulceration

　aggressive ulceration は肛門管，肛門周囲皮膚に急性に深い潰瘍病変を呈する病態である．この症例では，潰瘍底からの大量出血をきたした．

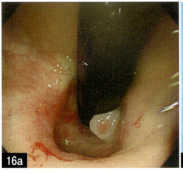

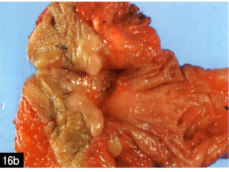

図16 クローン病の肛門管内に発生した癌

　肛門管は狭窄しており，内視鏡では病変は硬い発赤として確認される．生検で癌が検出され腹会陰式直腸切断術が行われた．

4章 クローン病の Imaging Atlas

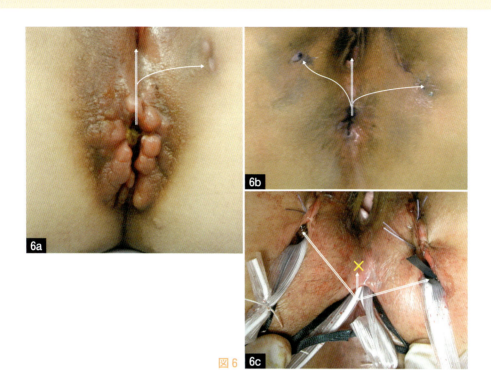

図6

会陰部へ広範囲に進展した肛門病変（痔瘻，膿瘍）

　edematous pile，stricture を伴う肛門病変に加え，両側の大陰唇方向に進展，vaginal fistula も合併している（図7）．人工肛門や直腸切断術の適応であり癌化も懸念される病変である．尿道への瘻孔形成や男性では精囊腺への交通もありうる．後方進展して仙骨前面に拡大する膿瘍や下肢に進展し，離れた部位にドレナージされる場合もある．

痔瘻癌を合併した肛門病変

　難治性痔瘻で粘液の増加を契機に診断された．CD では，痔瘻だけでなく，痔瘻のない狭窄病変も長期罹患により癌化する可能性がある．粘液排出，疼痛の増強は発癌を疑う症状であるが，症状出現時には進行していることが多い．この症例（図8）ではほかの難治性痔瘻と肉眼的には相違がないが，内部で広範な浸潤を認めた．癌の診断時にはかなり進行していると考えるべきで，早期から癌化を念頭に置いた検査が必要である．

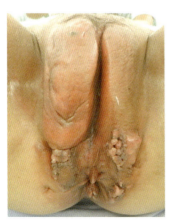

図7

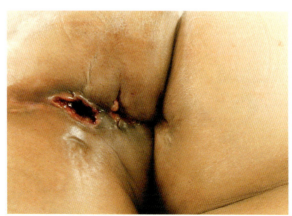

図8

11 クローン病 非典型例

（横山 薫）

👉 この項のまとめ

「難治性炎症性腸管障害に関する調査研究」のクローン病（CD）の診断基準[1]中の主要所見である縦走潰瘍や敷石像は初見時より全例に認められるわけではなく，生検での非乾酪性類上皮細胞肉芽腫の検出率も低い．潰瘍性大腸炎（UC）に縦走潰瘍を認めることはまれではなく，経過中 CD に UC 様の病変を認める症例もある[2]．本邦では CD や UC の臨床的，病理学的特徴を合わせもつ鑑別困難例を Indeterminate colitis とし，経過観察中にいずれかのより特徴的な所見が出現する場合があるとしている[1]（別項 168 頁参照）．欧米では内視鏡や生検所見を含めた臨床像で確定できない症例は inflammatory bowel disease of unclassified type（IBDU），切除標本でも鑑別困難例を Indeterminate colitis としている[3]．日常臨床で CD または UC の診断で苦慮した際に留意すべきポイントを示す．

①病変は連続性か非連続性か，②病変範囲は区域性あるいは限局性か，③病変の配列：縦列傾向にあるか，④潰瘍やびらん周囲の粘膜炎症の有無，⑤小腸病変の有無，⑥直腸病変の有無，⑦上部消化管病変の有無，⑧非乾酪性類上皮細胞肉芽腫検出の有無，⑨肛門病変の有無

当院では大腸内視鏡施行時に細径スコープを用い可能なかぎり口側まで回腸を観察するようにしている．とくに初回検査時は重要で経過観察時の比較対照となる．非典型的な所見を認めた際，確定診断を付ける努力をし，安易に Indeterminate colitis とすべきではない．しかし，年余にわたる経過とともに変化する症例もあり，患者にもその旨と経時的な画像検査の必要性を説明しておく必要がある．

文献

1) クローン病診断基準（2013 年 1 月改訂）．難治性炎症性腸管障害に関する調査研究（渡辺班）．平成 24 年度総括・分担研究報告書，2012
2) 横山 薫，勝又伴栄，春木聡美，他：非定型的 Crohn 病の診断と経過—X 線，内視鏡所見を中心に．胃と腸 2006；41：912-924
3) Geboes K, Colombel JF, Greenstein A, et al：Indeterminate colitis: a review of the concept — what's in a name? Inflamm Bowel Dis 2008；14：850-857

症例1：クローン病：小腸大腸型，男性

初診時に終末回腸にアフタ多発，大腸もアフタが散見されたが非乾酪性類上皮細胞肉芽腫は検出されなかった．6年後頃より終末回腸の病変は小潰瘍へ進展し始めた．その翌年 S 状結腸に限局性に UC 様の小黄色点を認めた（図1a）．終末回腸には不整形潰瘍が散見された（図1b）．13 年後，S 状結腸のみ区域性に粘膜は浮腫状で粘膜の血管透見性は消失した UC 様の変化を認めたが，小びらんは縦列傾向にあった（図1c）．終末回腸は縦走潰瘍に進展していた（図1d）．この後，治療の強化により UC 様病変は消退した．

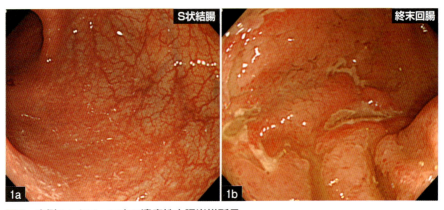

図1 症例1：クローン病の潰瘍性大腸炎様所見
　a，b：初診より7年後

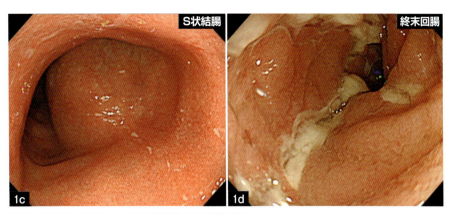

図1 症例1：クローン病の潰瘍性大腸炎様所見
c, d：初診より13年後

症例2：クローン病：小腸大腸型，男性

　初診時に空腸〜終末回腸，大腸全域にアフタが散見され，回腸と大腸より非乾酪性類上皮細胞肉芽腫が検出された．15年後，下行結腸に区域性にUC様の小黄色点を認めた（図2a）．20年後，下行結腸に限局性に同様の病変を認めた（図2b）．そのさらに2年後横行〜下行結腸に区域性にUC様病変を認めた（図2c）が，部位により血管透見性が認められる粘膜に小黄色点を認める程度の部もあった．

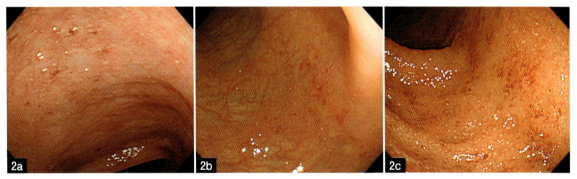

図2 症例2：クローン病の潰瘍性大腸炎様所見
初診より，a：15年後，b：20年後，c：22年後（炎症最強部）

クローン病と潰瘍性大腸炎：縦走潰瘍の比較（図3）

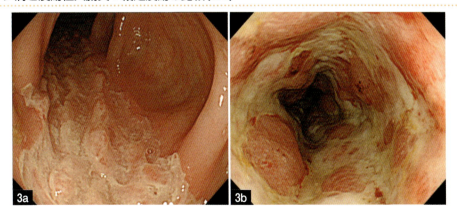

図3
a：クローン病の縦走潰瘍．下行結腸に幅広の縦走潰瘍を認めるが，周囲粘膜は血管透見性が認められ，浮腫も認めない．
b：潰瘍性大腸炎の縦走潰瘍．下行結腸に数条の縦走潰瘍を認め一部癒合している．ハウストラは消失し周囲粘膜は血管透見性が消失し，びらんを認め浮腫状である．

12　小児クローン病

（角田文彦，蛭川大樹）

> **この項のまとめ**
>
> クローン病の内視鏡的特徴は，その自然史のなかでいわゆる初期の病変であるアフタ性潰瘍が不整形潰瘍となり，さらにそれらが縦列傾向を示し，癒合して典型的な縦走潰瘍，敷石像に進展すると考えられている．小児においては，初発例や健常粘膜からクローン病特有の粘膜病変に移行する場面を経験することが多い．それらが狭窄，瘻孔，膿瘍などの腸管合併症へと進行し，外科的治療が必要となることもある．近年の小腸内視鏡を含む内視鏡機器の進歩と診断技術の向上，小児科医による内視鏡検査数の増加により，小児期発症のクローン病に対してより正確な診断と治療が可能となった．最近は6歳未満発症の very early onset IBD の研究も進み，純粋な IBD とは異なる臨床的特徴や免疫異常が背景にあることが多く報告されてきた．若年発症クローン病の内視鏡診断において，IL-10R 欠損症，IPEX 症候群，慢性肉芽腫症，NEMO 欠損症，XIAP 欠損症などの免疫異常が，クローン病ときわめて類似した内視鏡像を呈することを念頭におかなければならない．

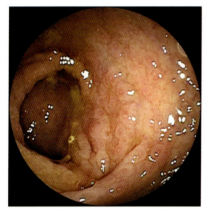

図1　アフタ

11歳男児．経肛門的バルーン内視鏡検査で認めた大腸の多発性アフタと周囲の浮腫状粘膜．

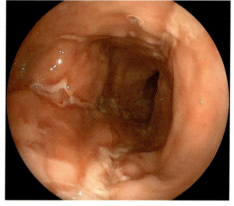

図2　縦走潰瘍

12歳男児．経肛門的バルーン内視鏡検査で認めた大腸の幅の狭い縦走潰瘍．

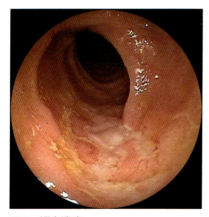

図3　縦走潰瘍

16歳女児．経肛門的バルーン内視鏡検査で認めた回腸の腸間膜付着側に沿った縦走潰瘍．

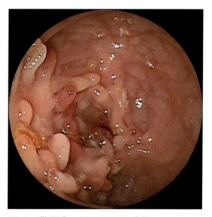

図4　敷石（cobblestone）像

15歳男児．経肛門的バルーン内視鏡検査で認めた潰瘍辺縁の半球状・玉石状の隆起を呈する敷石像．

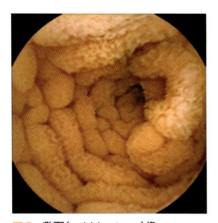

図5 敷石(cobblestone)像
10歳女児,カプセル内視鏡検査で認めた敷石像.

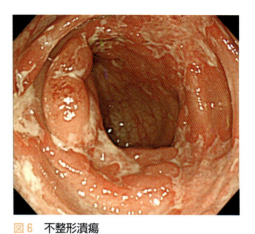

図6 不整形潰瘍
11歳男児,全大腸内視鏡検査で認めた回盲弁周囲の多発性不整形潰瘍.

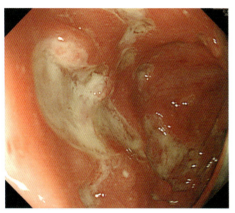

図7 不整形潰瘍
13歳男児,全大腸内視鏡検査で認めた大腸の縦走傾向を示す不整形潰瘍.

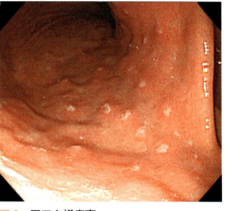

図8 アフタ様病変
12歳女児,上部消化管内視鏡検査で認めた縦走傾向のある胃の小アフタ形成.

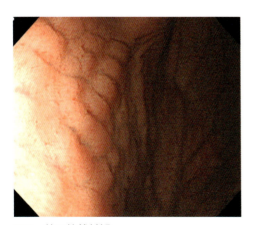

図9 竹の節状外観
12歳女児,上部消化管内視鏡検査で認めた胃の竹の節状外観.

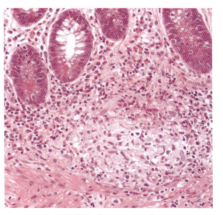

図10 病理組織像(HE ×200)
非乾酪性類上皮細胞肉芽腫.

13 クローン病の治療前後の画像　　（本谷　聡，那須野正尚，田中浩紀）

> ☞ **この項のまとめ**
>
> 　抗TNFα抗体製剤により，臨床的寛解とともに潰瘍の治癒（粘膜治癒）が得られたクローン病の継時的変化を示した．
>
> 　小腸に複数の縦走潰瘍が存在する場合や，大腸であっても広範な縦走潰瘍や直腸に潰瘍を伴う瘻孔を認める場合は，抗TNFα抗体製剤による治療介入が検討されるべき病態である．本症例でのクローン病確定診断時の病変は主として大腸の不整形潰瘍であり，まずステロイドによる寛解導入を行った．臨床症状は改善したが活動性病変が残存するため抗TNFα抗体製剤を導入し粘膜治癒が得られた．
>
> 　なお，クローン病の内視鏡的活動性評価は，一部の臨床試験でCDEIS（Crohn's disease endoscopic index of severity）を用いられるが煩雑であるため，粘膜治癒＝潰瘍性病変の消失として評価することが多い．

クローン病確定診断時の大腸内視鏡所見（図1）

　4～5 cm以上の長さを有する典型的な縦走潰瘍ではない．敷石状変化は認められたが，同部位からの生検材料をdeeper cutにより病理学的に検索し，非乾酪性類上皮性肉芽腫を認めたことからクローン病と確定診断した．

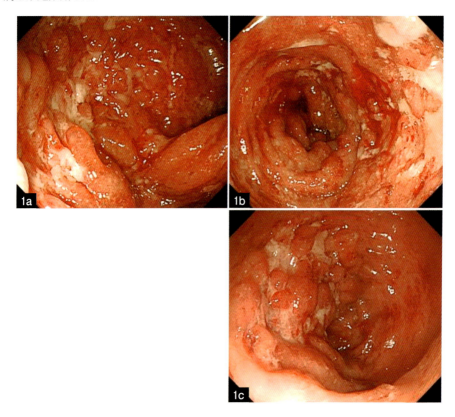

ステロイド治療後（6カ月後）の大腸内視鏡所見（図2）

　自覚症状は改善したが（臨床的寛解），潰瘍性病変は活動性が維持しているため，抗TNFα抗体製剤による治療強化を行った．

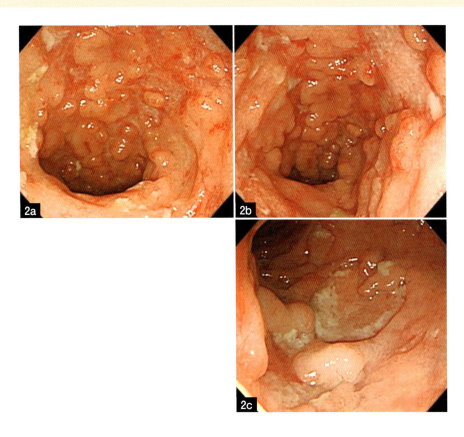

抗TNFα抗体製剤治療後の(初回治療より12カ月後)の大腸内視鏡所見(図3)

粘膜治癒に至り,より高い治療目標(deep remission)を達成した.以後は維持投与の継続により,より長期間 deep remission が継続されることを治療目標とする.

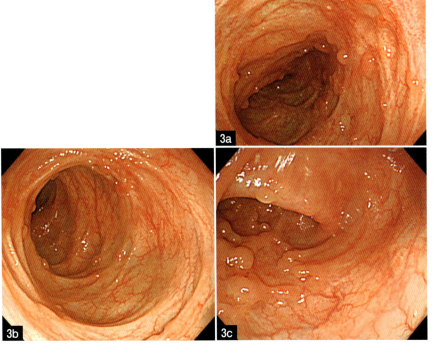

14 クローン病に合併した腫瘍 （池上幸治，江﨑幹宏）

📖 この項のまとめ

　クローン病では小腸・大腸癌の発生リスクが増加する．若年発症例も多く，進行癌で発見され予後不良となることが多い[1]．大腸癌は欧米では右側結腸に好発するとされるが，本邦では直腸・肛門部癌が大半を占めている．一方，小腸癌は終末回腸を中心とした回腸に認めることが多い．

　潰瘍性大腸炎関連大腸癌では平坦型や陥凹型を呈する場合が少なくないのに対し，クローン病では初期病変の多くは隆起型を呈するとされる[2]．なお，腫瘍の表面構造は絨毛状の pit pattern を呈するものが多い．炎症性腸疾患関連癌では，粘液癌や低分化腺癌，印環細胞癌など悪性度の高い組織型の頻度が高く，周囲に dysplasia を伴うことが多いが，潰瘍性大腸炎ほど多発性に dysplasia を認めることは少ない[3]．

　炎症性腸疾患関連癌の発生には高度の腸管炎症が関連することが示唆されているが，クローン病では腸管狭窄や瘻孔に一致して癌が発生することも多く，早期診断が困難な場合が多い．クローン病における癌サーベイランスの手法は確立されていないが，X線造影検査で腸管狭窄の急速な進行を認めた場合には腫瘍の合併を念頭に置く必要がある．本邦に多い痔瘻癌については，定期的な生検組織検査と MRI 検査が有用とされる．

文献
1) 篠崎　大：クローン病と下部消化管癌―本邦の現況．日本大腸肛門病会誌　2008；61：353-363
2) 江﨑幹宏，池上幸治，河内修司，他：消化管悪性疾患の特徴―小腸・結腸悪性疾患．胃と腸　2012；47：533-538
3) 八尾隆史：病理診断の役割．臨床と研究　2014；91：340-351

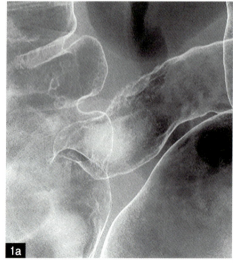
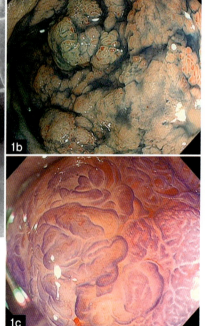
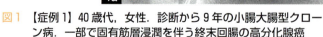

図1　【症例1】40歳代，女性．診断から9年の小腸大腸型クローン病．一部で固有筋層浸潤を伴う終末回腸の高分化腺癌
a：注腸X線所見．終末回腸に比較的伸展性の保たれた丈の低い隆起性病変を認める．
b：大腸内視鏡所見．一部に結節状隆起を伴う粗大顆粒状隆起を認める．
c：拡大内視鏡所見．不整な絨毛状の pit pattern を認める．

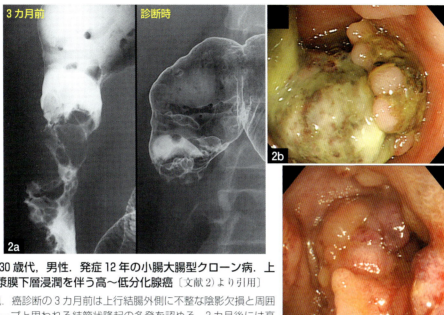

図2 【症例2】30歳代，男性．発症12年の小腸大腸型クローン病．上行結腸の漿膜下層浸潤を伴う高〜低分化腺癌〔文献2）より引用〕

a：注腸X線所見．癌診断の3カ月前は上行結腸外側に不整な陰影欠損と周囲に炎症性ポリープと思われる結節状隆起の多発を認める．3カ月後には高度狭窄を呈し口側へのバリウム流入は得られず，肛門側の辺縁隆起のみ描出されている．
b：術前大腸内視鏡所見．上行結腸に膿性粘液付着を伴う粗大隆起を認める．
c：術中内視鏡所見．病変口側に易出血性を呈する不整な発赤調結節状隆起を認める．

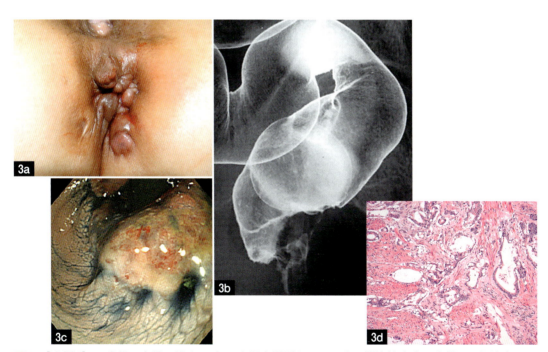

図3 【症例3】30歳代，女性．発症13年の小腸大腸型クローン病．難治性痔瘻に合併した深達度Aの肛門部癌

a：肛門部肉眼所見．肛門部背側のskin tagを切除し，低分化腺癌と診断された．
b：注腸X線所見．直腸Rb後壁側に明瞭な壁硬化像を伴う結節状隆起を認める．
c：術中内視鏡所見．直腸Rbに粘膜集中を伴い台状挙上した不整な隆起性病変を認める．
d：切除標本病理組織所見中拡大像．中〜低分化腺癌．

15 クローン病術後の吻合部潰瘍　　（高橋賢一，白木　学，遠藤克哉）

👉 この項のまとめ

　クローン病術後にはしばしば再発が問題となり，累積再手術率は5年で16～43%，10年で26～65%と報告されている．内視鏡的再発はさらに早期から高率に認められることが知られ，Rutgeertsらの検討によれば腸切除＋回結腸吻合術後1年以内に73%の症例で吻合部口側の回腸に内視鏡的再発が観察された[1]．Rutgeertsらはこの論文のなかで内視鏡的再発の重症度をi0～i4の5段階に分類し（Rutgeerts score，160頁，表5参照），i0とi1の症例ではi2以上の症例と比べ，その後の臨床的再発率が低いことを報告している．

　また近年，オーストラリアを中心に，クローン病術後再発予防に関する多施設共同無作為比較試験（POCER試験）が行われた[2]．本試験により，術後6カ月目に大腸内視鏡検査を実施しRutgeerts score i2以上の再発がみられた症例で治療強化を行うactive care groupにおいて，術後6カ月での内視鏡検査を実施しないstandard care groupと比較し，術後18カ月目の内視鏡的再発率が低下することが明らかとなった．

　以上より，クローン病術後のフォローアップにおいて，内視鏡による吻合部の観察とRutgeerts scoreによる重症度の評価を行うことの意義は大きいと考えられる．本稿では吻合部潰瘍の所見をRutgeerts score別に呈示する．

文献
1) Rutgeerts P, Geboes K, Vantrappen G, et al：Predictability of the postoperative course of Crohn's disease. Gastroenterology 1990；99：956-963
2) De Cruz P, Kamm MA, Hamilton AL. et al：Crohn's disease management after intestinal resection：a randomised trial. Lancet 2015；385：1406-1417

Rutgeerts score i0

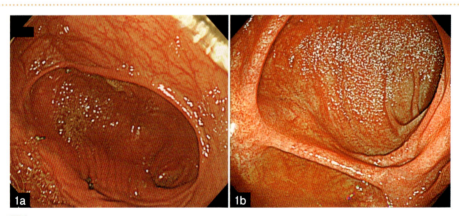

図1
吻合部およびその口側の回腸に病変が認められない．

Rutgeerts score i1

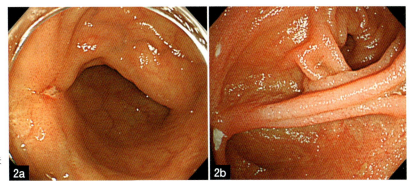

図2
アフタ様潰瘍が5つ未満認められる.

Rutgeerts score i2

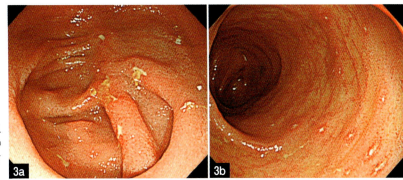

図3
アフタ様潰瘍は5つ以上認められるが, 病変の間には正常粘膜も保持されている.

Rutgeerts score i3

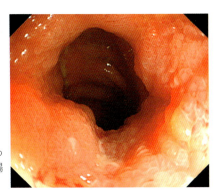

図4
びまん性粘膜炎症を伴ったびまん性アフタ様回腸炎が認められる.

Rutgeerts score i4

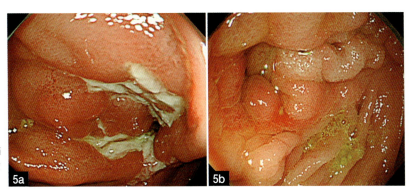

図5
より大きな潰瘍や結節あるいは狭窄を伴うびまん性炎症が認められる.

クローン病のスコアリングシステム

(長沼　誠)

はじめに

クローン病では臨床症状や炎症反応の程度が粘膜の炎症を反映していないことが少なからず存在する．内視鏡的に炎症が残存している症例は内視鏡的寛解が得られている症例に比して，その後の再燃率が高いことより，近年のクローン病治療は臨床的寛解だけでなく，内視鏡的寛解を目指した治療戦略が提唱されている．内視鏡的寛解について厳密に定義された研究は多くなく，現状では消化管（おもに下部消化管内視鏡によって観察可能な大腸と回腸末端部）に潰瘍がない状態を内視鏡的寛解とすることが多い．

より客観的にクローン病の内視鏡的活動度を把握する意味で内視鏡スコアが開発されてきた．現在 Crohn's disease endoscopic index of severity(CDEIS)[1] が海外の臨床試験の内視鏡的評価として使用されているが，煩雑なため日常診療ではほとんど使用されていない．CDEIS を簡略化したものが simple endoscopic score for Crohn's disease(SES-CD)[2] であり，CDEIS よりはスコアしやすいが，4項目について腸管セグメントごとに評価する必要があり CDEIS と同様に煩雑であることより実際に使用されることは多くない．しかしこれらのスコアは治療前後の内視鏡的改善度を客観的に評価するのには有用である．また術後の吻合部を中心とした病変の評価に対しては Rutgeerts postoperative endoscopic index[3]（以下，Rutgeerts スコア）が使用されることが多い．

CDEIS，SES-CD

これら二つのスコアはともに炎症の強度と広がりを加味したスコアである．CDEIS は表層潰瘍(superficial ulceration)，深層潰瘍(deep ulceration)の有無，病変の広がり，潰瘍病変の広がりについて直腸，左側結腸，横行結腸，右側結腸，回腸末端の5つのセグメントに分けてそれぞれスコアし，さらに狭窄の有無を加味し，最終的なスコアを算出する(表1)．病変や潰瘍の長さは各セグメントにおける病変の割合を0から10で評価する．また狭窄病変は潰瘍を伴う狭窄，伴わない狭窄についてそれぞれ観察範囲内に狭窄が1カ所でもあれば3を

表1　Crohn's disease endoscopic index of severity(CDEIS)

	回腸末端	右側結腸	横行結腸	左側結腸	直腸	
深層潰瘍の有無 有　12，無　0	0または12	0または12	0または12	0または12	0または12	合計　1
表層潰瘍の有無 有　6，無　0	0または6	0または6	0または6	0または6	0または6	合計　2
病変範囲(cm)*	0〜10	0〜10	0〜10	0〜10	0〜10	合計　3
潰瘍病変範囲(cm)*	0〜10	0〜10	0〜10	0〜10	0〜10	合計　4
合計 A＝　合計1＋合計2＋合計3＋合計4						合計　A
観察可能なセグメント数(1〜5)						N
合計　A/N						合計　B
潰瘍を伴った狭窄を有する場合　＋3						C(0 or 3)
潰瘍を伴わない狭窄を有する場合　＋3						D(0 or 3)
CDEIS＝　合計B＋C＋D						CDEIS

*そのセグメントで観察した範囲を10とした場合の病変範囲，または潰瘍病変範囲の数

〔文献1)に基づく〕

表2 Simple endoscopic score for Crohn's disease(SES-CD)

	0	1	2	3
潰瘍の大きさ	なし	アフタ病変 (ϕ 0.1〜0.5 cm)	大潰瘍 (ϕ 0.5〜2 cm)	巨大潰瘍 (ϕ >2 cm)
潰瘍の範囲	なし	<10%	10〜30%	>30%
病変の範囲	なし	<50%	50〜75%	>75%
狭窄の有無	なし	単数，スコープ通過可能	複数，スコープ通過可能	スコープ通過不能

〔文献2)に基づく〕

加算する．スコアの最小は0で最大は44である．内視鏡的寛解をCDEISを用いて定義した研究があり，6未満を内視鏡的寛解，3未満を完全寛解としている．また治療により5以下の低下を内視鏡的有効(endoscopic response)としている[4]．

SES-CDは潰瘍の大きさ，潰瘍の範囲，病変範囲，狭窄の有無の四つの項目を各セグメントにおいて0から3でスコアリングし，CDEISと同様に5セグメントの合計で評価する(表2)．スコアの最小は0で最大は60である．SES-CDはCDEISと相関し，より簡便なスコアであるが，SES-CDもCDEISも病変や潰瘍範囲の割合(炎症範囲の割合)を決めるのは容易ではないと考える．SES-CDを用いて内視鏡的寛解や完全寛解を定義した研究はないが，潰瘍，病変がない，SES-CD 0が完全寛解としてよいと考える．われわれはSES-CDが2以下の症例において内視鏡施行後の臨床的再燃率が有意に低いことを報告し[5]，内視鏡スコアによる病変評価が長期予後の予測になる可能性を示した．

表3, 4にクローン病患者の治療前後の内視鏡所見(図1, 2)からCDEISとSES-CDを計算する際の1例を示した．図1は治療前の内視鏡像であり横行結腸と盲腸に深い縦走潰瘍が認められ，また回盲弁より回腸側5 cmで炎症を伴う狭窄が認められたが，スコープの通過は可能であった．以上より本患者のCDEIS，SES-CDを計算すると19.1, 28であった(表3)．治療後に臨床症状は改善し，治療前に認められていた回腸末端，盲腸の病変は消失し，横行結腸や直腸の潰瘍も著明に改善したが小潰瘍や炎症が残存していた(図2)．これをスコアで評価するとCDEISは19.1から3.5，SES-CDは28から7まで改善している．CDEISは15.6低下しており，内視鏡的にも治療効果が得られたと考えられるが，治療後のSES-CDは3以上であり，完全寛解とはいえない．

CDEISもSES-CDもおもに大腸の炎症の程度を評価するものであるが，これまで小腸病変を評価するためのスコアは存在しなかった．近年海外でクローン病消化管の評価を内視鏡またはCT/MRIにて行い，上部消化管，小腸，大腸をセグメントに分けてgrade 0から3でスコア化するLémann indexが報告された[6]．このindexは小腸に関しては20 cmごとにCTかMRIで粘膜の肥厚や狭窄，瘻孔を評価しスコア化しているが，おもに消化管のダメージを見るスコアであり，小腸病変を内視鏡にて観察して評価したスコアはこれまで存在しなかった．Takenakaら[7]は小腸内視鏡を用いた際の小腸病変の評価についてSES-CDをmodifyしたスコアを用いて報告した．このスコアは小腸内視鏡を用いる際の小腸病変のスコアとして使用可能であるとともに，炎症病変の活動度と狭窄の要素を別に取り扱っているのが特徴である．

表3 抗TNFα抗体製剤使用前のCDEISとSES-CD

a) CDEIS

	回腸末端	右側結腸	横行結腸	左側結腸	直腸	
深層潰瘍の有無 有 12, 無 0	12	0	12	0	0	24
表層潰瘍の有無 有 6, 無 0	6	6	6	6	6	30
病変範囲(cm)*	3.0	0.5	8.0	3.0	0.5	15
潰瘍病変範囲(cm)*	2.0	0.5	6.5	2.0	0.5	11.5
合計A= 合計1+合計2+合計3+合計4					(合計A)	80.5
観察可能なセグメント数(1~5)					(N)	5
合計 A/N					(合計B)	16.1
潰瘍を伴った狭窄を有する場合 +3					(C)	3
潰瘍を伴わない狭窄を有する場合 +3					(D)	0
CDEIS= 合計B+C+D						**19.1**

b) SES-CD

	回腸末端	右側結腸	横行結腸	左側結腸	直腸	
潰瘍の大きさ	3	2	3	2	1	11
潰瘍の範囲	2	1	3	1	1	8
病変の範囲	1	1	2	1	1	6
狭窄の有無	3	0	0	0	0	3
						28

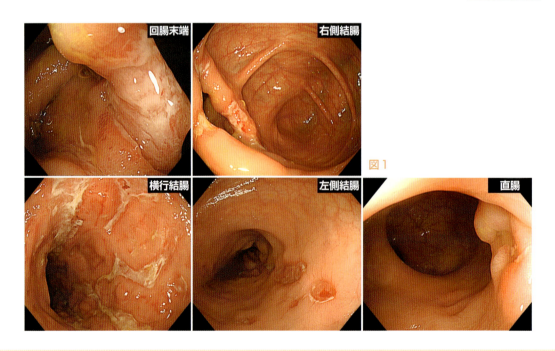

図1

表4 抗TNFα抗体製剤使用後のCDEISとSES-CD

a) CDEIS

	回腸末端	右側結腸	横行結腸	左側結腸	直腸	
深層潰瘍の有無 有 12，無 0	0	0	0	0	0	0
表層潰瘍の有無 有 6，無 0	0	0	6	0	6	12
病変範囲(cm)*	0	0	3.0	0	0.5	3.5
潰瘍病変範囲(cm)*	0	0	1.5	0	0.5	2

合計A＝ 合計1＋合計2＋合計3＋合計4	(合計A)	17.5
観察可能なセグメント数(1〜5)	(N)	5
合計 A/N	(合計B)	3.5
潰瘍を伴った狭窄を有する場合 ＋3	(C)	0
潰瘍を伴わない狭窄を有する場合 ＋3	(D)	0
CDEIS＝ 合計B＋C＋D		3.5

b) SES-CD

	回腸末端	右側結腸	横行結腸	左側結腸	直腸	
潰瘍の大きさ	0	0	2	0	1	3
潰瘍の範囲	0	0	1	0	1	2
病変の範囲	0	0	1	0	1	2
狭窄の有無	0	0	0	0	0	0
						7

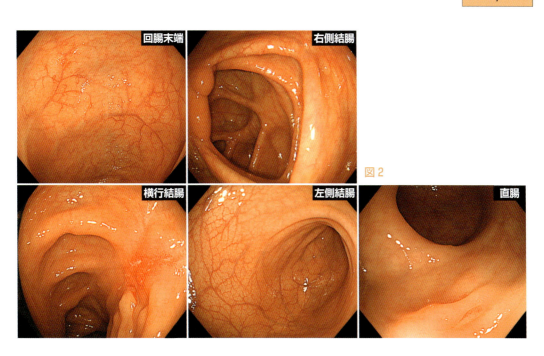

図2

表5　Rutgeerts スコア

i0	病変なし
i1	アフタ性病変　5個以下
i2	介在粘膜が正常部を有した5個以上のアフタ性病変，またはスキップした大潰瘍（1 cm 以下），または回腸結腸吻合部に限局した病変
i3	びまん性炎症を伴ったアフタ性回腸炎
i4	大潰瘍・結節を伴った広範な炎症および/または狭窄

〔文献3）に基づく〕

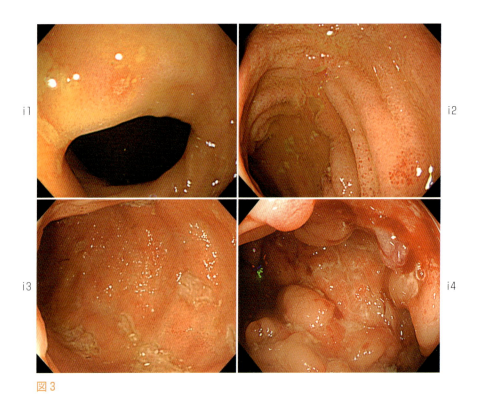

図3

クローン病術後の内視鏡スコア

　クローン病術後早期に内視鏡的に再燃することが知られている．下部消化管内視鏡はクローン病病変の形態，重症度，範囲を把握するための重要な検査法の一つである．術後吻合部近傍に認められる病変は吻合部より口側の病変に認められることが多い．術後の内視鏡重症度に関してもっとも頻用されているのが Rutgeerts のスコアであり，i0 から i4 までの5段階で評価され（表5，図3），i2 以上を活動性病変（再燃）と判定する．術後の内視鏡的重症度と予後については関連が認められ，i2 以上は i1 以下に比して内視鏡検査後の再燃率が高いことが報告されている．ただし Rutgeerts スコアはおもに吻合部病変を評価するためのスコアであり，大腸や小腸病変を総合的に加味したスコアは前述した Lémann index のみである．

　近年，術後6カ月目に内視鏡を施行し重症度に応じて治療強化を行う群（active care）と，6カ月目に内視鏡を施行せず治療を継続した群（standard care）での術後18カ月目の内視鏡

活動度を比較検討した研究が行われた[8]．術後6カ月目に内視鏡活動度に応じて治療強化された症例のほうが内視鏡未施行群（治療未介入）に比して，18カ月目の内視鏡的完全寛解例（i0）の割合が高いことが明らかとなり，術後早期に内視鏡を行い治療介入することの重要性が示された．

おわりに

クローン病の内視鏡スコアについて概説した．現在のスコアは計算が煩雑であり実際の臨床現場では使用されることは少ない．今後，小腸病変を含めた疾患活動性評価を行うために簡便で実用性の高いスコアの開発が望まれる．

文献

1) Mary JY, Modigliani R：Development and validation of an endoscopic index of the severity for Crohn's disease: a prospective multicentre study. Groupe d'Etudes Thérapeutiques des Affections Inflammatoires du Tube Digestif (GETAID). Gut 1989；30：983-989
2) Daperno M, D'Haens G, Van Assche G, et al：Development and validation of a new, simplified endoscopic activity score for Crohn's disease: the SES-CD. Gastrointest Endosc 2004；60：505-512
3) Rutgeerts P, Geboes K, Vantrappen G, et al：Predictability of the postoperative course of Crohn's disease. Gastroenterology 1990；99：956-963
4) Mary JY, Lemann M, Colombel J-F, et al：Endoscopic remission and response in Crohn's disease：an objective definition using the CDEIS. Gut 2006；37(Suppl 1)：A55
5) Naganuma M, Hisamatsu T, Matsuoka K, et al：Endoscopic severity predicts long-term prognosis in Crohn's disease patients with clinical remission. Digestion 2016；93：66-71
6) Pariente B, Mary JY, Danese S, et al：Development of the Lémann index to assess digestive tract damage in patients with Crohn's disease. Gastroenterology 2015；148：52-63
7) Takenaka K, Ohtsuka K, Kitazume Y, et al：Comparison of magnetic resonance and balloon enteroscopic examination of deep small intestine in patients with Crohn's disease. Gastroenterology 2014；47：334-342
8) De Cruz P, Kamm MA, Hamilton AL, et al：Efficacy of thiopurines and adalimumab in preventing Crohn's disease recurrence in high-risk patients — a POCER study analysis. Aliment Pharmacol Ther 2015；42：867-879

コラム　クローン病の体外式超音波検査

（畠　二郎）

はじめに

断層診断法である体外式超音波はCTやMRIにない高い空間分解能とリアルタイム性を有し，その非侵襲性からも消化管の診療においても積極的に応用されつつあり，IBDにおける有用性に関しても数多く報告されている[1), 2)]．本稿ではクローン病の超音波像について概説する．

クローン病に特徴的な超音波像

消化管のあらゆる形態学的診断法に共通することであるが，狭い範囲が描出された1枚の画像で診断を確定することは必ずしも容易でない．炎症性疾患，とくに寛解と増悪を反復する慢性炎症性疾患では治療経過による線維化などの影響もあり，ことさら困難となる．超音波においても同様であり，部位や分布，病変の硬さや壁外の変化など種々の項目を検討して診断にアプローチするが，そのなかでクローン病に比較的特徴的な所見を挙げるとすれば，なんといってもその画像の多様性である．病変はスキップして消化管のあらゆる部位に出現し，炎症の程度や経過により層構造の改変もさまざまである．図1をご覧頂きたい．近接しているが腸管の部位としては離れた小腸の横断像が2カ所描出されている．一方は層構造が全周にわたり明瞭，他方は一部の層構造が不明瞭となっており，このような多様性がクローン病の特徴といえる．

一方，1枚の画像でほぼクローン病と診断できる所見として，腸間膜側の楔状の層構造消失（focal disappearance of wall stratification；FD sign）がある[3)]．図2にクローン病の回腸横断像を示す．腸間膜側の狭い範囲で層構造が消失しており，典型的なFD signを呈し

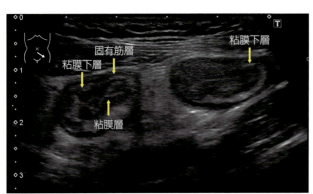

図1　クローン病における2カ所の小腸病変横断像

向かって左の腸管は全周にわたり層構造は明瞭，一方，右の腸管では約半周において層構造が不明瞭となっている．この図ではわからないが，両病変の間には正常腸管が介在しており，スキップ病変である．

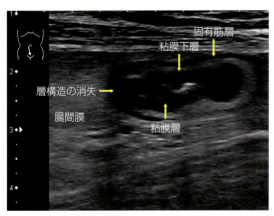

図2　縦走潰瘍の超音波像
腸間膜側において，狭い範囲で層構造が消失している．

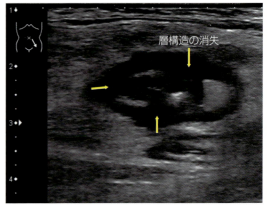

図3　3条の縦走潰瘍
3カ所において層構造が消失している．

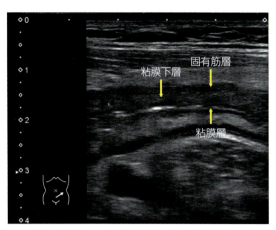

図4 大腸クローン病におけるS状結腸縦断像
粘膜下層の肥厚が主体であることがわかる.

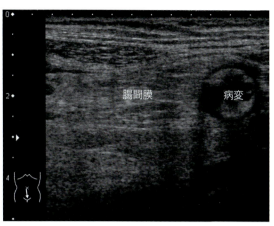

図5 小腸クローン病における isolation sign
腸間膜の肥厚により，病変は他の消化管と分離され認識が容易となっている.

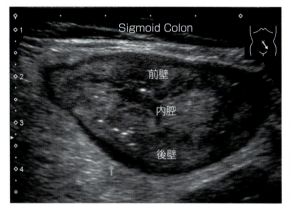

図6 治療開始前の大腸クローン病におけるS状結腸横断像
粘膜下層を中心とする著明な壁肥厚がみられる.

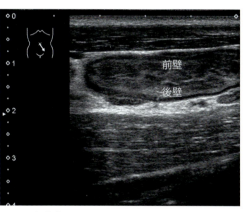

図7 治療中の図6と同一症例，同一部位の横断像
壁の肥厚は著明に軽減している.

ている．これはクローン病に特徴的な腸間膜側の縦走する fissuring ulcer を反映した所見であり，本症以外ではあまりみられることのない所見である．図3は同一症例の別の部位であるが，腸間膜側以外にも2カ所で層構造が消失しており，縦走潰瘍が3条存在していることを示唆する．これもクローン病における超音波像の多様性を示しているといえる．このような深い潰瘍を形成しない場合でも，潰瘍性大腸炎が粘膜層を主体とする肥厚が典型的超音波像であるのに対し，クローン病では全層性炎症であることを反映し粘膜下層の肥厚がより強い（図4）こ

とが多い．またクローン病では腸管壁の肥厚に比較して所属腸間膜の肥厚が強いことが多く，そのため病変はしばしば近接する腸管から離れて浮き出したように認識され，これを isolation sign と呼んでいる（図5）．ただし isolation sign は他疾患でも（たとえば癌の周囲脂肪組織への浸潤など）みられ，本症に特異的な所見ではない．

経過観察による変化

治療経過により病態が改善した場合，原則として病変の壁肥厚も軽減し，逆に増悪した場合

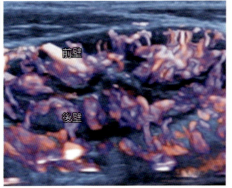

図8 クローン病増悪時のS状結腸横断像 SMI-3D 表示
壁内に豊富な血流が描出されている.

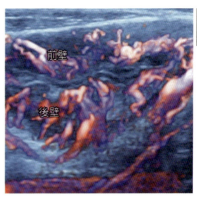

図9 治療中の図8と同一症例,同一部位の画像
血流の減少傾向を認める.

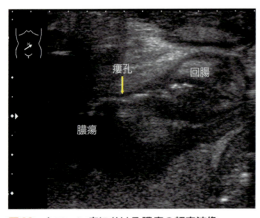

図10 クローン病における膿瘍の超音波像
回腸から伸びる瘻孔,その先の膿瘍が描出されている.

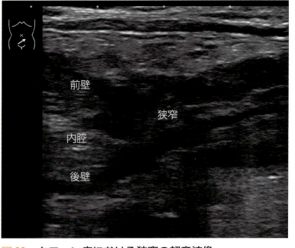

図11 クローン病における狭窄の超音波像
内腔の狭小化を認め,狭窄部に明らかな肥厚はみられないが,層構造は消失している.

は肥厚が強くなる.図6はクローン病症例におけるS状結腸の横断像,図7はほぼ同一部位の治療経過中の画像であるが,壁の厚みがかなり軽減しているのがわかる.さらに壁の厚みだけでは判定が困難な場合,血流も同様に活動性に比例して増加することから,血流を評価することも有用である.図8は活動性の高い時期,図9は改善中のS状結腸横断像におけるSMI(superb microvascular imaging:低速血流も高感度に描出する手法)の3D画像であるが,血流も減少傾向にあるのがわかる.ただし,より正確な評価には造影による染影度や染影強度曲線の解析が必要である.

合併症の診断

超音波は壁外の観察も可能なことから,瘻孔や膿瘍の診断にも非常に役立つ.図10は膿瘍を合併した小腸クローン病の画像であるが,腸管から伸びる瘻孔(正確には洞)とその先の膿瘍が描出されている.また狭窄病変は内腔の狭小化と口側腸管の拡張として検出され,図11のように壁肥厚がみられず,層構造も消失した狭

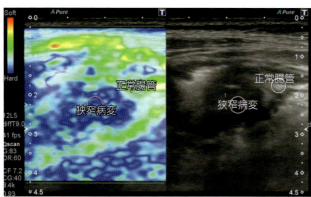

図12 **クローン病における狭窄部位のエラストグラフィー**
狭窄部は寒色系で表示されており，硬いことがわかる．

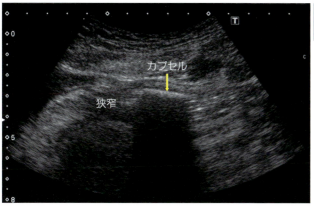

図13 **クローン病における狭窄によるカプセル滞留**
狭窄病変とその手前のパテンシーカプセルが描出されている．

窄病変は強い線維化によることが多く，保存的治療が奏効しないことが推測される．さらに線維化による壁硬化の客観的評価法として，超音波を用いた弾性表示により病変の硬さそのものを評価することも可能となっている[4),5)]．図12に狭窄病変におけるエラストグラフィー画像を示す．このような狭窄病変がある場合カプセル内視鏡は適応外であるが，カプセルが滞留した場合にも超音波検査は滞留の正確な部位とその原因を明らかにできる（図13）[6)]．

おわりに

前処置も不要で，非侵襲的でありながら病変の形態，血流，硬さなどの多様な評価が可能であり，また壁外の変化も把握することができる超音波検査は，本疾患における形態学的診断法としてその経過観察も含め，非常に有用である．概念と手技の普及が切に望まれる．

文献

1) Dietrich CF：Significance of abdominal ultrasound in inflammatory bowel disease. Dig Dis 2009；27：482-293
2) Asthana AK, Friedman AB, Maconi G, et al：The failure of gastroenterologists to apply intestinal ultrasound in inflammatory bowel disease in the Asia-Pacific：a need for action. J Gastroenterol Hepatol 2015；30：446-452
3) Kunihiro K, Hata J, Haruma K, et al：Sonographic detection of longitudinal ulcers in Crohn disease. Scand J Gastroenterol 2004；39：322-326
4) Stidham RW, Xu J, Johnson LA, et al：Ultrasound elasticity imaging for detecting intestinal fibrosis and inflammation in rats and humans with Crohn's disease. Gastroenterology 2011；141：819-826
5) Dillman JR, Stidham RW, Higgins PD, et al：Ultrasound shear wave elastography helps discriminate low-grade from high-grade bowel wall fibrosis in ex vivo human intestinal specimens. J Ultrasound Med 2014；33：2115-2123
6) Shiotani A, Hata J, Manabe N, et al：Clinical relevance of patency capsule combined with abdominal ultrasonography to detect small bowel strictures. Eur J Gastroenterol Hepatol 2014；26：1434-1438

5章 潰瘍性大腸炎，クローン病と鑑別を要する腸疾患

Indeterminate enterocolitis とは

　Indeterminate colitis(IC)は，従来，切除標本の病理組織学的検索にても潰瘍性大腸炎(ulcerative colitis；UC)かクローン病(Crohn's disease；CD)か確定診断ができない大腸炎を総称しているタームであった[1]．しかし，今日ではIBDの診断方法が進歩し，診断基準も確立されていることから，術前にほとんどの症例がいずれかの疾患と診断されていることが多い．その一方で，大腸のみならず小腸や上部消化管などの十分な検索，生検所見をもってしても鑑別診断に難渋する症例が，頻度としては少ないが認めることがある．これらは欧米においては従来のICと区別してInflammatory bowel disease unclassified(IBDU)と呼ばれることが多い[2]．

　この章の前半(**1**〜**4**)では，こうした鑑別困難例に小腸病変を認めることがあることを鑑みて，臨床的に確定診断が困難な症例をIndeterminate enterocolitis(IEC)の呼称で取り扱うこととする．なお，本章前半のIEC症例については表の分類に従って表記することとした[3,4]．これらの臨床的パターンはオーバーラップして認められることがあり，確定診断に至る症例とIECのままで経過する症例が存在する．

表　Indeterminate enterocolitis の臨床的パターン

① UC or CD
　（臨床的にCDかUCかの確定診断が困難な例＝本来のIEC）
② UC on CD
　（CDの経過中にUCの病像がoverlapする症例）
③ CD on UC
　（UCの経過中にCDの病像がoverlapする症例）
④ CD to UC（CDからUCへの診断変更例）
⑤ UC to CD（UCからCDへの診断変更例）

〔文献3），4）より〕

文献

1) Kent TH, Ammon RK, DenBesten L：Differentiation of ulcerative colitis and regional enteritis of colon. Arch Pathol　1970；89：20-29
2) IBD Working Group of the European Society for Paediatric Gasteroenterology, Hepatology, and Nutrition. inflammatory bowel disease in children and adolescents: recommendations for diagnosis — the Porto criteria. J Pediatr Gastroenterol Nutr　2005；41：1-7
3) Matsui T, Yao T, Sakurai T, et al：Clinical features and pattern of indeterminate colitis: Crohn's disease with ulcerative colitis-like clinical presentation. J Gastroenterol　2003；38：647-655
4) 平井郁仁，松井敏幸，宮岡正喜，他：indeterminate colitis の臨床的検討—その定義と頻度，臨床経過について．胃と腸　2006；41：885-900

（平井郁仁）

1 Indeterminate enterocolitis（臨床的パターン①）
（診断不能例）

（小林清典，横山 薫，佐田美和）

この項のまとめ

　Indeterminate enterocolitis（IEC）は，潰瘍性大腸炎（ulcerative colitis；UC）とクローン病（Crohn's disease；CD）の臨床的・病理組織学的特徴を併せもつ，鑑別困難例のことを指す．当初は外科手術標本の肉眼的・組織学的評価で鑑別困難な場合を指していた[1]．その後IECの疾患概念は変化してきており，外科切除例のみならず，内視鏡検査および生検組織検査，消化管造影などの臨床的評価でUCとCDの鑑別困難なものも含むようになっている．なおUCと診断されているがCD類似の大腸病変の合併例や，CDと診断されているがUC類似の大腸病変の合併例もIECに含める考え方もあり，IECの診断基準は確立していないのが現状である．なお最初はIECであっても，経過観察により，UCまたはCDのいずれかの疾患に特徴的な所見が出現し，確定診断が可能になる場合がある．したがってUCとCDの鑑別が困難で，IECと診断せざるをえない症例は，比較的少数であると考えられる．本項では，IBDと考えられるが，非特異的な大腸病変を有し，最終的にも診断不能の症例を提示する．

文献
1) Price A：Overlap in the spectrum of non-specific inflammatory bowel disease: "colitis indeterminate". J Clin Pathol 1978；31：567-577

● 症例呈示：非特異的な大腸病変を有し診断不能例として経過観察している例

　症例は20歳代の女性で，3カ月前から持続する下痢（3〜5行/day）と軽度の腹痛を認め受診した．理学的所見では，身長165 cm，体重43 kgと痩せ傾向を認めるほかは，腹部所見を含め異常を認めなかった．一般検査所見では，免疫学的便潜血検査が陽性であったが便の細菌培養は陰性で，血液検査でも炎症反応の亢進などの異常を認めなかった．初回の大腸内視鏡所見では，軽度の炎症性変化と一部にびらんを認めるのみであった．

　以後は，自覚症状は改善し通院を中断していたが，断続的に下痢を認めていた．初回受診から2年後に，下痢（5〜8行/day）が持続するようになり，腹痛や肛門痛も認め再度受診した．大腸内視鏡では，大腸全域にわたり"うろこ状"と形容される，非特異的な炎症所見を認めた．生検組織にはUCを示唆する炎症性変化を認めたが，大腸内視鏡ではUCと診断しうる所見はみられなかった．小腸や上部消化管の検索では異常はなく，診断不能例として経過観察している．本症例は，CDを示唆する内視鏡所見や病理組織学的所見はなく，厳密にはIECと異なるが，診断不能例として呈示した．今後の経過観察により，腸管病変が変化し，診断できる可能性がある．

大腸内視鏡所見（初回）

盲腸の虫垂開口部周囲には，びらん性変化と軽度の発赤を認める（図1a，b）．周囲粘膜の血管透見性はやや低下している．大腸は全体に軽度の浮腫と，一部に発赤を伴っていた．直腸粘膜の一部は，血管透見性が低下している（図1c）．色素散布後の所見では，小型のびらん性変化が散見される（図1d）．

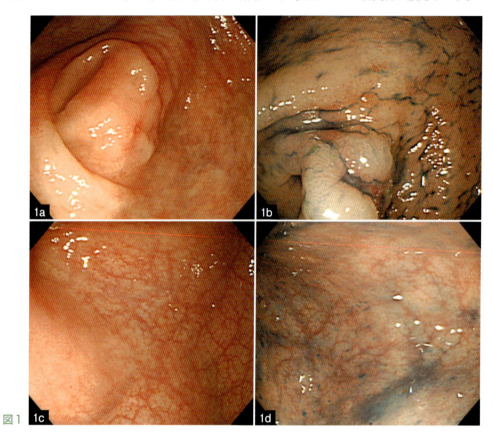

図1

生検組織所見（初回）

盲腸から採取した生検組織所見では，炎症細胞浸潤と陰窩炎，びらん性変化などを認める（図2）．

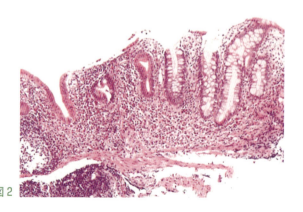

図2

大腸内視鏡所見（2回目，初回より2年後）

　盲腸粘膜は全体に粗糙で，血管透見性が低下している（図3a）．色素散布を行うと，過形成性変化によると考えられる扁平な小隆起が密集して認められ，一部は発赤を伴っている（図3b）．上行結腸（図3c, d），横行結腸（図3e），下行結腸（図3f），S状結腸（図3g），直腸（図3h, i）の内視鏡所見でも，全域にわたり扁平な隆起性変化が密在し，"うろこ状"と形容される外観を呈する．粘膜の浮腫を伴い，散在する発赤も認められる．直腸下部の炎症所見は，他の大腸部位と比較し軽度である（図3i）．

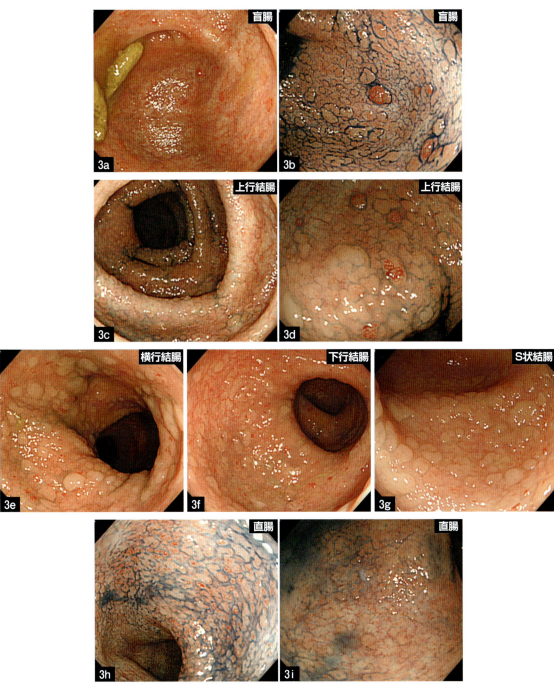

図3

生検組織所見（2回目，初回より2年後）

盲腸（図4a）および上行結腸（図4b）から採取した生検組織所見では，粘膜にびまん性の高度な炎症細胞浸潤を認め，陰窩炎や陰窩膿瘍，びらんを伴っている．粘膜筋板の肥厚や再生性変化，陰窩の短縮などもみられ，慢性の活動性炎症を示唆する所見である．

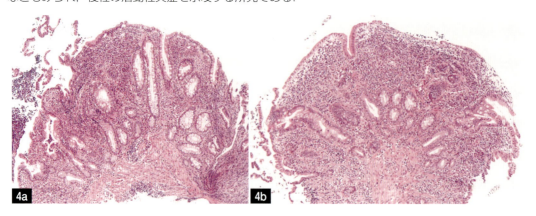

経口小腸造影所見（初診時より2年後）

終末回腸を含め，異常所見は認められなかった（図5）．

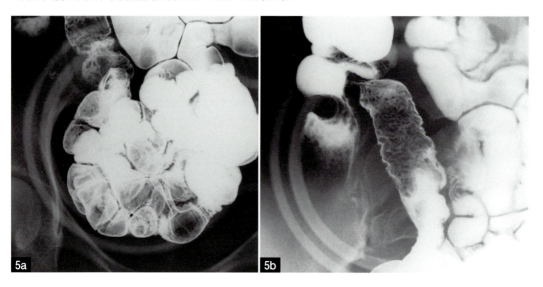

2 Indeterminate enterocolitis (臨床的パターン①, ②)
(潰瘍性大腸炎・クローン病の病像がオーバーラップし, 確定診断に至っていない症例)

(平井郁仁)

この項のまとめ

潰瘍性大腸炎(UC)かクローン病(CD)かの確定診断が困難な症例(Indeterminate enterocolitis;IEC)にはいくつかのパターンがある(168頁, 表). IECの臨床パターンは, ①UC or CD(臨床的にCDかUCかの確診困難例=本来のIEC), ②UC on CD(CDの経過中にUCの病像がoverlapする症例), ③CD on UC(UCの経過中にCDの病像がoverlapする症例), ④CD to UC(CDからUCへの診断変更例), ⑤UC to CD(UCからCDへの診断変更例), に大別できる[1]. IECの頻度は, 最近のメタアナリシスでは, 成人例が6.0%, 小児例で12.7%と報告されている[2]. 上記の臨床パターンを考慮に入れた本邦の報告では, 6.8%とされている[3]. IECは一種の症候群であり, 一時的な仮診断としてとらえるべきである. いったんIECとせざるをえない症例においても, その後の経過を十分追跡することで32〜79%の症例が確定診断に至る[3]. 本項では, CD疑い症例にUCの病像がoverlapし, 現時点では最終診断が確定していない(臨床パターン①, ②が混在している)症例を呈示する.

文献
1) Matsui T, Yao T, Sakurai T, et al:Clinical features and pattern of indeterminate colitis: Crohn's disease with ulcerative colitis-like clinical presentation. J Gastroenterol 2003;38:647-655
2) Prenzel F, Uhlig HH:Frequency of indeterminate colitis in children and adults with IBD — a meta-analysis. J Crohns Colitis 2009;3:277-281
3) 平井郁仁, 矢野 豊, 髙津典孝, 他:Indeterminate colitis(広義)の経過. 胃と腸 2015;50:885-895

● 症例呈示:UC or CD, UC on CD(確定診断に至っていない症例)

　症例は10歳代前半の女性. 下痢と少量の血便で発症し, 他院でIBDが疑われ, 紹介受診. 初回の当科での下部消化管内視鏡検査では, 回腸末端に年齢相応のリンパ濾胞過形成, 大腸に非連続性に発赤, 粗糙粘膜, アフタを認めた. 病変は右側結腸優位で, 一部に縦走傾向のアフタを認めた(図1). 全身症状としては軽度の口腔内アフタを認めるのみで, 上部消化管, 小腸, 肛門には明らかな異常を認めなかった. 生検でも確定には至らなかったが, 非連続性で直腸の炎症が軽度であり, 縦列傾向のアフタの存在からCD疑いとして5-ASA製剤の経口投与を開始.

　以後, 症状軽快していたが, 2年後に粘血便で再燃. 下部消化管内視鏡検査でUC類似の所見(血管透見像の消失, 発赤, びらんなど)を直腸から連続性に認めた(図2). この時点では, UCが疑われたが, やはり生検では確定診断得られず, 一時的に5-ASA製剤の注腸を追加し経過観察とした. その後速やかに症状軽快し, 経口剤のみに再度変更. 年1〜2回, 内視鏡検査を行っているが, UCの特徴像やCDの典型所見(縦走潰瘍, 敷石像)は認めず(図3), 生検にても確定診断がつかない状態であり, アフタ様病変のみのCD疑いとして経過観察を継続している.

　本症例のようにいったんCD(あるいはUC)と診断しても, 経過中にUC(あるいはCD)の病像がoverlapする症例がまれに存在する. たとえ確定診断ができていてもoverlapした時点ではIECと考えられ, その後の形態変化や生検を含めた注意深い経過観察が必要である.

初回下部消化管内視鏡所見（図1）

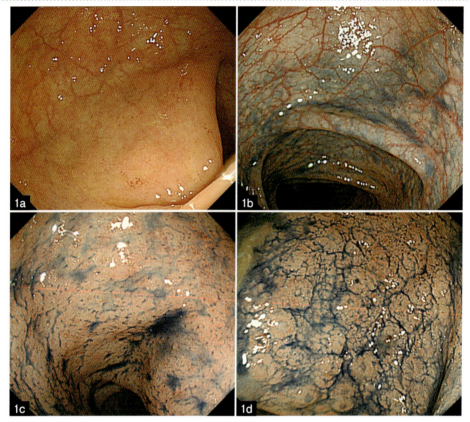

図1
a：直腸には粗糙粘膜，発赤，アフタを認めるが血管透見像が保たれている部位も認められる．
b：横行結腸の色素散布像．血管透見像が保たれた正常粘膜にリンパ濾胞がやや目立っている．
c：粗糙粘膜に色素散布すると，小さなアフタが散在しているが，周囲粘膜の炎症は軽度で，発赤や浮腫は認めない．
d：アフタの一部は縦列傾向を示している．

再燃時下部消化管内視鏡所見（初回より2年後，2回目）（図2）

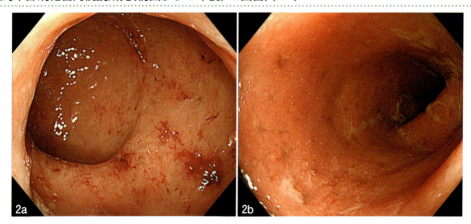

図2
a：直腸の血管透見像は消失し，発赤と軽度の脆弱性があり，少量の出血が認められる．
b：血管透見像消失，発赤，びらんおよび粘液付着などのUCに類似した所見は直腸から下行結腸まで連続性に認められた．

2回目から半年後の下部消化管内視鏡所見(3回目)(図3)

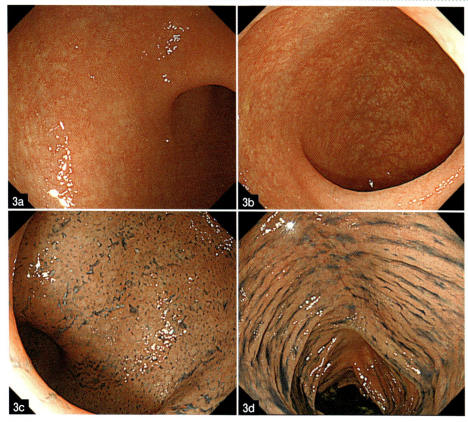

図3
a：直腸の血管透見像は不明瞭であるが，前回認めた発赤や脆弱性は消失し，小さなアフタが散在している．
b：S状結腸より深部は血管透見像が認められ，前回認められた病変の連続性はなかった．
c：直腸Rsの粗糙粘膜に色素散布すると，アフタ，びらん(一部縦走傾向)の多発が認められる．周囲粘膜に炎症性変化は乏しく，発赤や浮腫は認めない．
d：横行結腸のアフタの一部は縦列傾向を示している．発赤，浮腫はなく，ハウストラは保たれている．

3 Indeterminate enterocolitis（臨床的パターン②，⑤）
（潰瘍性大腸炎からクローン病への診断変更例）

（矢野　豊，今村健太郎，平井郁仁）

> **この項のまとめ**
>
> 　Indeterminate enterocolitis（IEC）とは，潰瘍性大腸炎（ulcerative colitis；UC）とクローン病（Crohn's disease；CD）の鑑別困難例である．
>
> 　IECは，当初は手術例の切除標本の組織学的検索によっても鑑別できない場合を指した[1]．現在ではその概念が徐々に変化し，切除例のみならず，内視鏡所見や生検組織所見などの臨床的項目で鑑別できない場合も含まれるようになった．
>
> 　以前筆者ら[2,3]は，IECの臨床的パターンを，表（168頁）のように分けて検討した．2003年の時点でこれらをすべて含めた場合のIECの頻度は全IBD患者の3.1％であった[2]．ほぼ同様の方法で検討した2006年の検討では4.2％とわずかながら増加していた[3]．さらに，平井ら[3]の検討では，初診時にIECとされた症例でも経過中にCDあるいはUCの典型例へ進展し，約80％は確定診断されていた．したがって，このような病態を熟知したうえで臨床像，経過を再評価し，より特徴的な画像所見の出現を待つことも有用であろう．
>
> 　IECでもっとも注意を要する点は，劇症ないし重症で手術を要する場合であり，その際どのような手術を選択するかが重要である．すなわち，非典型的CDをUCと誤診して回腸嚢形成手術をした場合，肛門部に瘻孔を生じて予後不良となることがある．手術の前には正確な診断が要求されるが術前には鑑別できないことがあることを知るべきである．
>
> **文献**
> 1) Price AB：Overlap in the spectrum of non-specific inflammatory bowel disease — 'colitis indeterminate'. J Clin Pathol　1978；31：567-577
> 2) Matsui T, Yao T, Sakurai T, et al：Clinical features and pattern of indeterminate colitis: Crohn's disease with ulcerative colitis-like clinical presentation. J Gastroenterol　2003；38：647-655
> 3) 平井郁仁，松井敏幸，宮岡正喜，他：indeterminate colitisの臨床的検討—その定義と頻度，臨床経過について．胃と腸　2006；41：885-900

● 症例呈示：UC to CD症例，最終診断：CD

　20歳代，女性．200X年の再燃時は，中等度活動期のUCに合致する内視鏡像であった（図1）．200X＋4年，インフリキシマブ（IFX）導入前の内視鏡像では病変が前回より高度となり，一部にやや深い潰瘍も認められた（図2）．以上の内視鏡検査時の生検では，UCの活動期と診断されていた．200X＋5年，タクロリムス（Tac）導入後の内視鏡像では，S状結腸に縦走潰瘍が目立ち，介在粘膜の炎症は軽度であった（図3）．CDも否定できず，経口小腸造影とCEを施行したが，明らかな異常は認めなかった．術直前の内視鏡像では縦走潰瘍はやや改善していた（図4）．しかし，内科的治療に抵抗性で大腸全摘術，回腸肛門管吻合術が施行された．大腸全摘後の術後固定標本では直腸からS状結腸に周囲に軽度の隆起を伴う縦走潰瘍が数条認められた（図5a）．組織学的には腸管の全層性に認める炎症で（図5b），非乾酪性類上皮細胞肉芽腫が検出され（図5c），CDと診断された．

　本症例は遡及的な検討からは，CDを疑うべき所見も認めたが，小腸の検索にてもCDの所見が得られなかった．UCとして経過観察されていた先入観もあり，各種治療に抵抗するためUCとして外科手術を選択するに至った．CDが完全に否定できない症例では回腸〜肛門管吻合など一期的な手術を選択すべきではないと再認識させられた症例であった．

200X年の臨床的に再燃を認めた時期の内視鏡所見（図1）

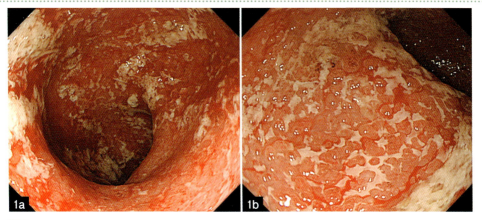

図1
　直腸（b）からS状結腸（a）まで連続する病変で，血管透見像の消失，発赤，びらん，粘液付着，易出血性など中等度活動期のUCに矛盾しない内視鏡像．

200X＋4年の高度再燃時の内視鏡所見（図2）

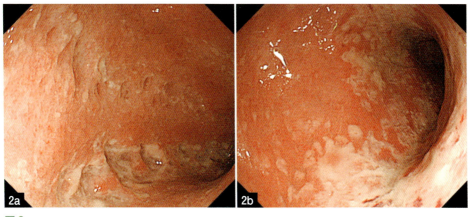

図2
　前回と比べて粘膜所見は増悪し，S状結腸にやや深い潰瘍形成が認められ（a），直腸にも小潰瘍と高度粘液付着を認めた（b）．

200X＋5年のTac投与後，臨床的にはやや軽快した時期の内視鏡所見（図3）

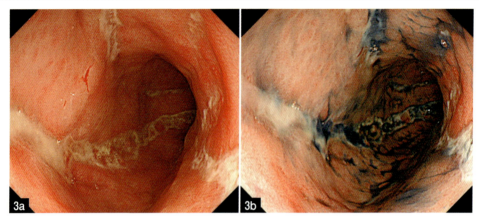

図3
　S状結腸には縦走潰瘍が認められ，介在粘膜にはほとんど炎症像を認めなかった．

200X＋5年の治療変更後の内視鏡像（図4）

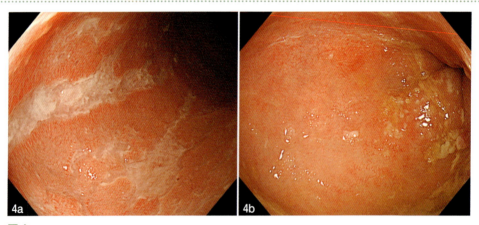

図4
　S状結腸の縦走潰瘍はやや浅くなり改善傾向である（a）．直腸の潰瘍も残存していたが，周囲粘膜の発赤や浮腫などの炎症像は軽度であった（b）．

大腸全摘後の切除標本（図5）

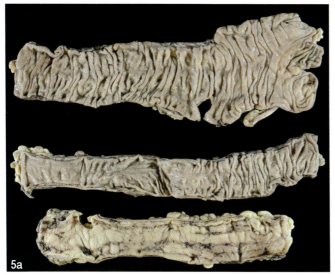

図5
a：大腸全摘術後のホルマリン固定標本．右側結腸には明らかな異常はなく，横行結腸から直腸にかけて炎症像を認める．S状結腸から直腸にかけては周囲に隆起を伴った縦走潰瘍を数条認めるが，周囲の介在粘膜面の炎症は軽度であった．

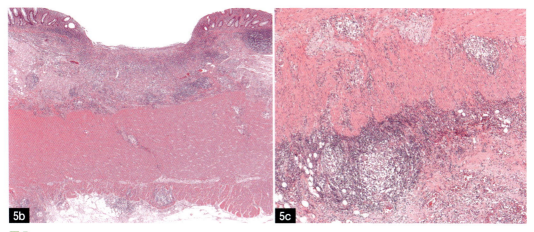

図5
b，c：S状結腸の病理組織学的所見（HE染色）．UI-Ⅱの潰瘍が存在し，腸管壁全層の炎症を認めた（b）．多数の非乾酪性類上皮細胞肉芽腫を認めた（c）．

4 Indeterminate enterocolitis（臨床的パターン②，⑤）
（大腸にびまん性炎症がみられたクローン病症例）

（清水誠治，富岡秀夫，池内浩基）

> **この項のまとめ**
>
> 代表的な炎症性腸疾患である潰瘍性大腸炎とクローン病はいずれも原因不明の慢性炎症性疾患である．診断基準が定められているが，決め手となる診断項目がないため画像診断所見，病理学的所見とともに他疾患の除外に基づいている．潰瘍性大腸炎は通常直腸から連続性に分布するびまん性炎症を基本的な所見とするが，病変の程度はさまざまであり，非連続性の分布やrectal sparingがみられることもある．また虚血や感染による修飾が加わり，縦走潰瘍，敷石像，多発潰瘍を伴うことも少なくない．組織学的にはある程度特徴的な所見がみられるものの決定的な情報を提供するわけではない．一方，クローン病の診断基準では縦走潰瘍，敷石像，非乾酪性類上皮細胞肉芽腫（以下，肉芽腫）が主要所見として位置づけられている．しかし，時に両者の病像が同時性，異時性にオーバーラップする症例が存在する．とくに大腸のびまん性炎症から潰瘍性大腸炎と診断されていても，経過中に縦走潰瘍や敷石像が出現してクローン病と診断が修正される場合や，未検索の小腸に典型的なクローン病の病変が存在する場合がある．またクローン病の典型的な病変と同時に軽微なびまん性炎症が一部に観察されることもまれではない．肉芽腫の有無が両者の鑑別を左右するため，検出された場合には診断がクローン病となることが多い．また肉芽腫が生検で証明できず，切除標本で初めて検出される場合もある．潰瘍性大腸炎とクローン病の治療法が多くの部分で共通しているとはいえ，内科的治療に抵抗性，あるいは難治性で外科的手術が必要となる場合には両者において術式が異なる．経過が長期に及ぶ場合には必ずしも同一施設で治療されるわけではないため，既成の診断を鵜呑みにするのではなく見直しを行うことが重要である．

● 症例1：潰瘍性大腸炎と診断されていたが，大腸型クローン病と最終診断された例

26歳，女性．18歳時に下痢，血便で発症し，潰瘍性大腸炎と診断され複数の医療機関で治療を受けていた．再燃を繰り返す難治症例で当院に入院した際の画像所見を提示する．

注腸X線所見

ガストログラフイン®による注腸X線検査では直腸の伸展性は保たれていたが，S状結腸から横行結腸中央部まで鉛管像と粘膜面の凹凸不整がみられた（図1a，b）．

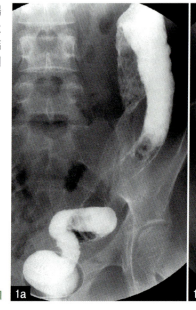

図1　1a　1b

大腸内視鏡所見

内視鏡では下部直腸に小びらんが多発していた(図1c).その口側の直腸には血管透見の保たれた領域が介在していたが(図1d),S状結腸では再び小びらんの多発と発赤斑がみられるようになり(図1e),下行結腸では多発する縦走潰瘍がみられ,潰瘍間には浮腫,小びらんの多発,発赤斑を伴った光沢のある粘膜が介在していた(図1f, g).

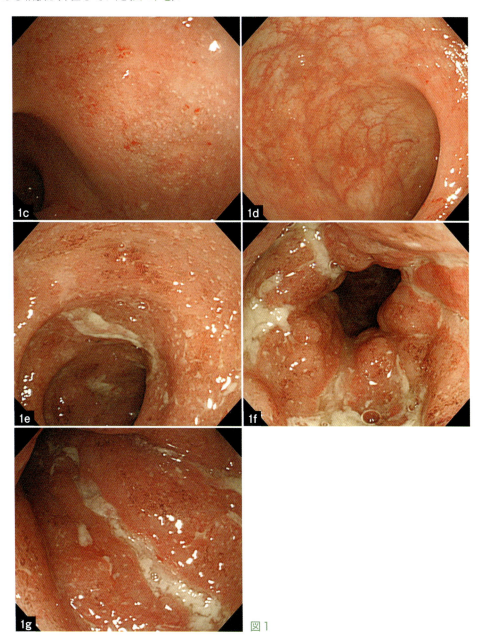

図1

大腸全摘後の切除標本

　中心静脈栄養下にタクロリムスなどの投与を行いようやく寛解導入し，アザチオプリン，5-ASA 製剤で維持療法中であったが，半年後に再燃をきたしたため大腸全摘術を行った．切除標本肉眼所見では下行結腸から横行結腸にかけての病変が高度であり，多発する縦走潰瘍の介在粘膜は浮腫性に膨隆し一部では敷石様であった（図 1h）．同部位では UI-Ⅱ～Ⅲ の潰瘍，全層性の炎症細胞浸潤，裂溝（図 1i）とともに，肉芽腫（図 1j）が多数認められた．他の部位では炎症性変化は軽度であったが，肉芽腫も散在性にみられた．小腸に病変はみられず，最終的に大腸型クローン病と診断された．

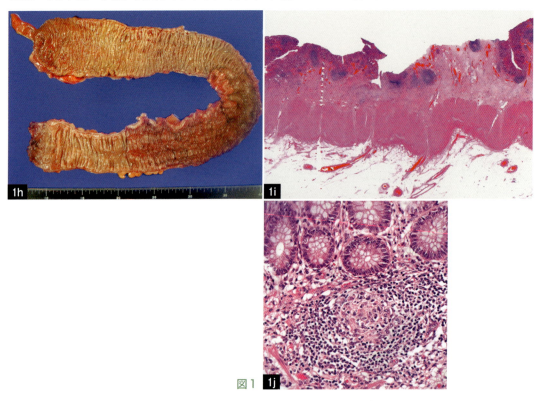

図 1

- **症例 2：潰瘍性大腸炎と診断されていたが，回腸にも病変が認められ，クローン病と最終診断された例**

　31 歳，男性．25 歳時に血便で発症し，直腸に限局した多発小びらんがみられ直腸炎型潰瘍性大腸炎と診断された（図 2a）．

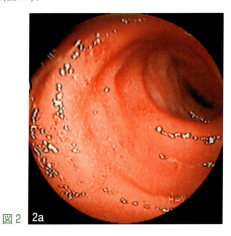

図 2

5-ASA製剤内服による治療が行われており，28歳時の内視鏡では直腸病変に変化はみられなかったが(図2b)，回盲弁に浅い潰瘍がみられていた(図2c)．

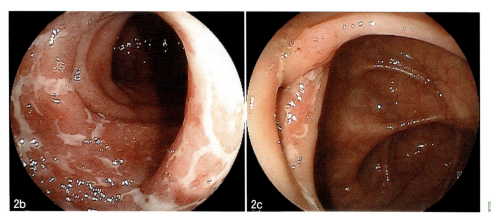

図2

その後，腹痛を自覚するようになり，次第に増悪し腸閉塞で入院するようになった．内視鏡の再検で直腸の病変は軽微であったが(図2d)，回盲弁に潰瘍性狭窄がみられたため(図2e)，当院に紹介された．逆行性回腸造影で骨盤腔内の回腸に縦走潰瘍と高度の狭窄(図2f)がみられたことで最終的にクローン病と診断され，回盲部切除と小腸部分切除が行われた．

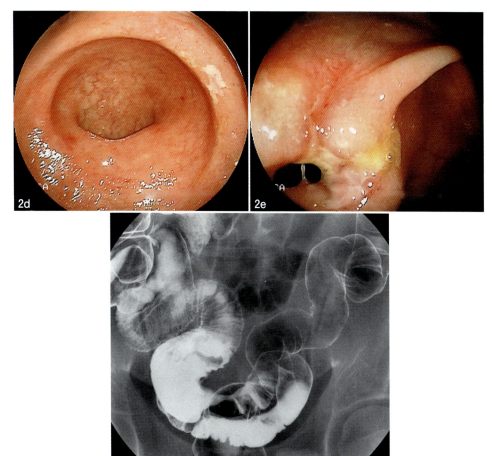

図2

5 カンピロバクター腸炎

(上田 渉, 青木哲哉, 大川清孝)

疾患概念
　カンピロバクター腸炎は, 組織侵入型の細菌である *Campylobacter jejuni* により大部分が生じ, 原因食品は汚染された生の鶏肉が多い. 潜伏期間が2～10日と比較的長い. 臨床症状は下痢, 腹痛, 発熱, 嘔吐が主で, 発熱は38℃を超えることも多いが, 1～2日で自然に解熱する. 3割程度に血便がみられ大腸内視鏡検査が施行されることが多い[1].

診断と鑑別のポイント
　病変の分布は散在性のことが多いが, 罹患部位が直腸から比較的びまん性に深部大腸までみられる. この場合に潰瘍性大腸炎軽症例との鑑別を要する. 本症の内視鏡像は浮腫と粘膜内出血が主体で, びらんを呈することは少なく, よく観察すると一部に血管透見を伴う正常粘膜が介在し, 潰瘍性大腸炎とは鑑別可能である. また回盲弁上の潰瘍が約半数にみられるが, 潰瘍は境界明瞭で浅く, 回盲弁の破壊や変形を伴わない[2]. 生検組織所見では, 粘膜表層部での好中球浸潤と浮腫, 粘膜下出血が主だが, 時に陰窩膿瘍もみられる. ただし炎症が強いわりには腺管配列や杯細胞が比較的保たれており, 潰瘍性大腸炎と鑑別可能と考えられる[3].

文献
1) 大川清孝, 青木哲哉, 上田渉, 他：炎症性腸疾患と鑑別困難な感染性腸炎の診断と経過. 胃と腸　2006；41：959-970
2) 大川清孝, 青木哲哉, 上田渉, 他：炎症性腸疾患の診断―炎症性腸疾患と腸管感染症. 胃と腸　2013；48：583-590
3) 清水誠治：カンピロバクター腸炎. 大川清孝, 清水誠治 編：感染性腸炎 A to Z (第2版). 2012, 14-17, 医学書院, 東京

大腸内視鏡検査(図1)

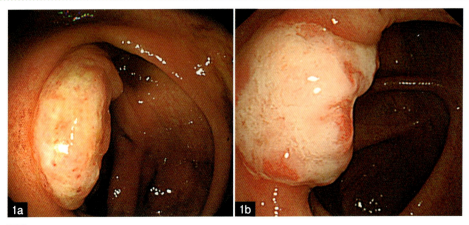

図1
　a, b：Bauhin弁上の潰瘍
　　潰瘍は境界明瞭で比較的浅く, Bauhin弁の狭窄や変形はみられない.

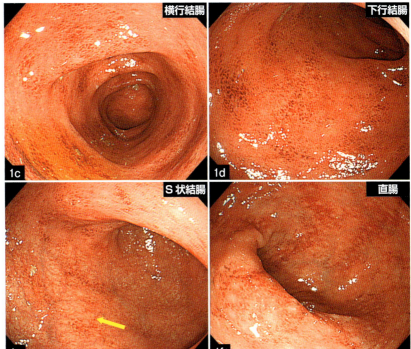

c〜f：病変の連続性と血管透見像

横行結腸から直腸まで（c〜f），比較的連続性に病変を認め一見潰瘍性大腸炎を疑わせるが，S状結腸（e）に血管透見（→）を伴う正常粘膜が観察される．また内視鏡所見はびらんではなく，粘膜内出血である．腸液の吸引培養から Campylobacter jejuni が検出された．

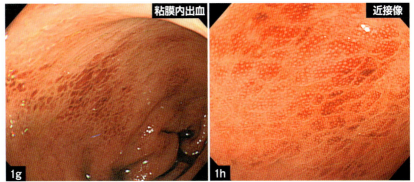

g，h：粘膜内出血

斑状や点状の発赤がみられるが，潰瘍性大腸炎でみられる白苔を伴うびらんではなく，粘膜内出血である．潰瘍性大腸炎と異なり，赤みの中に正常腺管が視認される．

粘膜内出血の生検組織像（図2）

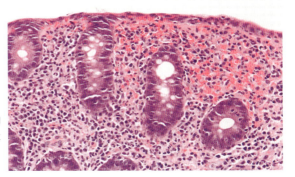

図2
好中球浸潤は目立つが，上皮は比較的保たれている．腺管のねじれも目立たない．
上皮直下に出血を認める．

6 サルモネラ腸炎

(金城　徹，伊良波淳，外間　昭)

👉 疾患概念
- 約2,500種の血清型があるが，*Salmonella enteritidis* や *S. typhimurim* が多い．
- グラム陰性無芽胞桿菌．
- 卵殻表面の汚染(on egg)と親鶏の卵管内に存在した菌が卵形成される過程で卵黄内に付着したまま排卵されるもの(in egg)の2種類がある．
- おもな症状は発熱，下痢，腹痛，嘔吐であり，時に血性下痢を認める．おもに組織侵入型の機序で症状を呈する．潜伏期間は比較的短く8〜48時間である．夏季に多く，通常は1〜2週間ほどで軽快する．
- 小児や高齢者，免疫不全者の場合，重症化し死亡することがある．菌血症にて肝障害，腎障害，髄膜炎，骨髄炎，関節炎，心内膜炎，動脈炎，多臓器不全などの報告がある．
- 基本的に抗菌薬は不要．重症例のみニューキノロン系薬剤を使用する．抗菌薬投与終了後に再排菌されることがあり，10日以上経過後に再度便培養で排菌を確認する．

👉 診断と鑑別のポイント

内視鏡所見として浮腫や粘膜内出血，びらん，潰瘍を認めるが，好発部位は終末回腸から上行結腸であり，直腸には比較的少ない(rectal sparing)のが特徴である．

もっとも重要な鑑別疾患に潰瘍性大腸炎があるが，まずはサルモネラ腸炎を疑わせる食事歴や症状の自然軽快があるかどうかで鑑別し，腹部エコーやCT検査では病変の主体が回盲部に多く，内視鏡検査では①直腸に病変が少ない，②浮腫や発赤などの所見が非連続性で血管透見が散見される，ことから鑑別できる．

症例1：60歳代，男性(図1)

傷んだ鶏卵を生で食した翌日より39℃台の発熱と間欠的な腹痛，10行/dayの水様性下痢で来院．同定菌：*Salmonella* sp.

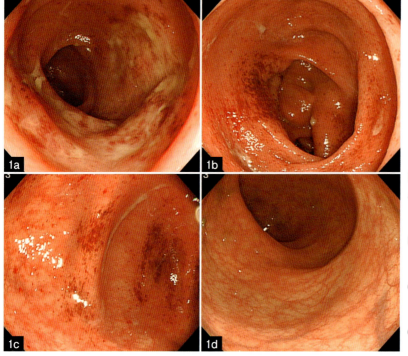

図1
a：回腸末端にみられた膿性粘液の付着と粘膜発赤やびらん．
b：回盲弁の著明な粘膜内出血と上行結腸の粘膜浮腫．
c：横行結腸に散在する粘膜内出血と血管透見される粘膜の一部．
d：直腸には病変がなく血管透見良好．

症例2：50歳代，男性（図2）

2日前より徐々に腹痛と水様性下痢（10行/day）が出現し，腹痛の増強を認めたため来院．とくに発熱は認めない．
同定菌：*Salmonella* sp.　O7群，Vi(−)

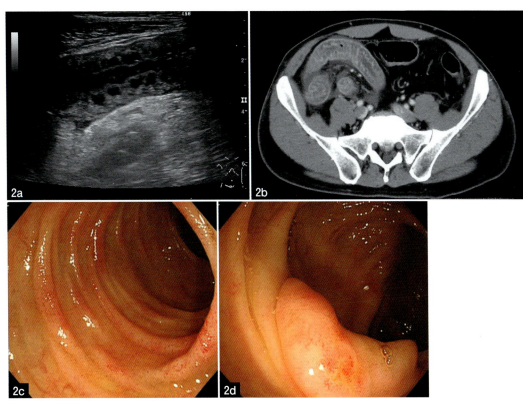

図2
a：回腸末端の腸管壁肥厚像（腹部エコー）
b：回腸末端の腸管壁肥厚像（腹部造影CT）
c：回腸末端の粘膜発赤
d：回盲弁の発赤・びらん

症例3：30歳代，女性（図3）

3日前より間欠的な腹痛と38℃台の発熱を認めた．来院当日より水様性下痢（5行/day）が出現したため来院．
同定菌：*Salmonella* sp.　O9群，Vi(−)

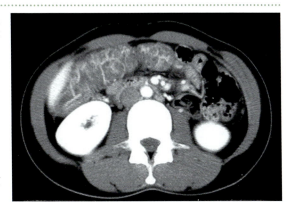

図3
上行結腸から横行結腸にかけて著明な腸管壁肥厚を認める．

7 エルシニア腸炎

(奥山祐右, 中津川善和, 吉田憲正)

👉 疾患概念

エルシニア腸炎の起因菌はグラム陰性桿菌である *Yersinia enterocolitica* と *Yersinia pseudotuberculosis* の2種が挙げられる. 経口的に小腸へ侵入した後, 増殖し回腸末端のパイエル板から腸管の粘膜下層, さらに腸間膜リンパ節にて増殖し局所の炎症を引き起こす. 症状として下痢, 腹痛, 発熱などのほか, 皮疹, 関節痛, 肝・腎障害など全身性の症状を呈することもある[1].

👉 診断と鑑別のポイント

本症の確定診断は糞便や血液, 粘膜などの細菌培養から本菌を分離することが必要である. しかし, 便細菌培養による本菌の陽性率は低く, 粘膜生検組織を低温培養するなどの工夫が必要である[2]. 本症の画像所見として, 腹部超音波やCT検査にて回腸末端部に比較的限局した腸管壁の肥厚とリンパ節腫大を認める(図1). 内視鏡所見としては, 回腸末端部に浮腫状の粘膜を背景に白苔を伴う小潰瘍やびらんを認める(図2). 病変部位はほぼパイエル板に一致するが, 盲腸や上行結腸にも散在するリンパ濾胞の増生や小アフタを認める(図3). 鑑別疾患としてはクローン病, 腸結核, 悪性リンパ腫などが挙げられる. エルシニア腸炎にみられる潰瘍性病変はクローン病にみられる縦走所見や悪性リンパ腫にみられる粘膜下腫瘍様隆起所見に乏しく, 腫大したパイエル板を背景に斑状の発赤, びらんが不規則に散在することが多い[3].

文献

1) 佐々木健治, 飯塚政弘, 白根研二, 他:エルシニア感染症. 綜合臨牀 2002;51:3009-3012
2) 奥山祐右, 清水誠治, 孝橋道敬, 他:エルシニア腸炎の病像について―画像所見を中心として. 胃と腸 2008;43:1621-1628
3) 奥山祐右, 野田豊和, 榎 泰之, 他:エルシニア腸炎―画像所見と診断の要点. 消化器内視鏡 2010;22:1245-1250

エルシニア腸炎の腹部CT所見(図1)

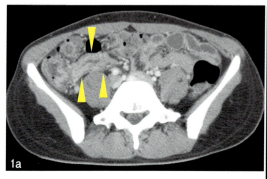 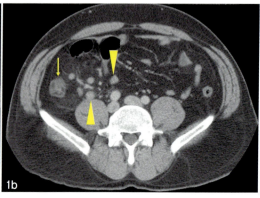

図1
a:回腸末端部に比較的限局した壁肥厚を認める(矢頭).
b:腫大した腸間膜リンパ節を散在性に認める(矢頭). 右側結腸の壁肥厚を伴う(矢印).

エルシニア腸炎の回腸末端部内視鏡検査所見(図2)

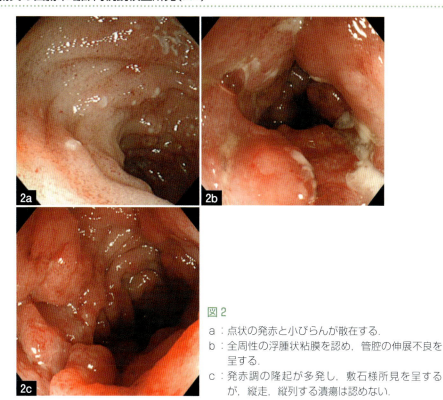

図2
a：点状の発赤と小びらんが散在する．
b：全周性の浮腫状粘膜を認め，管腔の伸展不良を呈する．
c：発赤調の隆起が多発し，敷石様所見を呈するが，縦走，縦列する潰瘍は認めない．

エルシニア腸炎の大腸内視鏡検査所見(図3)

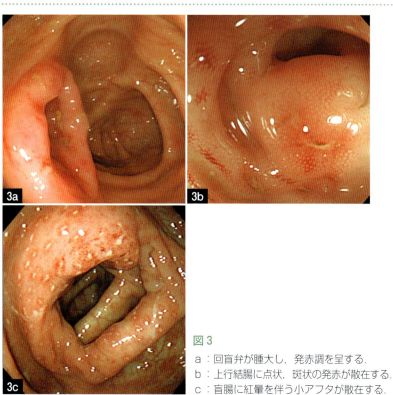

図3
a：回盲弁が腫大し，発赤調を呈する．
b：上行結腸に点状，斑状の発赤が散在する．
c：盲腸に紅暈を伴う小アフタが散在する．

8 病原性大腸菌腸炎

(頼岡　誠, 八尾恒良)

👉 疾患概念

　O157に代表される腸管出血性大腸菌(enterohemorrhagic *Escherichia coli*；EHEC)は，動物肉や野菜，魚介類を介した経口感染や水系感染などを感染経路とし，非EHECは乳児下痢症，旅行者下痢症の原因として知られる．感冒様症状に続いて嘔気，腹痛，下痢などの食中毒症状にとどまらず，出血性大腸炎や溶血性尿毒症症候群を引き起こし，また二次感染が少なくないことから臨床上注意を要する消化管感染症である．本稿では代表的なEHECであるO157感染症について述べる．

👉 診断と鑑別のポイント

　O157出血性腸炎では内視鏡検査で特徴的な所見がみられ，その所見からO157が起因菌であることが推定可能である[1]．鑑別疾患としては虚血性大腸炎，抗生物質起因性出血性大腸炎，潰瘍性大腸炎(UC)，その他の感染症が挙げられる．

　病変部位は盲腸から遠位大腸に及ぶが，病勢は右側結腸でもっとも強く高度浮腫による管腔狭小化，発赤，びらん，潰瘍，易出血性がみられ，左側結腸に移行するにつれて病勢は減弱する(炎症勾配)[2]．また，約半数の症例で横行結腸や下行結腸に縦走・縦列する潰瘍やびらんがみられる[1]．終末回腸にはほとんど病変がみられないことも特徴の一つである．

　上記の特徴を示す典型例では診断は容易であるが，重要な鑑別疾患の一つであるUCとの鑑別は，① 右側結腸優位の炎症勾配，② 病変に健常粘膜が介在する，③ 縦走・縦列する発赤，びらん，潰瘍などがポイントとなる．

文献
1) 滋野　俊，赤松泰次，藤森一也，他：腸管出血性大腸菌感染症．胃と腸 2008；43：1613-1620
2) Shigeno T, Akamatsu T, Fujimori K, et al：Evaluation of colonoscopic findings in patients with diarrheagenic Escherichia coli-induced hemorrhagic colitis. Dig Endosc 2008；20：123-129

症例：20歳代，男性

　主訴：頻回の水様性血便，腹痛，微熱
　現病歴：2日前より主訴を認め当院来院．採血上，白血球数 14,000/mm^3，CRP 1.21 mg/dL と炎症所見を認め主訴と併せて感染性腸炎を疑い入院．
　入院経過：腸管安静のため絶食とし補液を行い，レボフロキサシン内服を開始した．入院3日目には症状軽快し炎症所見も改善したため摂食を開始．その後も経過良好で入院7日目に退院となった．入院時の便培養でO157，志賀毒素Stx1，Stx2を認めた．入院経過中に溶血性尿毒症症候群(HUS)を示唆する所見はなかった．

大腸内視鏡検査(第3病日)

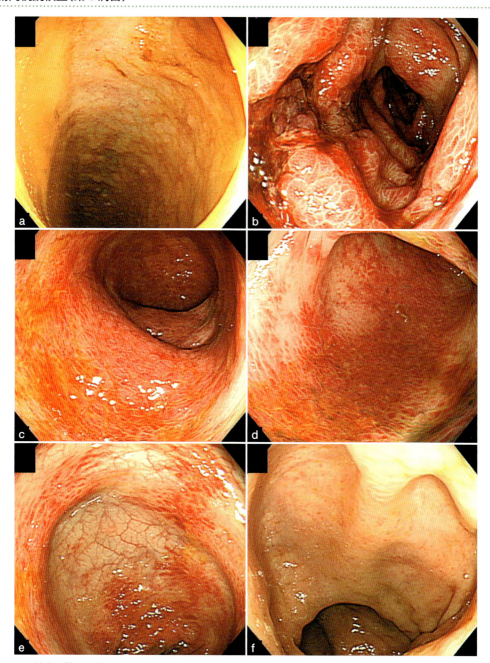

- a：終末回腸：異常所見は認めない．
- b：上行結腸：著明な浮腫のため管腔狭小化をきたし，全周性・高度の発赤，びらん，易出血性を認める．
- c：横行結腸(肝彎曲部)：上行結腸に比べ浮腫は軽くなり狭小化はないものの，全周性に高度発赤を認める．
- d：下行結腸(脾彎曲部)：縦走する帯状の発赤を認める．
- e：S状結腸：散在性に発赤を認め，介在粘膜は正常である．
- f：直腸：異常所見は認めない．

9 サイトメガロウイルス腸炎（潰瘍性大腸炎合併以外） (佐野弘治, 大川清孝)

疾患概念

サイトメガロウイルス（cytomegalovirus；CMV）は，ヘルペス科ウイルスで，おもに周産期に母親から感染し，潜伏・持続感染する．免疫力低下により再活性化されて腸炎が起こり，下痢，血便，腹痛などの症状が生じる．AIDS患者，臓器移植患者，ステロイド薬・免疫抑制薬・抗癌薬を投与されている患者，手術後患者，透析を受けている患者，重症患者などで発症することが多い[1]．

診断と鑑別のポイント

CMV腸炎の特徴は打ち抜き様潰瘍が知られているが，潰瘍形態は多彩であり，大きさや深さもさまざまである．内視鏡診断のポイントは，①打ち抜き様潰瘍，帯状潰瘍，輪状傾向潰瘍，縦走潰瘍などでは本症の可能性を考える，②二段潰瘍がある場合は本症の可能性を考える，③回盲弁上や下部直腸の潰瘍では本症の可能性を考える，などである．潰瘍性大腸炎との鑑別点は，CMV腸炎は直腸から連続性にみられない，潰瘍周囲に血管透見がみられる，ほかの部位にも打ち抜き様潰瘍がみられる，などである[2]．クローン病との鑑別は，CMV腸炎では，敷石状所見を示さない，多彩な形態のびらん・潰瘍がある，痔瘻や肛門周囲膿瘍などの肛門病変を呈することが少ない，などである[3]．

文献
1) 大川清孝, 佐野弘治：サイトメガロウイルス腸炎. 胃と腸 2012；47：586-589
2) 大川清孝, 青木哲哉, 上田 渉, 他：潰瘍性大腸炎と感染性腸炎の鑑別. 臨床と研究 2014；91：1012-1016
3) 佐野弘治, 大川清孝, 青木哲哉, 他：サイトメガロウイルス（CMV）腸炎. 日本臨牀 2012；70（増刊号）：596-599

CMV腸炎に特徴的な内視鏡像

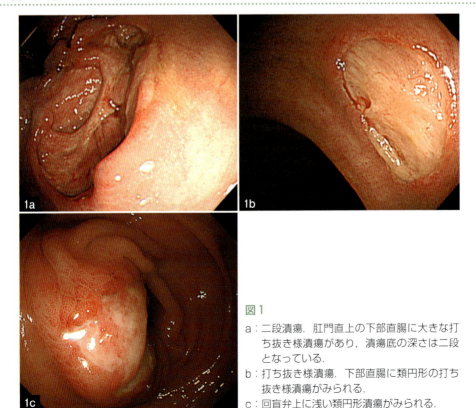

図1
a：二段潰瘍．肛門直上の下部直腸に大きな打ち抜き様潰瘍があり，潰瘍底の深さは二段となっている．
b：打ち抜き様潰瘍．下部直腸に類円形の打ち抜き様潰瘍がみられる．
c：回盲弁上に浅い類円形潰瘍がみられる．

潰瘍性大腸炎と鑑別を要した症例

70歳代男性,関節リウマチ,糖尿病で入院した.1週間前から便10回/dayとなったため内視鏡検査を施行した.盲腸から直腸まで粘膜は粗糙で,血管透見が不良であった.横行結腸に打ち抜き様潰瘍があり,生検で核内封入体を認めた.

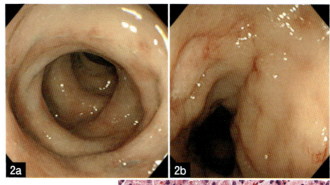

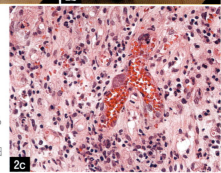

図2
a:S状結腸は,血管透見が不良で小びらんが散在している.
b:横行結腸は,血管透見が不良であるが,打ち抜き様潰瘍がみられる.
c:生検では,細血管の内皮細胞に大型で核内封入体を疑わせる細胞がみられる.

クローン病と鑑別を要した症例

50歳代男性,慢性腎不全で1カ月半前に生体腎移植を行った.血便のため内視鏡検査を施行した.全大腸に潰瘍が散在し,縦走,打ち抜き様,輪状傾向などの多彩な潰瘍がみられた.

図3
a:上行結腸に輪状潰瘍がみられる.
b:上行結腸に縦走潰瘍がみられる.
c:横行結腸に縦走傾向の不整形潰瘍がみられる.

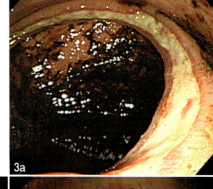

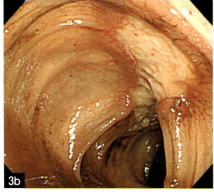

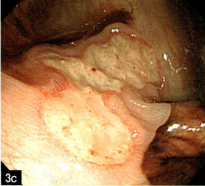

10 腸結核

（阿部光市，青柳邦彦）

👉 疾患概念

　腸結核は原発性と続発性に分けられ，原発性は腸以外の部位に病変を認めないもの，続発性は他臓器とくに肺に結核病巣があるものをいう[1]．腸結核の感染経路は管内性が大部分を占める．大気中や喀痰に含まれた結核菌は，嚥下後に胃を通過して腸管に達して，腸管粘膜内のリンパ濾胞に侵入し，結核結節を形成する．結核結節は中心部が乾酪壊死に陥り，壊死物質が排泄され潰瘍を形成する．潰瘍は融合して大きな潰瘍を形成し，さらに腸管の短軸方向に走行するリンパ管に沿って広がるため輪状を呈する．

👉 診断と鑑別のポイント

　腸結核とクローン病の鑑別が問題となる要因として，慢性の経過をとること，病変分布（回腸・回盲部に好発する）および病変形態（区域性，非連続性）の類似性が挙げられる．慢性に経過する腸炎で，腸結核と鑑別を要する疾患を表に示す[2]．

　腸結核の画像診断は潰瘍の形態，萎縮瘢痕帯，特徴的な腸管の変形によってなされる．潰瘍の典型像は輪状・帯状潰瘍で，潰瘍辺縁に紅暈を伴う．ただし，潰瘍の形態は活動性腸結核の肉眼形態を8型に分類した黒丸分類[3]によると多彩な形態を呈する．そのため，クローン病との鑑別には潰瘍の形態のみならず，他の所見すなわち萎縮瘢痕帯や特徴的な腸管変形も重要となってくる．

表

	腸結核	クローン病	アメーバ性大腸炎	非特異性多発性小腸潰瘍症	非ステロイド性抗炎症剤（NSAID）起因性腸潰瘍	Behçet病
腸潰瘍の基本形態	輪状潰瘍	縦走潰瘍敷石像	不整形小潰瘍	輪走・斜走	輪状	類円形
腸潰瘍の好発部位	下部小腸〜右側大腸	下部小腸〜大腸	直腸，盲腸	終末回腸を除く中下部小腸	下部小腸〜右側大腸	回盲部
萎縮瘢痕帯	あり	なし	なし	なし	なし	なし
炎症性ポリープ	小さい散在	大きめ密集傾向	なし	なし	なし	なし
特徴的な臨床像	他部位結核	肛門部，上部消化管病変	粘血便海外渡航歴	慢性貧血	薬物使用歴	口内炎，陰部・眼・皮膚病変

〔青柳邦彦，他：IBD Research 2009；3：128-132[2]より引用〕

文献

1) 大川清孝：細菌感染症　腸結核．大川清孝，清水誠治 編：感染性腸炎 A to Z（第2版）．2012, pp114-125, 医学書院，東京
2) 青柳邦彦，江口浩一：腸結核の現況．IBD Research 2009；3：128-132
3) 黒丸五郎：腸結核症の病理．結核新書(12)．1952, pp28, 医学書院，東京

X線造影検査

　X線検査は客観的に評価できることから，腸管の変形所見（輪状狭窄，腸管の短縮，ハウストラの消失や回盲弁の開大）の診断に優れている（図1）．

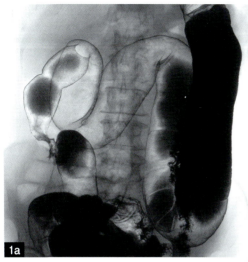
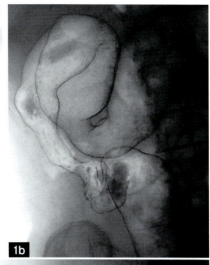
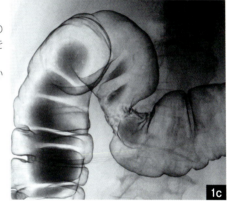

図1　注腸造影所見
a：左半結腸と比較して，肝彎曲部から上行結腸のハウストラは消失しており，上行結腸の短縮を認める．
b：上行結腸と盲腸の粘膜は萎縮しており，回腸から上行結腸の直線化を認める．
c：輪状狭窄を認める．

内視鏡検査

　潰瘍は輪状（図2a）を呈し，潰瘍辺縁に紅暈および潰瘍周囲には炎症性の小ポリープを認める（図2b）．また，潰瘍が自然治癒することにより生じる潰瘍瘢痕を含む広範な粘膜萎縮いわゆる萎縮瘢痕帯の所見（図2c）や回盲弁の開大（図2d）も重要である．さらに，未治療の段階では活動期から瘢痕期までさまざまな時相の潰瘍を認めることがある．

図2　大腸内視鏡像
a：上行結腸．輪状に配列する小潰瘍を認める．
b：aの近接像．潰瘍辺縁に紅暈および潰瘍周囲には炎症性ポリープを認める．
c：盲腸．萎縮瘢痕帯を認める．　d：盲腸．回盲弁の開大を認める．

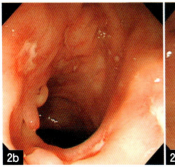
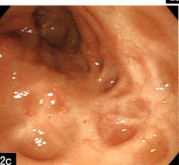
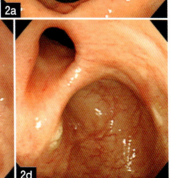

11 クラミジア直腸炎

（池谷賢太郎，丸山保彦，花井洋行）

疾患概念

クラミジア直腸炎は，性感染症の起因病原体である *Chlamydia trachomatis*（C. t.）の直腸感染により引き起こされる直腸炎である．自覚症状は，少量の血便や軽度の腹痛など軽微かつ慢性的であり，無症状で偶発的に発見されることもある．治療は性器クラミジア症に準じるが，治療抵抗例，再燃例も多い．

診断と鑑別のポイント

内視鏡所見では，"イクラ状粘膜"と称される下部直腸に集簇する半球状小隆起が典型である[1]．隆起の丈や密度は病勢により増減し，隆起頂部や隆起間にアフタを有することもある[2]．本疾患を疑った場合，肛門からの直腸粘膜擦過診による C. t. 検出により診断を行う．

鑑別疾患としては，潰瘍性大腸炎（UC），lymphoid follicular proctitis（LFP），直腸 MALT リンパ腫や multiple lymhomatous polyposis（MLP）など，直腸に慢性のリンパ濾胞増殖性病変を呈する疾患が挙げられる．本疾患の隆起が，比較的均一で癒合傾向に乏しく，下部直腸に限局することはこれら疾患との鑑別点となりうる．とくに UC との鑑別が問題となるが，UC では，本疾患に比し背景粘膜にも炎症所見を有し，病変範囲内の粘膜が浮腫状であることも多い．また，虫垂開口部病変や skip lesion，紅暈を伴うアフタ様病変など，本疾患ではみられない付随所見の有無をとらえることも鑑別のポイントとなる[3]．

文献
1) 池谷賢太郎，丸山保彦，景岡正信，他：感染性腸炎の最近の知見―クラミジア直腸炎．胃と腸　2008；43：1663-1669
2) 丸山保彦，池谷賢太郎：クラミジア直腸炎．消化器内視鏡　2010；22：1295-1298
3) 村野実之，井上拓也，倉本貴典，他：潰瘍性大腸炎の初期病変―内視鏡的特徴と鑑別診断．胃と腸　2009；44：1492-1504

注腸 X 線検査（図1）

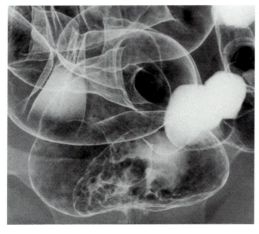

図1　下部直腸に限局した小隆起の集簇を認める
〔池谷賢太郎，他：胃と腸　2008；43：1663-1669[1]より転載〕

大腸内視鏡検査

内視鏡像では，下部直腸優位に半球状小隆起の集簇する所見が特徴である（図2a, b）．隆起のサイズは比較的均一であり，肛門に近いほど所見が顕著であることが多い．隆起の丈や密度は治療反応性や病状により軽減，増悪する（図2c, d）．病変部粘膜は易出血性であり，隆起頂部や隆起間にびらんを有することもある（図3, 4）．易出血性の粗糙粘膜を呈し，隆起が不均一な症例（図4）や，隆起の丈が低い症例（図5）では UC との鑑別を要する．

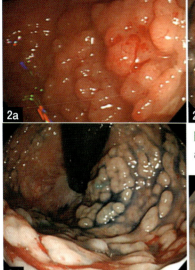
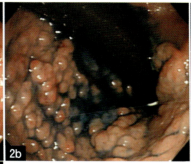
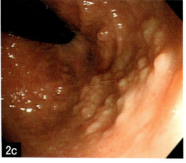

図2 典型例 〔池谷賢太郎,他：胃と腸 2008；43：1663-1669[1]より転載〕
a, b：治療前内視鏡像. c：治療後内視鏡像. d：再燃時内視鏡像.

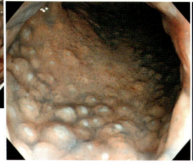

図3 隆起頂部にびらんを伴った症例
〔池谷賢太郎,他：胃と腸 2008；43：1663-1669[1]より転載〕

図4 隆起の形態が不均一な症例
隆起間にびらんも認めている.

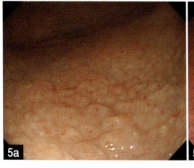
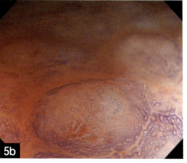

図5 隆起の丈が低い症例
〔池谷賢太郎,他：胃と腸 2008；43：1663-1669[1]より転載〕
a：通常内視鏡像.
b：拡大観察像. 腺管構造が不明瞭となりⅠ型pitは疎となっている.

病理組織像（図6）

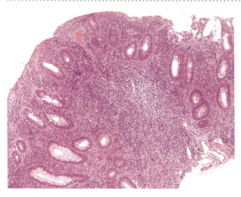

図6
病理学的には非特異的なリンパ濾胞炎であり，リンパ濾胞の増生，慢性炎症細胞浸潤を認める. 上皮は一部で脱落，腺管構造の破壊もみられ，拡大内視鏡所見と一致する.
〔丸山保彦,他：消化器内視鏡 2010；22：1295-1298[2]より転載〕

12 アメーバ性腸炎

（堀木紀行，藤田善幸，竹井廉之）

👉 疾患概念

アメーバ性腸炎は，原虫である赤痢アメーバ（*Entamoeba histolytica*）のシスト（感染嚢子，cyst）を経口的に摂取し，シストが下部回腸で栄養型となり多くは盲腸～上行に定着した後に増殖し，びらんや潰瘍などの大腸炎を起こす病態である．重症化すると中毒性巨大結腸症，腸管穿孔，腸管壊死，腹膜炎，敗血症などを起こす．また，経門脈的に播種し，肝・肺・脳など大腸以外の臓器に膿瘍を形成し重篤な症状を呈する場合もある．一部の症例では炎症性腸疾患と類似した内視鏡所見をとり，誤診によるステロイド投与は重症化を引き起こすため注意が必要である．

👉 診断と鑑別のポイント

特徴的な内視鏡所見もさることながら，病変の分布が重要で，盲腸だけに所見を呈することもまれではなく，そのためには全大腸の内視鏡観察が重要である．とくにIBDとの鑑別には回腸末端部までの挿入が好ましい．病変は盲腸～上行結腸とS状結腸～直腸に頻発し，これに対して回腸末端部，横行結腸，下行結腸に病変が乏しいことは鑑別にきわめて有用である[1]．内視鏡所見としては，易出血性の不整な形をしたびらんや潰瘍，粘膜発赤がみられ，特徴的な所見として，黄色調の滲出性を伴うたこいぼ様あるいはへびたま様（たこいぼ変化の大きなもの）病変がみられる[1]．

内視鏡検査時の腸管洗浄液回収による直接塗抹法による栄養型同定が簡便で即時に診断が可能であるが，どこの施設でも検査が可能ではなく，また施設間で同定率に差がみられる．検出率を上げるコツは，病変周囲，とくに上述の特徴的所見がみられる部分から滲出物をできるだけ回収すること，検体量が少ない場合は生理食塩水で病変部を強く洗浄して付着している滲出物を回収することで，必要に応じて盲腸～上行結腸とS状結腸～直腸の2カ所より行うことで同定率がさらに向上する．潰瘍辺縁生検のPAS染色病理診断と血清アメーバ抗体法も併用して行うことが重要である．

文献
1) Horiki N, Furukawa K, Kitade T, et al：Endoscopic findings and lesion distribution in amebic colitis. J Infect Chemother 2015；21：444-448

典型的な大腸内視鏡画像（図1～4）

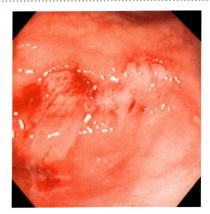

図1　白色調の滲出物を伴う易出血性の不整な形をした浅い潰瘍

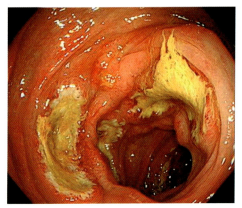

図2　黄白色調の滲出物を伴う不整な形をした比較的大きな多発性潰瘍

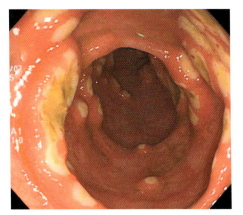

図3 黄白色調の滲出物を伴う大小不同なたこいぼ様びらん

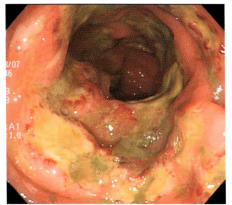

図4 黄白色調の滲出物を伴う大小不同な潰瘍性病変で，へびたま様である

潰瘍性大腸炎（UC）と鑑別を要する大腸内視鏡画像（図5〜8）

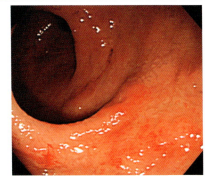

図5 粘膜発赤と血管透見像の消失がありUC様であるが，微細顆粒状のびらんや膿性粘液の付着がみられない点が典型的なUCとは異なる．

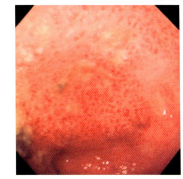

図6 斑状粘膜発赤と血管透見像の消失がありUC様であるが，微細顆粒状のびらんが典型的なUCとは異なる．

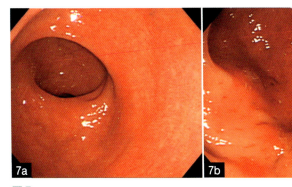

図7 S状結腸に粘膜発赤と血管透見像の消失がみられ（a），直腸では粘膜発赤と血管透見像の消失に加えてびらんもみられており，これらの画像のみではUCとの鑑別が難しい．

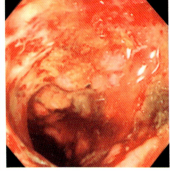

図8 全大腸炎型の重症アメーバでは，重症のUCと鑑別が難しいことがある．しかし，直接塗抹法にて容易に栄養型アメーバを確認することができ，即座にアメーバの診断が可能である．

13 虚血性大腸炎

（森山智彦，樋田理沙，江﨑幹宏）

👉 疾患概念

虚血性大腸炎（ischemic colitis）は，主幹動脈の明らかな閉塞を伴わず，粘膜における可逆性の血流障害によって生じる区域性の急性特発性大腸炎で，発症には腸管内圧上昇の関与も推察されている．突然の腹痛とそれに引き続く下痢・下血が典型的な臨床徴候である．臨床経過より一過性型，狭窄型，壊疽型に分類されるが，一過性型が圧倒的に多い[1]．近年では壊疽型を除外し，一過性型と狭窄型を虚血性大腸炎とすることが一般的である．

👉 診断と鑑別のポイント

直腸を除く左側大腸が好発部位で，発症直後の注腸X線造影検査では区域性の浮腫像がみられる．内視鏡検査では腸管浮腫に加えて浅い縦走潰瘍やびらん，周囲粘膜の発赤を認める．組織学的には間質の浮腫，陰窩の変性・壊死，炎症細胞浸潤などがみられ，陰窩の"立ち枯れ様所見"が特徴的である．本症の縦走潰瘍はクローン病に比べて浅く，白苔が盛り上がったような所見を呈することも多く，潰瘍辺縁に炎症性ポリープを伴わない．また，潰瘍は結腸紐に一致して発生する傾向がある[2]．大川らは，本症急性期には潰瘍周囲粘膜に白い線で区切られたうろこ状模様の発赤粘膜が高頻度に認められることを報告している[3]．潰瘍性大腸炎とは，発赤や潰瘍が縦走する点，直腸や右側結腸に病変が及ぶことはまれな点が異なる．対症療法で自然軽快することが多いことも本症の特徴である．

文献

1) 飯田三雄, 松本主之, 廣田千治, 他：虚血性腸病変の臨床像―虚血性大腸炎の再評価と問題点を中心に. 胃と腸 1993；28：899-912
2) 岩下明徳, 黒岩重和, 遠城寺宗知, 他：虚血性大腸炎と閉塞性大腸炎の病理. 日本大腸肛門病会誌 1981；34：599-616
3) 大川清孝, 佃 博, 青木哲哉, 他：虚血性大腸炎急性期の内視鏡像の検討. Gastroenterol Endosc 2004；46：1323-1332

大腸内視鏡検査

虚血性大腸炎の診断にもっとも有用な検査で，生検のみならず，腸粘膜培養の検体も採取できる．

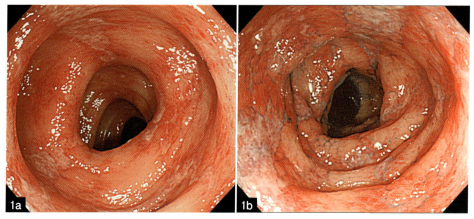

図1
a：下行結腸に浮腫と浅い縦走潰瘍，発赤粘膜を認める．
b：色素散布像．潰瘍周囲の粘膜に浮腫状変化を認める．

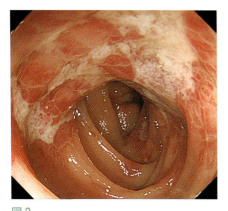

図2
　浮腫と浅い縦走潰瘍を認める．潰瘍周囲には白線で囲まれた発赤を伴っている．

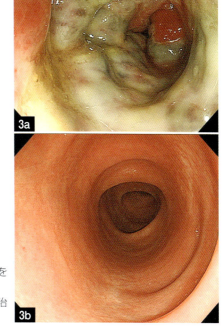

図3
a：高度の粘膜浮腫に加え，厚い白苔を伴った全周性潰瘍を認める．
b：5週間後の内視鏡像．潰瘍瘢痕は認めるものの完全に治癒し管腔狭小化は認めない．

注腸X線造影検査

腸管浮腫や狭窄，罹患範囲の評価に有用であり，内視鏡挿入困難例でも評価可能である．

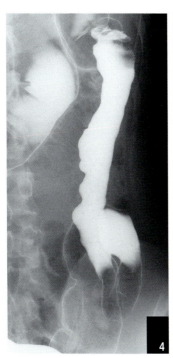

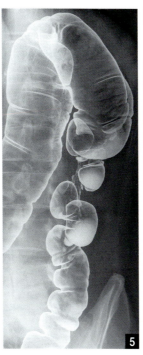

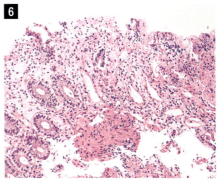

図6　急性期の生検組織所見
　陰窩が構造を残しながら壊死に陥る"立ち枯れ様所見"を認める．

図4　急性期の注腸造影所見
　下行結腸に区域性の腸管浮腫を認める．

図5　狭窄型の治癒期における注腸造影所見
　下行結腸に囊形成を伴う区域性の管状狭窄を認め，狭窄部およびその前後の大腸にも縦走潰瘍瘢痕を認める．

14 腸間膜静脈硬化症

（大津健聖，平井郁仁，岩下明徳）

疾患概念

腸間膜静脈硬化症（mesenteric phlebosclerosis；MP）は，腸管膜静脈の石灰化による大腸の静脈性虚血を病態とする慢性炎症性疾患である．一般的な症状としては腹痛や下痢が多いが，狭窄が進行すると腸閉塞を併発することもある．病因は明らかではないが，本症を発症した症例の多くが山梔子を含有する漢方薬を長期間内服している生活歴を有していることがわかっており，漢方薬との関連が示唆されている[1]．

診断と鑑別のポイント

本症の病変は右側結腸に好発する．単純X線やCTでは，右側結腸を中心とした腸管周囲に石灰化が認められ，診断に有用である．内視鏡検査では，暗青銅色の色調変化をきたし，皺襞の腫大と半月ひだの消失を認める．重症化すると潰瘍を形成し，管腔は狭小化する．広範囲罹患例では直腸にまで病変が及ぶため，潰瘍性大腸炎との鑑別が必要となる．注腸X線検査では，腸管壁に沿った壁外の石灰化が観察可能である．また，腸管辺縁の変形や伸展不良が認められ，拇指圧痕像や重症例では腸管の狭小化が顕著となる．これらの形態学的所見と病理組織学的所見にて確定診断されるが，MPには明確な診断基準は存在しない．一般的にはYaoら[2]とIwashitaら[3]が報告した臨床および病理学的特徴が参考とされている．

文献

1) 大津健聖，松井敏幸，西村　拓，他：漢方薬内服により発症した腸間膜静脈硬化症の臨床経過．日消誌　2014；111：61-68
2) Yao T, Iwashita A, Hoashi T, et al：Phlebosclerotic colitis：value of radiography in diagnosis — report of three cases. Radiology　2000；214：188-192
3) Iwashita A, Yao T, Shlemper RJ, et al：Mesenteric phlebosclerosis：a new disease entity causing ischemic colitis. Dis Colon Rectum　2003；46：209-220

下部消化管内視鏡検査

内視鏡所見では，特徴的な色調を呈する．軽症例では，青銅色調を呈し，半月ひだはやや浮腫状に腫大する（図1a）．さらに進行すると，半月ひだは消失し，色調も暗青銅色になる（図1b）．重症例では，潰瘍形成を伴いながら管腔狭小化を認めるようになる（図1c）．

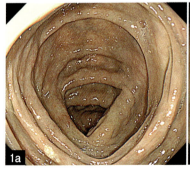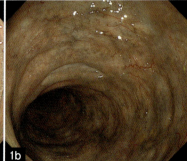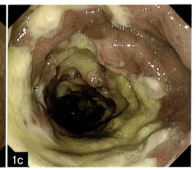

図1
〔a：西村　拓，松井敏幸，平井郁仁，他：Idiopathic mesenteric phlebosclerosis（特発性腸間膜静脈硬化症）の経過．胃と腸　2009；44：191-205 より転載〕
〔c：大津健聖，松井敏幸，西村　拓，他：漢方薬内服により発症した腸間膜静脈硬化症の臨床経過．日消誌　2014；111：61-68[1] より転載〕

X線検査

X線検査では，腸管周囲の特徴的な全体像所見を観察できる．軽症例では，右側結腸を中心に拇指圧痕様変化を認め，腸管の伸展はやや不良となる（図2a）．さらに進行性に増悪すると，管腔は狭小化し，高度の壁伸展不良をきたす．腸管に沿って，著明な石灰化を伴っていることも特徴である（図2b, c）．口側ほど高度の病変が認められ，肛門側では所見に乏しいことが多い．

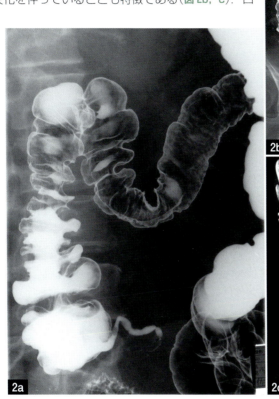

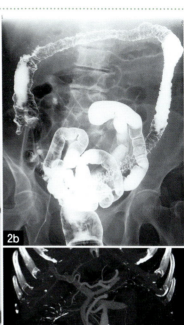

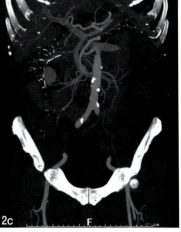

病理組織学的所見

HE染色では，粘膜固有層に好酸性の沈着物を認める（図3a）．EMG染色，MT染色（図3b, c）では，血管周囲を中心に，間質に膠原線維沈着を認める．

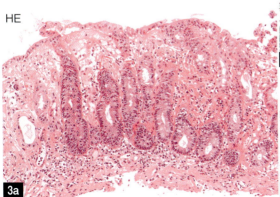

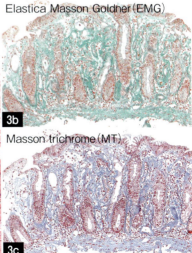

15 非特異性多発性小腸潰瘍症

(平井郁仁)

👉 疾患概念

　非特異性多発性小腸潰瘍症(chronic non-specific multiple ulcers of the small intestine；CNSU)は，小腸の多発潰瘍からの持続する潜出血により，慢性の小球性低色素性貧血，低蛋白血症をきたす疾患である．本邦から提唱されたまれな疾患であり，比較的若年者に発症することが多い[1]．原因不明の炎症性疾患とされてきたが，近年，遺伝性疾患であることが指摘されている[2]．

👉 診断と鑑別のポイント

　CNSUの診断基準(案)は，特徴的な臨床像，X線・内視鏡所見，切除標本の特異的所見の項目で構成されている[3]．鑑別疾患としてはクローン病(CD)，腸結核，腸管ベーチェット病，薬剤性腸炎などが重要である．

　小腸病変は，回腸末端以外の回腸に好発し，狭い範囲にUl-1もしくはUl-2に留まる浅い潰瘍や変形，狭窄として認められる．明らかな偏在性を示さないが，輪状〜斜走に配列する傾向があり，介在粘膜は正常で，通常は潰瘍辺縁に炎症性ポリープなどの隆起は伴わない．これらの特徴は，もっとも重要な鑑別疾患であるCDとの鑑別ポイントである．輪状潰瘍を認める点では腸結核との鑑別を要するが，結核の不整な白苔と比べ，均一で潰瘍辺縁がきわめて鮮明であることが異なる．

文献

1) 八尾恒良, 飯田三雄, 松本主之, 他：慢性出血性小腸潰瘍；いわゆる非特異性多発性小腸潰瘍症. 八尾恒良, 飯田三雄 編：小腸疾患の臨床. 2004, pp176-186, 医学書院, 東京
2) Matsumoto T, Kubokura N, Matsui T, et al: Chronic nonspecific multiple ulcer of the small intestine segregates in offspring from consanguinity. J Crohns Colitis 2011; 5: 559-565
3) 松本主之：疾患概要・診断基準・診断基準画像 一覧. 難治性小腸潰瘍の診断法確立と病態解明に基づいた治療法探索. 平成27年度総括・分担報告書. 2015, pp3-13

小腸X線検査

　X線検査は変形や狭窄の描出に優れており，非対称性で，大小の彎入などの変形(図1a)が近接多発する所見は診断のうえで重要である．CNSUに特徴的な潰瘍は線状ないしテープ状の細長い潰瘍(図1b)で壁硬化像を伴うことが多い．

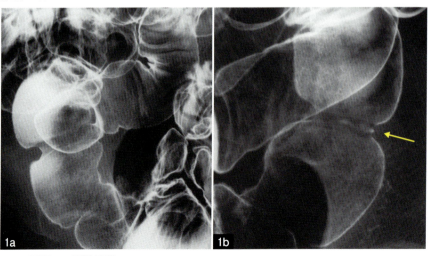

図1　回腸の二重造影像
a：非対称性の変形と大小の彎入が認められるが，CDに特徴的な偏側性変形は認めない．
b：テープ状の細長い潰瘍(←)が描出されている．境界は明瞭で，辺縁には硬化像を伴っている．

小腸内視鏡検査

経肛門的バルーン内視鏡では，前述した CNSU の特徴像が確認できる(図2a)．潰瘍は時に全周性となり(図2b)，栄養療法で改善すると狭窄が生じる(図2c)．アフタなど小病変に関しては，CD や NSAIDs 起因性小腸病変との鑑別が必要となる．CD では縦走配列，NSAIDs 起因性小腸病変では横走配列が認められることが多いが，CNSU では通常，一定の配列傾向や偏在性を示すことはない(図2d)．

カプセル内視鏡(CE)により特徴的な形態の潰瘍が描出されることもあるが(図2e, f)，狭窄による滞留の可能性があり，CNSU が疑わしい場合はパテンシーカプセルにて開通性の確認が必要である．

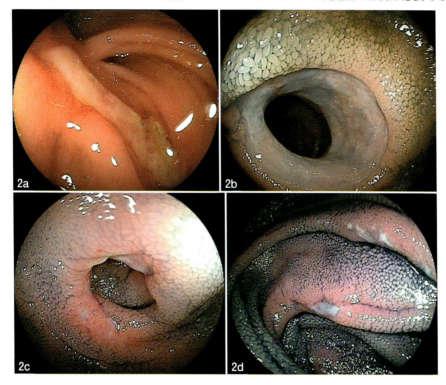

図 2
a：典型的なテープ状潰瘍．潰瘍と正常部の境界は明瞭で，辺縁には再生性変化はあるが，隆起は認めない．
b：全周性の浅い潰瘍で，潰瘍辺縁はきわめて鮮明で潰瘍周囲粘膜には炎症性変化はまったく認めない．
c：比較的高度の狭窄で，肛門側に斜走する浅い線状潰瘍を伴っている．狭窄部には活動性潰瘍が随伴してみられることが多い．
d：腸管の長軸方向に斜走傾向の線状瘢痕があり，近傍に小びらん，アフタを認めるが，配列に一定の傾向はない．

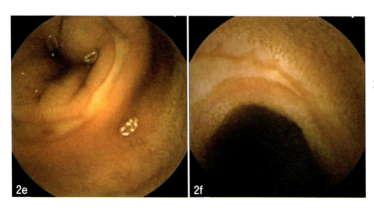

カプセル内視鏡
e：回腸に認めたテープ状潰瘍．潰瘍辺縁は鮮明で，粘膜剥離の様相を呈している．
f：辺縁整の細長い潰瘍を認める．周囲粘膜と潰瘍の移行部は鮮鋭であり，潰瘍のすぐ近傍の粘膜にも正常の絨毛が観察される．

16 腸管ベーチェット病，単純性潰瘍　（梁井俊一，松本主之）

👉 疾患概念

　腸管ベーチェット病（intestinal Beçhet's disease）と単純性潰瘍（simple ulcer）は，回盲部を好発とする深い下掘れ潰瘍（定型病変）を特徴とする炎症性腸疾患であり，腹痛，発熱，下血など多彩な症状を呈する．下掘れ潰瘍は，潰瘍口よりも潰瘍底が広い特徴を有する．加えて，アフタ性潰瘍，円形ないし不整形開放性潰瘍，敷石状外観様所見などの非定型病変がみられることもある．組織学的には非特異的な炎症所見にとどまる．ベーチェット病診断基準の完全型や不全型を満たす場合を腸管ベーチェット病，それ以外を単純性潰瘍と診断する．原因は不明であり，両疾患の異同に関してもいまだ一定のコンセンサスは得られていない[1〜3]．

👉 診断と鑑別のポイント

　回盲部に認められる円形または類円形の深い下掘れの潰瘍が典型的であり，打ち抜き潰瘍（punched-out ulcer）とも呼ばれる．鑑別疾患として，クローン病，腸結核，サイトメガロウイルス腸炎，NSAIDs起因性腸炎などが重要である．定型病変の発生部位と腸間膜付着部に一定の関係はなく，縦走配列もみられない点がクローン病との鑑別点である．また潰瘍のすぐ近傍に健常粘膜を認め，炎症性ポリープを伴うことは少ない．一方，非定型病変のみの腸管ベーチェット病では他疾患との鑑別が困難なことがある．その際は，胃・十二指腸病変や腸管外症状が鑑別に有用なことがある．

文献
1) 松本主之，江崎幹宏，久保倉尚哉，他：腸管 Behçet 病と単純性潰瘍．胃と腸　2011；46：1007-1015
2) Hisamatsu T, Naganuma M, Matsuoka K, et al：Diagnosis and management of intestinal Behçet's disease. Clin J Gastroenterol　2014；7：205-212
3) 久松理一，平井郁仁，松本主之，他：腸管ベーチェット病診療コンセンサス・ステートメント案（2013年改訂）．厚生労働科学研究費補助金難治性疾患等克服研究事業　腸管希少疾患病群の疫学，病態，診断，治療の相同性と相違性から見た包括的研究．平成25年度総括研究報告書．2014，pp32-37

X線造影検査（図1）

　内視鏡挿入が困難な場合や狭窄，瘻孔の評価にはX線造影検査が有用である．X線造影検査では類円形の深い下掘れ潰瘍がバリウム斑として描出される．

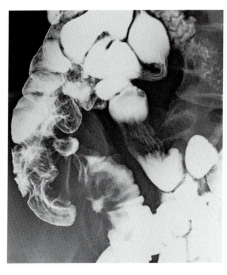

図1　回腸の圧迫像
　回盲部および終末回腸にバリウム斑と粘膜集中所見を認める．

内視鏡検査(図2)

　大腸内視鏡に加えて，ダブルバルーン内視鏡，カプセル内視鏡が本症の消化管病変の診断に有用である．好発部位の回盲部に加えて，小腸および大腸に単発ないし多発する類円形の下掘れ潰瘍を認める．潰瘍底は比較的平坦であるが，周堤様隆起や粘膜集中を伴うことが多い．このため，内視鏡観察が困難なこともある．潰瘍間の介在粘膜はほぼ正常であり，炎症性ポリープを伴うことは少ない．

図2
a：終末回腸に深い下掘れ潰瘍を認め，浮腫状の周堤様隆起を伴っている．
b：回盲部に潰瘍が認められ，バウヒン弁は変形し破壊されている．
c：回腸の不整形開放性潰瘍の色素散布像．
d：カプセル内視鏡で回腸に開放性潰瘍を認める．
e〜g：吻合部(e)や大腸(f, g)にも同様に深い下掘れ潰瘍を認める．

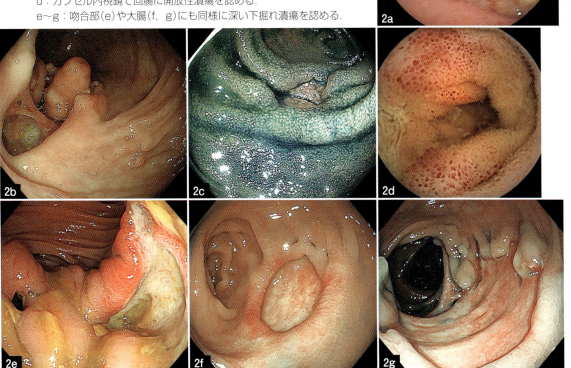

病　理(図3)

　非特異的な慢性活動性炎症を伴うUl-Ⅳの深い潰瘍が特徴である．潰瘍底は菲薄であり，穿孔のリスクが高い．

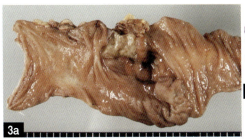
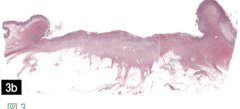

図3
a：回盲部切除固定後標本．回盲部に深い開放性潰瘍を認める．
b：Ul-Ⅳの潰瘍で，非特異的な慢性活動性炎症所見を認める．周囲脂肪織にも炎症細胞浸潤を伴う．

17 薬剤性腸炎（NSAIDs 起因性小腸病変・大腸病変） （蔵原晃一,松本主之,江﨑幹宏）

👉 疾患概念

　NSAIDs 起因性小腸病変・大腸病変は，低用量アスピリンを含む NSAIDs によって正常な小腸ないし大腸に惹起される粘膜病変と定義される[1),2)]．その肉眼像や病理組織像は非特異的な所見にとどまるため，診断はほかの薬剤性腸炎と同様に，NSAIDs 使用歴，病理組織学的・細菌学的除外診断と NSAIDs の使用中止による病変治癒による[1)〜3)]．

👉 診断と鑑別のポイント

　小腸病変は内視鏡所見として微小な粘膜欠損，小潰瘍，縦走潰瘍，輪状潰瘍や膜様狭窄（diaphragm-like stricture）など多彩な形態を呈するが，正常粘膜を介する多発性小潰瘍を呈することが多い[1)〜3)]．

　大腸病変は内視鏡所見から潰瘍型と腸炎型に分類される[2)]．潰瘍型は回盲部付近の深部大腸に多発する境界明瞭な潰瘍を特徴とする．まれに膜様狭窄合併を伴う．腸炎型は右半結腸を中心とする出血性大腸炎の形態を呈することが多い[2)]．

　小腸病変と大腸病変潰瘍型は，病変の介在粘膜が正常で炎症性ポリープなどの隆起を伴わない点が特徴でありクローン病やベーチェット病などとの鑑別に有用となる[2),3)]．また，小腸病変の輪状潰瘍や膜様狭窄合併例では非特異性多発性小腸潰瘍症，大腸病変腸炎型では抗菌薬関連大腸炎，潰瘍性大腸炎や各種感染性腸炎などとの鑑別を要するが[2),3)]，確診には薬剤使用歴の確認と病理組織学的・細菌学的除外診断が重要である．

文献

1) Matsumoto T, Kudo T, Esaki M, et al：Prevalence of non-steroidal anti-inflammatory drug-induced enteropathy determined by double-balloon endoscopy. A Japanese multicenter study. Scand J Gastroenterol 2008；43：490-496
2) 蔵原晃一，松本主之，八尾隆史，他：NSAIDs 起因性大腸病変．小腸病変を含めて．消化器内視鏡　2010；22：1262-1268
3) 蔵原晃一，河内修司，川崎啓祐，他：小腸潰瘍の鑑別診断．X 線診断を中心に．胃と腸　2014；49：1267-1281

NSAIDs 起因性小腸病変（図1）

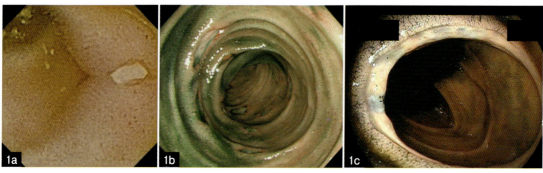

図1
a：カプセル内視鏡で下部小腸に小潰瘍を認める．境界明瞭な粘膜欠損である．
b：経肛門的ダブルバルーン内視鏡（DBE）で下部小腸に小潰瘍が多発している．介在粘膜は正常に見える．
c：下部小腸のケルクリングひだの頂部に境界明瞭で幅の狭い輪状潰瘍を認める．周囲の粘膜は正常に見える．

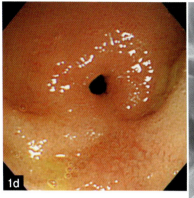
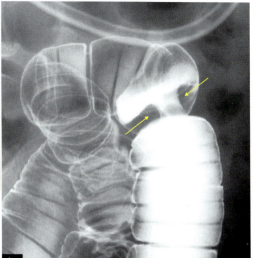

図1
d：下部小腸の膜様狭窄．狭窄は pin-hole 状．
e：dの小腸X線二重造影像．膜様狭窄（矢印）．背景粘膜は正常に見え隆起の所見は認めない．

NSAIDs 起因性大腸病変（図2）

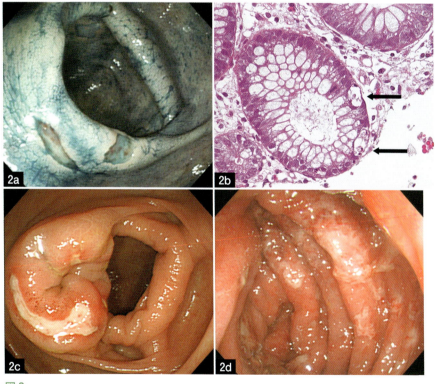

図2
a：潰瘍型．回盲弁付近の大腸に境界明瞭な潰瘍が多発している．背景粘膜は正常に見える．
b：aの潰瘍辺縁から施行した生検病理組織標本．中等度の非特異的な炎症細胞浸潤を認め，軽度の核腫大とアポトーシス小体（矢印）を認めた[2]．
c：潰瘍型．回盲弁上に境界明瞭な潰瘍が多発している．
d：腸炎型．右半結腸中心に出血性大腸炎の所見を認めた（写真は上行結腸）．ほぼ全周性に発赤，びらん，浮腫状粘膜面を呈していた．

18 薬剤性腸炎（抗菌薬による） （山本章二朗，三池　忠，下田和哉）

👉 疾患概念

抗菌薬に関連する代表的な薬剤性腸炎は，急性出血性腸炎と偽膜性腸炎である．

急性出血性腸炎の原因抗菌薬は，80％以上がペニシリン系である．抗菌薬開始数日以内に突然発症する血性下痢，腹痛を特徴とする．基礎疾患のない比較的若年層に多く，右側大腸に好発する．経過は良好で抗菌薬中止により，ほとんどが数日以内に改善する[1]．近年，本邦では減少している．

偽膜性腸炎は，抗菌薬による腸内の菌交代により，異常繁殖した*Clostridium difficile*（CD）がトキシンAやBを産生し，大腸に偽膜を形成する腸炎である．種々の抗菌薬が原因となり，メトロニダゾールやバンコマイシンによる偽膜性腸炎の報告もある．高齢者や免疫不全時に多くみられ，抗菌薬開始1～3週間後に水様性下痢，発熱，腹痛などの症状が比較的緩徐に発症する．原因となる抗菌薬は可能なかぎり中止し，通常はメトロニダゾールやバンコマイシンの内服を開始するが，再発例や難治例も散見される[2]．

👉 診断と鑑別のポイント

急性出血性大腸炎は，内視鏡所見（下記）を基に診断するが，虚血性大腸炎や病原性大腸菌O-157起因性腸炎，直腸に病変を欠く潰瘍性大腸炎との鑑別が必要である．病変が結腸紐の部位に位置しない，膿性分泌物付着が乏しい，などの所見が鑑別に有用である．内視鏡所見に加え，病変の分布も参考にする．

偽膜性腸炎は，内視鏡検査，CDトキシンなどを基に診断する．多発する黄白色調の，半球～平盤状の隆起（偽膜）が特徴的である．直腸，S状結腸に好発するため，抗菌薬投与中や投与後の下痢では，前処置なしのS状結腸までの内視鏡検査が，診断に非常に有用である．非偽膜型のCD腸炎ではアフタが多発しており，アフタのみのクローン病との鑑別を有するが，クローン病と異なり，アフタの配列に規則性はない．

文献
1) 大川清孝，上田　渉，佐野弘治，他：薬剤性腸炎（抗生物質起因性腸炎）．INTESTINE　2010；14：47-51
2) 舘野一博，吉澤定子，宮崎泰斗：偽膜性腸炎（*Clostridium difficile*感染症を中心に）．診断と治療　2014；102：69-76

急性出血性腸炎（図1）

好発部位は横行結腸を中心とした右側大腸であり，S状結腸や直腸に病変があることはまれである．内視鏡では，粘膜のびまん性発赤，出血，浮腫などがみられ，発赤粘膜から滲み出るような粘膜内出血が特徴的である．一般に出血は軽度で，潰瘍は浅く小さい．強い攣縮を示すが，腸管の伸展性は良好である．

偽膜性腸炎（図2）

内視鏡所見は，多発する2～5mmの黄白色調の半球～平盤状の偽膜を特徴とする．偽膜の正体は壊死物質である．重症例では偽膜が密着し，融合する．

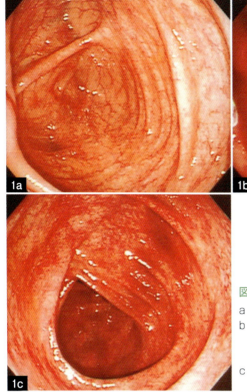
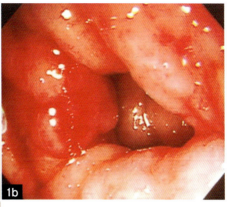

図1 急性出血性腸炎の内視鏡所見

a：病変が盲腸にみられることは少ない．
b：病変部に発赤と出血を認める．強い腸管攣縮のため，一見狭窄に見えるが，送気すると伸展性は良好であり，内視鏡は容易に通過する．
c：横行結腸に亜全周性の発赤を認め，発赤粘膜から滲み出るような出血がみられる．

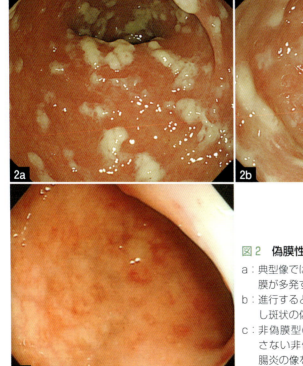
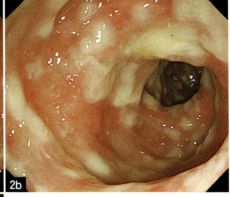

図2 偽膜性腸炎の内視鏡所見

a：典型像では黄白色の盛り上がった小円形の偽膜が多発する．
b：進行すると偽膜同士が融合し，広い面状ないし斑状の偽膜を形成する．
c：非偽膜型のCD腸炎の内視鏡像．偽膜を有さない非偽膜型のCD腸炎ではアフタ様大腸炎の像を呈する．アフタの配列に規則性はない．

19 好酸球性胃腸炎

（石川智士，二宮風夫，平井郁仁）

疾患概念

好酸球性胃腸炎（eosinophilic gastroenteritis；EGE）はなんらかの原因で消化管に好酸球が浸潤することでさまざまな症状を引き起こす炎症性疾患で，好酸球性消化管疾患（eosinophilic gastrointestinal disorder；EGID）の部分症である．食道のみに好酸球が浸潤する好酸球性食道炎（eosinophilic esophagitis；EoE）とは区別して考えられる．

食物などを契機として引き起こされるアレルギー機序と考えられているが，誘因がはっきりしない症例もある．本疾患の診断のためには寄生虫感染や炎症性腸疾患（inflammatory bowel disease；IBD）などその他の疾患の除外が必要となる．

診断と鑑別のポイント

厚生労働省の EGE の診断指針（案）では，腹部症状があること，内視鏡下での生検による病理組織学的な好酸球浸潤の証明，腹水中の好酸球の存在などが重要となる[1]（表）．食道以外の消化管においては生理的にある程度の好酸球が存在するため，EGE の診断に苦慮する症例もある．

クローン病も EGE と同様に全消化管にアフタや潰瘍などが生じるが，敷石像や縦走潰瘍，瘻孔や病理組織学的な非乾酪性類上皮細胞肉芽腫などが EGE との鑑別のポイントとなる[2]．

潰瘍性大腸炎は下痢，血便，腹痛や発熱など症状が EGE と類似する．しかし，EGE では血便よりも下痢が主体であり，浮腫や発赤が強い場合には EGE をより疑う[2]．潰瘍性大腸炎では生検での好酸球浸潤は時としてみられる所見であり，経過を追わないと診断に難渋する症例も存在する．

表 好酸球性胃腸炎の診断（2015年）

必須項目
1. 症状（腹痛，下痢，嘔吐等）を有する．
2. 胃，小腸，大腸の生検で粘膜内に好酸球主体の炎症細胞浸潤が存在している（20/HPF 以上の好酸球浸潤，生検は数カ所以上で行い，また他の炎症性腸疾患，寄生虫疾患，全身性疾患を除外することを要する．終末回腸，右側結腸では健常者でも 20/HPF 以上の好酸球浸潤を見ることがあるため注意する）．
2′. あるいは腹水が存在し腹水中に多数の好酸球が存在．

参考項目
1. 喘息などのアレルギー疾患の病歴を有する．
2. 末梢血中に好酸球増多を認める．
3. CT スキャンで胃，腸管壁の肥厚を認める．
4. 内視鏡検査で胃，小腸，大腸に浮腫，発赤，びらんを認める．
5. グルココルチコイドが有効である．

〔http://www.nanbyou.or.jp/entry/3935〕

文献

1) 木下芳一，石原俊二，天野祐二，他：好酸球性胃腸炎の診断と治療．Gastroenterol Endosc　2012；54：1797-1805
2) 潰瘍性大腸炎・クローン病の鑑別診断アトラス．研究代表者　渡辺　守．厚生労働科学研究費補助金 難治性疾患克服研究事業「難治性炎症性腸管障害に関する調査研究」班（渡辺班）平成 21 年度分担研究報告書 別冊

X 線検査（図1）

EGE の X 線像では浮腫や狭窄，壁肥厚などのさまざまな所見を呈するが，特異的な所見はないとされる．また比較的広い範囲で病変を認めるが壁の硬化や変形を伴うことが少ない．

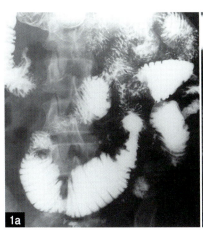
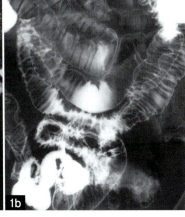

図1 EGE患者の小腸X線検査所見

小腸はケルクリングひだが鋸歯状で，浮腫や狭小化などを認める．

〔1a：IBD Research 2013；7：p.126の小腸造影写真と同一症例〕

内視鏡検査（図2a，3a，4a）

EoEでは内視鏡にて縦走溝や気管様狭窄，微小白斑などの特異的所見を有するのに対し，EGEでは発赤，浮腫，びらんなどを認めるが，特異的所見はない．またEoE，EGEとも内視鏡上，粘膜面に異常所見を呈さないものもある．

病理組織学的所見（図2b，3b，4b）

食道には生理的に好酸球は存在しないが，その他の消化管には生理的にある程度の好酸球が存在する．一般に強拡大で1視野20個以上の好酸球浸潤を有意としているが，診断には症状や血液検査，画像所見などを含め慎重に行う必要がある．

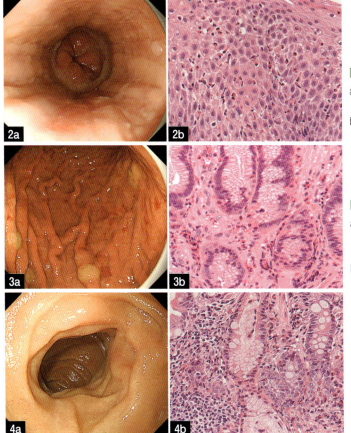

図2 EoE患者の食道内視鏡所見
a：微小白斑は目立たないが，縦走溝や気管様狭窄を呈する．
b：食道からの生検で病理組織学的に食道粘膜に好酸球浸潤を認めた．

図3 EGE患者の胃内視鏡所見
a：発赤，浮腫，びらんなどの所見を認める．クローン病にみられるような縦走配列傾向などの所見はない．
b：生検で胃粘膜に強拡大で多数の好酸球浸潤を認めた．

図4 EGE患者の十二指腸内視鏡所見
a：十二指腸粘膜は正常に観察される．
b：しかし，生検にて十二指腸粘膜に多数の好酸球浸潤を認めた．

20 血管炎による腸疾患（IgA 血管炎など）　　　　　　　　　（岡本康治，江﨑幹宏）

👉 疾患概念

　血管炎とは全身のさまざまな血管壁に炎症をきたす疾患である．血管の炎症による全身症状と臓器の虚血や出血に伴う局所症候からなり，罹患血管の大きさや罹患臓器により多彩な病態を呈する．2012 年の Chapel Hill Consensus Conference で 26 疾患が分類された[1]．このうち，結節性多発動脈炎，顕微鏡的多発血管炎，好酸球性多発血管炎性肉芽腫症，IgA 血管炎などでは消化管病変を伴う頻度が比較的高い．

👉 診断と鑑別のポイント

　傷害される血管の大きさや範囲の相違により，血管炎ではさまざまな消化管病変を形成する．病変は浮腫，粘膜出血や多発性の発赤，アフタ，びらん，潰瘍などさまざまで，病変範囲も比較的限局したものから広範に及ぶものまで多彩である．

　小腸病変を認めることも多くクローン病との鑑別を要する場合があるが，クローン病では腸管膜付着側に好発することや，血管炎では炎症性ポリープを伴わないことなどが鑑別点となる．NSAIDs 起因性小腸粘膜傷害，腸結核，非特異性多発性小腸潰瘍症なども鑑別疾患に挙げられるが，画像検査のみでは鑑別困難な場合も少なくない．血管炎では他臓器にも病変を形成するため，全身検索を行い，臨床像や組織学的検査などから総合的に判断することが重要である．ただし，消化管からの生検組織検査で血管炎を証明できることは少ない．

文献
1) Jennette J, Falk R, Bacon P, et al：2012 Revised international Chapel Hill Consensus Conference nomenclature of vasculitis. Arthritis Rheum　2013；65：1-11
2) 江﨑幹宏, 梅野淳嗣, 前畠裕司, 他：血管炎による消化管病変の臨床診断— IgA 血管炎（Henoch-Schönlein 紫斑病）．胃と腸　2015；50：1363-1371
3) 岡本康治, 蔵原晃一, 江﨑幹宏, 他：血管炎による消化管病変の臨床診断—好酸球性多発血管炎性肉芽腫症（Churg-Strauss 症候群）．胃と腸　2015；50：1372-1380

IgA 血管炎（IgA vasculitis；IgAV）（図 1）

　IgAV の消化管病変は，十二指腸〜小腸に好発する．血管炎の程度や検査実施時期の違いにより多彩な所見を呈するが，粘膜浮腫，発赤，多発性の横走びらんや不整形潰瘍，著明な粘膜出血，紫斑様病変が特徴的とされる[2]．

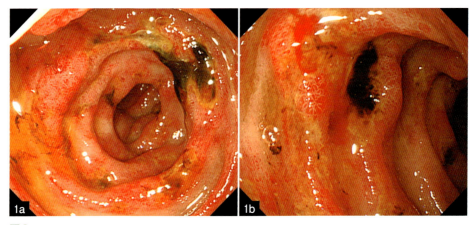

図 1
a，b：十二指腸下行脚の横走するびらん・潰瘍．介在粘膜は発赤浮腫が目立つ．

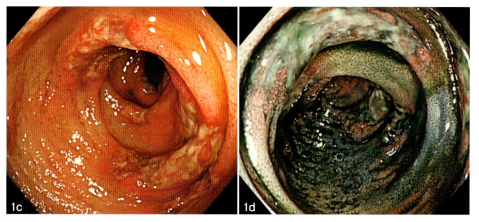

図1
c, d：終末回腸に潰瘍周囲の発赤浮腫が目立つ横走傾向の不整形潰瘍が多発している．

好酸球性多発血管炎性肉芽腫症（eosinophilic granulomatosis with polyangiitis；EGPA）（図2）

　EGPAの消化管病変は，小腸〜大腸に好発する．病変周囲を縁どる発赤の目立つびらん，不整形・地図状潰瘍が特徴的とされるが，介在粘膜は正常ないし軽度浮腫を伴う程度である[3]．

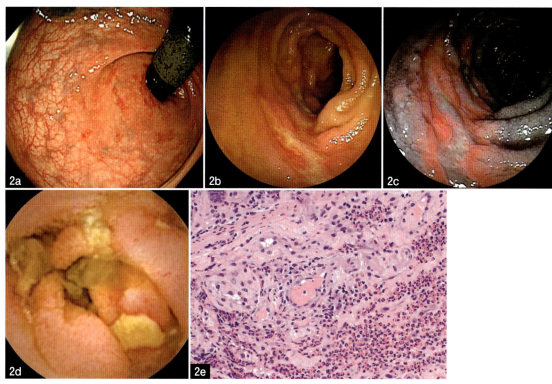

図2
a：直腸に発赤の目立つびらんを散在性に認める．
b, c：回腸の潰瘍．潰瘍周囲の発赤が目立つ．
d：カプセル内視鏡像．回腸の潰瘍．介在粘膜には正常の絨毛が観察される．
e：小腸病変からの生検組織所見．粘膜下層に好酸球浸潤を認めたが，フィブリノイド壊死性血管炎や肉芽腫は認めない．

21 放射線性腸炎

(千野晶子，岸原輝仁，五十嵐正広)

疾患概念

放射線性腸炎は放射線照射が行われる際に，照射範囲となる腸管および周囲の組織に生ずる有害事象であり，発症時期および病態により早期障害と晩期障害に分けられる．早期障害は放射線照射中に発症し，病態は腸管上皮細胞に生ずる直接作用で，浮腫による局所還流障害である．浮腫と血流の改善は細胞再生能力が追いつくかぎりでは可逆性である．一方，晩期障害は最終照射から半年以降に症状が出現し，病態は動脈内膜炎による血管壁の肥厚により微小循環障害が生じることによる．腸管壁外にも慢性炎症の持続による線維化や動脈硬化性変化を起こしてくると重症化し，時に不可逆性である[1]．

診断と鑑別のポイント

放射線照射の有無と照射方法，照射期間が聴取されていることが診断と重症度判定に役立つ．鑑別疾患においては潰瘍性大腸炎が考えられ，ともに易出血を呈し，脆弱な粘膜で，時に多発性に浅い潰瘍を呈するところが類似するが，放射線性腸炎では膿汁を伴う顆粒状粘膜は呈さず，表層の拡張血管所見が主体で，血管の走行がより明瞭である．晩期障害では粘膜の脆弱性が持続していることがあるため，生検は控え，問診と内視鏡所見の特徴により確定診断するのがよい．

放射線性腸炎の病態の分類にはSherman分類[2]があるが，当院では頻度の高い出血を起こす放射線性腸炎を内視鏡所見によりType A〜Dに分類し，アルゴンプラズマ凝固法(argon plasma coagulation；APC凝固)の治療戦略に適応させている[3]．

文献

1) Haboubi NY, Path MRC, Schofield PF, et al：The light and electron microscopic features of early and late phase radiation –induced proctitis. Am J Gastroenterol 1988；83：1140-1144
2) Sherman LF：A reevaluation of the facititial proctitis problem. Am J Surg 1954；88：773-779
3) 千野晶子，石川寛高，森重健二郎，他：放射線腸炎の内視鏡診断と対処法．消化器内視鏡 2015；27：1655-1661

放射線性腸炎の内視鏡所見

好発部位は原疾患により，前立腺癌治療後では下部直腸に認め(図1a)，子宮頸癌への腔内照射併用後には遠位S状結腸(図1b)に所見を認めることがある．手術後や再発病変に対する救済照射などでは，腸管の位置の変化により，盲腸や終末回腸に所見を認めることがあるが，頻度は低い(図1c, d)．拡張した毛細血管は粘膜虚血による代償性の異所性新生血管と考えられ粘膜表層に存在するため，送水による刺激で湧出性出血を起こす(図1)．

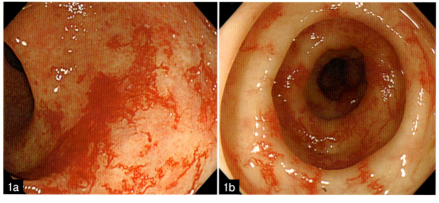

図1
a：下部直腸の広範囲でびまん性の拡張血管．
b：S状結腸の散在性の拡張血管．

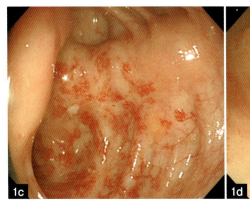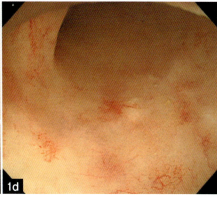

図1
c：盲腸にびまん性の拡張血管．
d：回腸の拡張血管．

内視鏡所見による血管所見の分類

　放射線性腸炎の病態の分類にはSherman分類[2]がある．肛門出血を主訴に内視鏡治療を施行して直腸の放射線性腸炎と診断された場合，当院では内視鏡所見により表のように四つのタイプに分類することで，APC凝固法の治療戦略に適応させている[3]．

表　APC凝固法の治療計画に対応させる内視鏡分類

Type A	易出血拡張血管の領域が，限局性もしくは散在性
Type B	易出血拡張血管の領域が，広範囲でびまん性
Type C	びらん程度および浅い潰瘍を伴うが，小範囲であり，拡張血管が主体
Type D	潰瘍と拡張血管が併存し，深い潰瘍もしくは潰瘍が主体で，脆弱性が目立つ

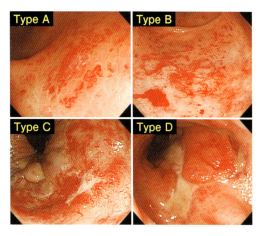

APC凝固法を行った症例

　下部直腸のびまん性のType Bでは，一度に全体を焼灼するのではなく，数回のセッションに分けた分割治療を計画する．1度目の治療後の3カ月後に治療後評価を行い，2度目の追加治療を考慮する（図2）．

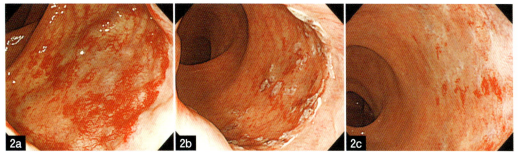

図2
a：下部直腸の初回診断時（Type B）．
b：1度目のAPC凝固法の直後．
c：治療3カ月後のAPC後瘢痕と周囲の残存する拡張血管．

22 アミロイドーシス

（大川清孝，上田 渉，末包剛久）

👉 疾患概念

アミロイドーシスは線維構造を有するアミロイド蛋白が細胞外に沈着し，諸臓器の機能障害をきたす疾患であり，消化管病変の頻度が高いのは AA（amyloid A protein）アミロイドーシスと AL（amyloid of light chain of immunoglobulin）アミロイドーシスである[1]．

👉 診断と鑑別のポイント

IBD との鑑別では，AA アミロイドーシスと潰瘍性大腸炎（UC）との鑑別がもっとも問題となる．大腸 AA アミロイドーシスの特徴的内視鏡像は顆粒状粘膜，血管増生，小潰瘍，発赤斑，易出血性，浮腫などである[2]．小潰瘍に加えて浮腫や易出血性がみられる場合は UC との鑑別が問題となる．色素散布にて潰瘍周囲に顆粒状粘膜を認めることが鑑別点である．頻度は低いが，潰瘍が大きい場合や縦走潰瘍を示す場合も IBD との鑑別が問題となるが，やはり周囲粘膜の所見が鑑別に役立つ．AA アミロイドーシスでは慢性炎症性疾患を背景に発症することや，典型的な十二指腸病変を有することも鑑別には有用である．

文献
1) 加藤修明，池田修一：全身性アミロイドーシスの病態と治療．胃と腸 2014；49：278-285
2) 大川清孝，上田 渉，向川智英，他：消化管アミロイドーシスの臨床像 画像診断を中心に—大腸病変の特徴．胃と腸 2014；49：321-334

大腸内視鏡検査（図1）

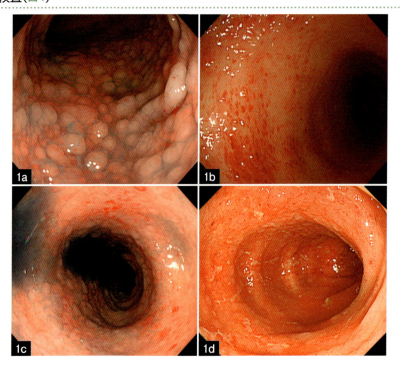

図1

- a：**顆粒状粘膜**．顆粒は大小不同で密在しており，近接すると顆粒内のピット構造は正常である．アミロイドーシスに特異的な所見である．
- b：**発赤斑と浮腫**．発赤と浮腫がみられ，血管透見はみられない．非特異的な所見であるが UC との鑑別を要する．
- c：**顆粒状粘膜，発赤斑，浮腫**．顆粒状粘膜，発赤斑，浮腫がみられ，肛門側には血管透見像がみられる．このように所見の強い部位と弱い部位の混在はしばしばみられる．
- d：**小潰瘍と顆粒状粘膜**．多発する不整形小潰瘍と顆粒状粘膜がみられ，一見 UC と思える所見である．

潰瘍性大腸炎と鑑別を要した症例

下痢のため内視鏡検査を施行した．観察範囲の全大腸に大きな潰瘍が多発し，周囲粘膜は易出血性である(図2a)．色素散布すると広範な粘膜脱落であり，重症型 UC との鑑別を要する(図2b)．潰瘍周囲の粘膜は顆粒状を呈し，その中に見えるピットは正常である(図2c)．この所見から UC ではなく AA アミロイドーシスを疑うことが可能である．生検にて AA アミロイドが検出された．

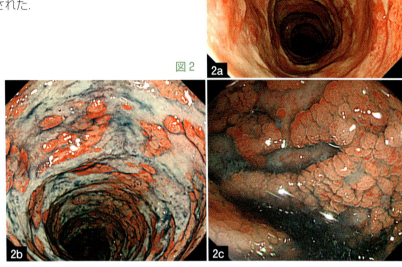

図2

クローン病と鑑別を要した症例

下痢のため内視鏡検査を施行した．終末回腸に不整形潰瘍と輪状傾向潰瘍が多発している(図3a)．縦走潰瘍瘢痕もみられる(図3b)．これらの所見よりクローン病や腸結核などを疑う．色素散布にて潰瘍周囲に微細顆粒状粘膜がみられ，AA アミロイドーシスを疑う所見である(図3c)．本例は大腸に顆粒状粘膜がみられ，小腸，大腸の生検組織にて AA アミロイドが検出された．

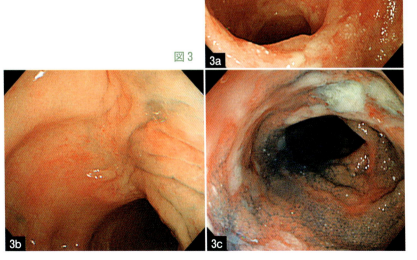

図3

23 Collagenous colitis

（梅野淳嗣，平野敦士，江﨑幹宏）

🖝 疾患概念

collagenous colitis は，慢性の水様性下痢と大腸上皮直下の膠原線維帯の肥厚および粘膜固有層の慢性炎症細胞浸潤を特徴とする原因不明の腸疾患である[1]．中・高年の女性に好発する．欧米と比較し本邦では比較的まれとされてきたが，近年報告例が増加している．薬剤（アスピリン，非ステロイド性消炎鎮痛薬，プロトンポンプ阻害薬，チクロピジンなど），自己免疫疾患や遺伝的要因などとの関連が示唆されている．

🖝 診断と鑑別のポイント

顕微鏡的大腸炎（microscopic colitis）の一亜型であり，内視鏡的には正常ないし顆粒状粘膜などの軽微な異常にとどまることが多い[2]．一部の症例では mucosal tears と呼ばれる幅の狭い縦走潰瘍がみられることがある[3]．

鑑別疾患としては，過敏性腸症候群のほか，潰瘍性大腸炎，クローン病，虚血性大腸炎などが挙げられる．本症が疑われる場合，内視鏡的にほぼ正常であっても，生検組織を採取することが重要である．また，本症の縦走潰瘍は細長く，潰瘍の境界が明瞭で発赤や浮腫といった炎症性変化に乏しい点で，虚血性大腸炎やクローン病の縦走潰瘍と異なった画像所見を呈する．

文献
1) 梅野淳嗣，松本主之，中村昌太郎，他：Collagenous colitis の診断と治療．Gastroenterol Endosc 2010；52：1233-1242
2) Sato S, Benoni C, Tóth E, et al：Chromoendoscopic appearance of collagenous colitis — a case report using indigo carmine. Endoscopy 1998；30：S80-S81
3) 古賀秀樹，松本主之，梅野淳嗣，他：特徴的な縦走潰瘍を伴った collagenous colitis．月刊レジデント 2008；1：36-45

病理組織学的検査（図1）

本症の診断確定には大腸粘膜の病理組織学的検査が必須である．

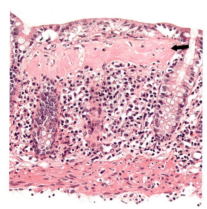

図1　大腸粘膜の生検組織所見
大腸粘膜上皮直下の粘膜固有層に肥厚した好酸性の膠原線維帯（collagen band）（矢印）がみられ，慢性炎症細胞浸潤を伴っている（HE 染色）．

大腸内視鏡検査

大腸内視鏡所見は，毛細血管の増生，顆粒状粘膜，発赤粘膜などの軽微な異常にとどまることが多い（図2）．一部の症例では左側結腸を中心に多発する縦走潰瘍や線状の粘膜裂傷（いわゆる"cat scratches"）がみられることがある（図3）．本症でみられる縦走潰瘍は幅が狭く，辺縁の発赤・浮腫状変化に乏しい明瞭な境界を有することが虚血性大腸炎やクローン病の縦走潰瘍との相違点である．

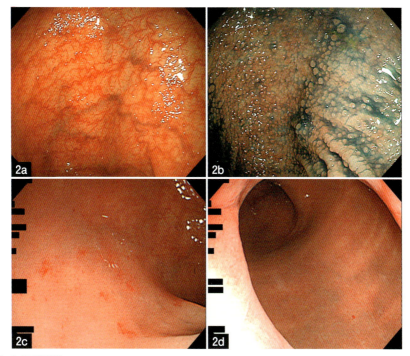

図2 軽微な内視鏡所見
a，b：横行結腸にわずかな毛細血管の増生がみられ（a），色素を散布すると顆粒状粘膜が明瞭となる（b）．
c，d：S状結腸に発赤粘膜が散在しているが，直腸はほぼ正常である．

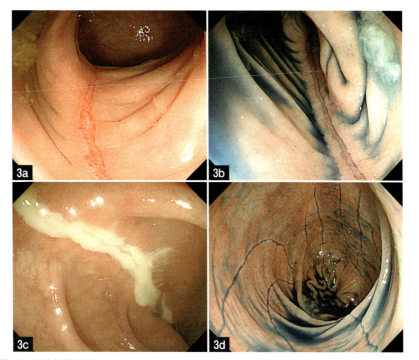

図3 比較的まれな内視鏡所見
a～c：下行結腸（a，b）とS状結腸（c）に縦走潰瘍が多発している．潰瘍辺縁は明瞭であり，周囲に発赤・浮腫はほとんど認めない〔古賀秀樹，他：月刊レジデント 2008；1：36-45[3]より転載〕．
d：S状結腸に線状の粘膜裂傷が多発している．

24　Diverticulitis(Diverticular colitis)

（芦塚伸也，中馬健太，岩下明德）

疾患概念

diverticular colitis は segmental colitis associated with diverticula(SCAD)とも呼称され，近年本邦でも報告が増えている．本症の本態は憩室を伴う腸管に生じる慢性炎症であり，憩室炎や憩室周囲炎の存在は必須ではなく，憩室から離れた粘膜にも炎症が認められることもある．潰瘍性大腸炎やクローン病に類似した所見を呈しうるが，憩室の存在部位近傍に区域性に認められること，直腸には炎症を伴わないこと，介在粘膜には正常の血管透見像が認められることなど両疾患とは異なった特徴を有する．しかしながら，欧米では diverticular colitis から潰瘍性大腸炎に進展しうるという説があり，内視鏡上の鑑別が困難な症例は経験される．成因としては腸内細菌叢の変化，粘膜透過性亢進，微小循環障害，一酸化窒素(NO)やフリーラジカルの過剰産生などが想定されている．

診断と鑑別のポイント

内視鏡所見は，憩室のある腸管を背景に，憩室周囲あるいは憩室から離れた部位に，粘膜の発赤，浮腫，顆粒状変化，アフタ，びらん，小黄色斑など多彩な炎症像を呈する．生検組織所見は，軽度の非特異的慢性炎症細胞浸潤や粘膜固有層のうっ血所見から，潰瘍性大腸炎に類似した杯細胞減少や陰窩膿瘍などさまざまである．潰瘍性大腸炎との鑑別には直腸粘膜が内視鏡的，組織学的に正常で，連続性がないことの確認が必要であるが，直腸に高度の炎症を認めない非典型潰瘍性大腸炎との鑑別は難しい．また，呈示症例のように比較的自覚症状が乏しいことも多く，内視鏡施行時に本症を念頭においた丹念な観察と必要部の生検が診断確定のために重要である．

文献
1) Ludeman L, Shepherd NA：What is diverticular colitis? Pathology　2002；34：568-572
2) 清水誠治：憩室性大腸炎(diverticular colitis)．胃と腸　2012；47：1596-1598

症例(図1)

S状結腸には憩室が多発し，びまん性の浮腫と血管透見像の消失を認め，小黄色斑および発赤が多発している．色素内視鏡所見では粘膜の顆粒状変化が明瞭となり，潰瘍性大腸炎に類似した所見を呈する．直腸には炎症を認めなかった．

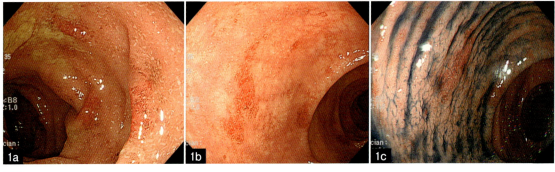

図1

謝辞：内視鏡写真(図1a〜c，2a，b)は，福岡大学筑紫病院消化器内科 平井郁仁先生よりご提供いただいた．

症例：1年前(図2)

　便潜血陽性でスクリーニングを行った約1年前の内視鏡所見．憩室周囲に浮腫，びらん，発赤を認める．色素内視鏡所見では憩室開口部周囲に微細顆粒状粘膜および珊瑚礁状粘膜を認め，潰瘍性大腸炎粘膜に酷似した所見を呈する．生検病理所見では，中等度の慢性活動性びまん性の炎症細胞浸潤を認め，Paneth細胞化生，杯細胞の減少，陰窩炎，リンパ球の集簇を伴い，潰瘍性大腸炎類似の組織学的所見を呈している．

　1年後と比較し炎症範囲が憩室周囲に限局しており，生検組織所見を加味して，この時点でdiverticular colitisの初期病変であると診断可能であった．

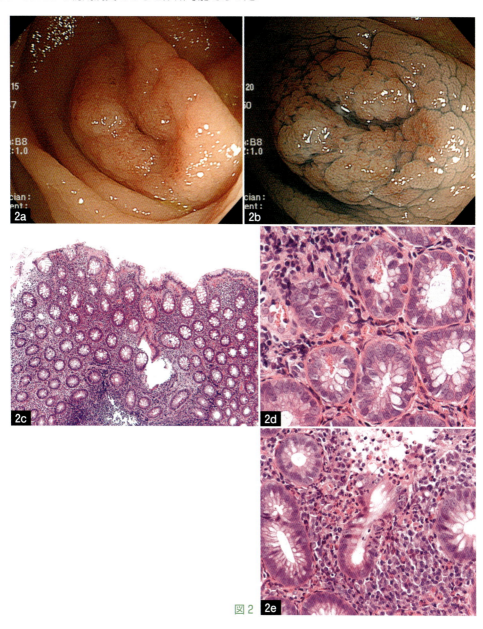

図2

25　直腸粘膜脱症候群

（斉藤裕輔，佐々木貴弘，稲場勇平）

🖙 疾患概念

　直腸粘膜脱症候群（mucosal prolapse syndrome of the rectum；MPS）は1983年 Du Boulay らにより提唱され[1]，それまでの孤立性直腸潰瘍や深在嚢胞性大腸炎を総称した概念である．長期間にわたる排便時のいきみ（straining）により直腸粘膜や直腸壁の脱出が起こり，慢性的な虚血や過形成変化の結果，直腸前壁を中心に隆起や潰瘍を形成する疾患群である．問診上排便習慣の異常〔排便時間が長い（15分以上）や排便時のいきみ〕を聞き出すことが重要である．肉眼分類として①平坦型，②隆起型，③潰瘍型，④深在嚢胞性大腸炎型，が一般的である[2]．治療としては浅く便器に腰掛け，前傾していきみを抑えるなど，排便習慣の改善が重要である．

🖙 診断と鑑別のポイント

　1）腫瘍性ポリープ：隆起型MPSの鑑別として，腫瘍性ポリープが重要であるが，隆起型MPSでは歯状線から2cm以内の前壁を中心に発生することが多い．ただし，隆起型MPSと癌の合併例も報告されており，注意が必要である．

　2）cap polyposis：隆起型MPSでは直腸下部前壁に好発するのに対してcap polyposisでは直腸からS状結腸を中心に，さらに口側にまで広がることがある．また，後述する線維筋症の程度も隆起型MPSに比較してcap polyposisでは弱いことが多い．

　3）進行癌や悪性の粘膜下腫瘍：潰瘍型では，潰瘍の辺縁に周堤様の隆起や粘膜下腫瘍様の所見を伴うことが多く，進行癌や悪性の粘膜下腫瘍との鑑別が重要である．潰瘍型は中Houston弁の前壁側に好発し，潰瘍の辺縁に癌の所見を認めないことから鑑別が可能である．

　4）潰瘍性大腸炎：鑑別は比較的容易であるが，MPSでは直腸前壁を中心に病変が存在すること，皺襞集中を高頻度に認めること，炎症性ポリポーシスを伴わないこと，組織学的に特徴的な線維筋症が認められること，などが挙げられる．

　鑑別のポイントとしては，MPSでは病変の分布が直腸下部の前壁中心に比較的限局して存在すること，生検組織で線維筋症（fibromuscular obliteration）が特徴的所見として認められる（図4）ことである．なお，MPSを疑った場合，病理診断の依頼書に「fibromuscular obliterationの所見は認められますか？」と積極的に病理医に依頼することが重要である．

文献

1) Bouley CEH, Fairbrother J, Issacson P：Mucosal prolapse syndrome — a unifying concept for solitary ulcer syndrome and related disorders. J Clin Pathol　1983；36：1264-1268
2) 太田玉紀，味岡洋一，渡辺英伸：直腸の粘膜脱症候群—病理の立場から．胃と腸　1990；25：1301-1311

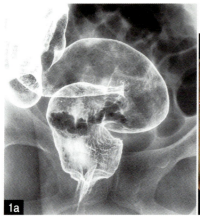
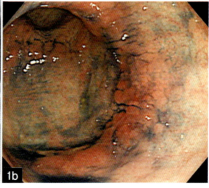

図1　平坦型〜隆起型MPS

a：注腸Ｘ線検査．直腸前壁に平坦〜軽度隆起した結節の集簇像を認める．

b：内視鏡検査．直腸に表面が発赤した平坦隆起の集簇を認める．明らかな上皮性腫瘍の要素はない

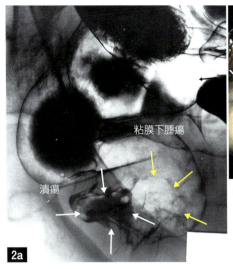
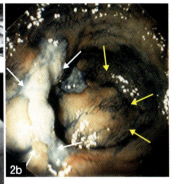

図2 潰瘍型 MPS

a：注腸X線検査．下部直腸前壁左側壁寄りに不整型の潰瘍（白矢印）と，その前壁寄りに粘膜下腫瘍様の隆起を認める（黄矢印）．

b：大腸内視鏡検査所見．注腸X線検査と同様に，下部直腸に周辺隆起を伴う不整型の潰瘍（白矢印）と，その近傍に粘膜下腫瘍様の隆起（黄矢印）を認める．

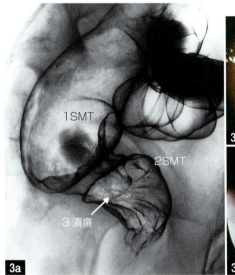
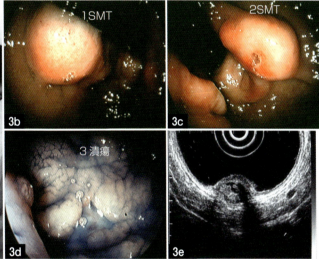

図3 深在囊胞性大腸炎型 MPS

a：注腸X線検査所見．直腸 Ra と Rb の前壁側に粘膜下腫瘍を認める．また，Rb の左側壁には皺襞集中を伴う浅い潰瘍を認める．

b〜d：大腸内視鏡検査所見

b：Ra に表面平滑な粘膜下腫瘍を認める．

c：Rb に中心陥凹を伴う粘膜下腫瘍を認める．

d：Rb に皺襞集中を伴う浅い潰瘍を認める．

e：超音波内視鏡検査所見（7.5 MHz）．粘膜下腫瘍は粘液と考えられる高エコーと低エコーの混在する内容物で構成されている．

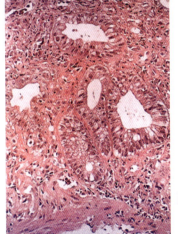

図4 病理組織所見

生検で粘膜固有層内に平滑筋の増生を伴う，MPS に特徴的な線維筋症（fibromuscular obliteration）の所見を認める．

26 Cap polyposis （赤松泰次，中村 直）

疾患概念

cap polyposis は，1985 年に Williams ら[1]が初めて報告した特徴的な臨床像，内視鏡像，病理組織像を呈するまれな大腸の慢性炎症性疾患である．従来，大腸の運動機能異常に伴う慢性的な機械的刺激が原因で，直腸粘膜脱症候群との異同が問題視されてきた．治療に難渋する症例が多かったが[2]，近年 *Helicobacter pylori*（*H. pylori*）除菌療法によって治癒した症例報告が増加し，*H. pylori* 感染との因果関係が示唆されている[2,3]．

診断と鑑別のポイント

本疾患は好発年齢はなく，女性が多い[2]．主訴は，粘血便，粘液便，下痢，腹痛，テネスムスなど，潰瘍性大腸炎と類似した症状を認める[2]．血液所見では，蛋白漏出に伴う低蛋白血症がしばしばみられ，CRP などの炎症反応は通常陰性である[2]．内視鏡像の典型例は，粘液が付着した発赤調の多発性広基性隆起性病変が，半月ひだの頂部に沿って直腸からS状結腸にかけて散在性に認められる．一部の症例で深部結腸まで病変が存在した報告もある．

内視鏡像において鑑別診断が必要な疾患として，潰瘍性大腸炎，アメーバ性大腸炎，直腸粘膜脱症候群（隆起型）などが挙げられる．潰瘍性大腸炎は臨床症状が似ているものの，介在粘膜はほぼ正常で非連続性である点が鑑別に重要である．アメーバ性大腸炎は粘液が多い点が類似しているが，アフタ様病変や潰瘍形成を認めない点が異なる．直腸粘膜脱症候群は通常，直腸前壁に限局した単発性病変が多く，病変の数や病変範囲が異なる．

文献

1) Williams GT, Bussey HJR, Morson BC：Inflammatory 'cap' polyps of the large intestine. Br J Surg 1985；72(Suppl)：S133
2) Akamatsu T, Nakamura N, Kawamura Y, et al：Possible relationship between *Helicobacter pylori* infection and cap polyposis of the colon. Helicobacter 2004；9：651-656
3) Oiya H, Okawa K, Aoki T, et al：Cap polyposis cured by *Helicobacter pylori* eradication therapy. J Gastroenterol 2002；37：463-466

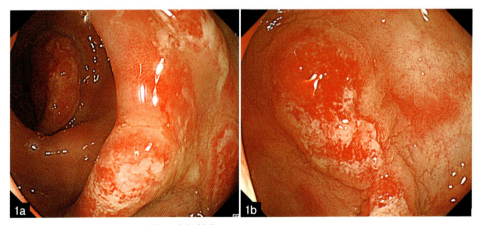

図1　cap polyposis の典型的な内視鏡像
a：半月ひだの頂部に沿って発赤した多発性広基性隆起性病変が散在性に認められる．病変の表面に粘液の付着がみられる．
b：病変周囲の粘膜には軽度の発赤と樹枝状血管網が観察され，介在粘膜はほぼ正常である．

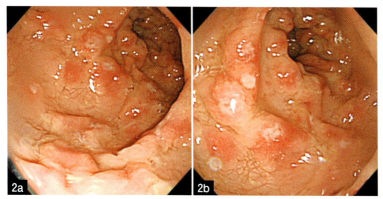

図2 臨床症状が軽い症例のcap polyposisの内視鏡像

a, b：非連続性の小発赤病変が散在性に認められる．病変はわずかな隆起と粘液の付着がみられるのみで，発赤の程度も図1と比べて軽度である．

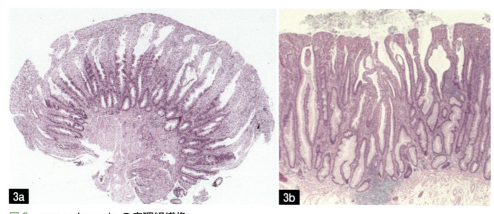

図3 cap polyposisの病理組織像

a：通常の生検組織像．粘膜表面は炎症性肉芽組織に覆われ，粘膜表層は炎症性細胞浸潤と上皮細胞の萎縮，粘膜深層はcryptの延長と蛇行が認められる．しかし，標本が横切れに作製されて粘膜全層が切片上に現れていない場合には特徴的な所見を見出すことが困難で，垂直な面が出るように標本作製上の工夫が必要である．

b：EMR標本の病理組織像．aと同様の所見がみられ，病変の表面に粘液の付着が観察される．診断に迷う場合には確実に粘膜全層が観察できるように，EMRを用いた切除標本での検討が有用である．

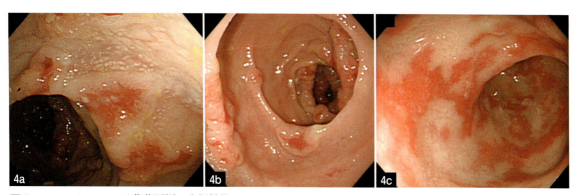

図4 cap polyposisの非典型例な内視鏡像

同一症例であっても病勢によって内視鏡像が変化する場合があり，非典型像を呈する場合がある．

a：平皿状病変．わずかに陥凹した発赤所見とその周囲に軽度の隆起を伴う病変が散在性に認められる．病変の周辺に小白色斑が観察される．

b：疣状病変．平皿状病変に類似しているが，より小型の病変が多発性にみられる．

c：地図状発赤病変．地図状の平坦な発赤病変を認める．経過中に平坦な発赤病変が隆起し，典型例に進展した症例が報告されている．

索　引

（**太字**の頁には所見画像があることを示す）

数字

5-アミノサリチル酸　78
　　——アレルギー　78

和文

あ

アダリムマブ　90，116
アフタ／アフタ様病変　114，130，
　131，132，133
　　——のみのクローン病　115
　縦列する——　30
アミロイドーシス　218
アメーバ性腸炎　194，198

い

イクラ状粘膜　196
インフリキシマブ
　潰瘍性大腸炎，——著効例　90
　潰瘍性大腸炎，——無効例　93
　クローン病，——投与後狭窄
　　136，137
萎縮瘢痕帯　194
易出血性　218
一次口　140
陰窩膿瘍　129

う

うろこ状模様　200
打ち抜き様潰瘍　75，192，206

え

エラストグラフィー　165
エルシニア腸炎　188
エンドサイトスコピー　103
鉛管状外観　32
炎症細胞浸潤　132
炎症性狭窄（クローン病）　120
炎症性ポリープ　32，50

お

オーバーチューブ　15
オーバーラップ症例　173，180

か

カプセル滞留　21，165
カプセル内視鏡　73，110

　　——，潰瘍性大腸炎　24
　　——，クローン病　22
　　——，構成　19
　　——，前処置　20
　小腸——　19
　大腸——　19
カルシニューリン阻害薬　90
カンピロバクター腸炎　184
回腸囊炎　100，101
回腸末端部　188
　クローン病の——病変　36
回盲弁の開大　194，195
潰瘍
　テープ状——　204
　二段——　192
　輪状——　194
潰瘍性大腸炎
　　——，rectal sparing　68，70
　　——，S状結腸・直腸病変　37
　　——，X線像　31
　　——，アダリムマブ併用例　91
　　——，胃病変　72
　　——，インフリキシマブ著効例
　　　90
　　——，インフリキシマブ無効例
　　　93
　　——，右側大腸炎型　68，71
　　——，エンドサイトスコピー所見
　　　103
　　——，拡大内視鏡分類　102
　　——，活動期　104
　　——，活動期の組織像　49
　　——，活動性炎症軽度の組織像
　　　49
　　——，カプセル内視鏡所見　24
　　——，寛解期　41，103
　　——，寛解期の組織像　50
　　——，狭窄病変　61
　　——，区域性大腸炎型　68
　　——，軽症例　41
　　——，重症例　41
　　——，縦走潰瘍　66，67，147
　　——，十二指腸病変　72
　　——，小腸病変　73
　　——，ステロイド大量静注・注
　　　腸併用例　92
　　——，ステロイド長期使用例
　　　61
　　——，タクロリムス著効例　92

　　——，中毒性巨大結腸症　42
　　——，直腸癌合併例　42
　　——，内視鏡的寛解期　59
　　——，内視鏡の適応　14
　　——，肉眼像　50
　　——，非典型例　66，68，72
　クローン病の——様所見
　　146，147
潰瘍性大腸炎活動期内視鏡所見
　　——，強度　61
　　——，軽度　60
　　——，中等度　60
潰瘍性大腸炎のMayo内視鏡ス
　コア（MES）　80
　　——，MES 0　80
　　——，MES 1　81
　　——，MES 2　82
　　——，MES 3　83
潰瘍性大腸炎のUCEISスコア
　　——，血管像　85
　　——，出血　86
　　——，潰瘍　87
潰瘍性大腸炎関連腫瘍・大腸癌
　94，98
潰瘍瘢痕
　クローン病——　112，116
　腸結核——　195
拡大観察　102
核内封入体　193
顆粒状粘膜　218
漢方薬　202

き

キャストフード　17
偽憩室　59，134
偽ポリープ　59
偽ポリポーシス　32
偽膜性腸炎　211
逆行性回腸造影法　26
急性出血性腸炎　211
狭窄
　　——，潰瘍性大腸炎　61
　　——，クローン病　29，114，
　　117，120，134，136，137，
　　152
　吻合部——　136
　模様——　208
共焦点レーザー内視鏡　103
虚血性大腸炎　200

228

く

クラミジア直腸炎 196
クローン病
　——，アフタ／アフタ様病変 30, 114, 115, 130, 131, 132, 133
　——，胃病変 108
　——，炎症初期 43
　——，回腸病変 36, 37
　——，回腸末端部病変 36
　——，潰瘍性大腸炎様所見 146, 147
　——，潰瘍瘢痕 112, 116
　——，活動期 44
　——，活動期の組織像 52
　——，活動性炎症が軽度の組織像 53
　——，活動性病変 123, 124
　——，カプセル内視鏡所見 22
　——，寛解期 43, 112
　——，急性期 43
　——，狭窄 29, 114, 117, 120, 121, 134, 136, 137
　——，高度腸管変形 134, 135
　——，肛門管内に発生した癌 141
　——，肛門病変 30, 138, 140, 142
　——，診断基準 126
　——，敷石像 28, 111, 114, 115, 119, 126, 127, 127, 128, 150
　——，縦走潰瘍 27, 110, 111, 114, 115, 116, 119, 120, 124, 126, 127, 128, 147, 150
　——，十二指腸病変 109
　——，小腸病変 110, 114, 118, 122
　——，初期病変 130
　——，食道病変 109
　——，線状潰瘍 120
　——，組織像 51
　——，大腸病変 126, 130, 134
　——，超音波像 162
　——，腸管外病変 122
　——，腸管合併症 114
　——，腸管壁肥厚 123, 124
　——，治療経過 113
　——，内瘻 117, 125
　——，内視鏡スコア 156
　——，内視鏡の適応 14
　——，肉眼像 53
　——，囊腫状変形 125
　——，非典型例 146
　——，不整形潰瘍 114
　——，吻合部潰瘍 15, 155
　——，裂溝 30, 117
　——，瘻孔 30, 44, 121, 152, 164
　小児—— 148, 149
クローン病合併腫瘍・癌 152, 153
区域性の浮腫像 200

け

経管法小腸二重造影 25
経口法小腸X線造影 115
憩室性大腸炎 222
血管炎 214
　IgA—— 214
血管透見 81, 82
原発性硬化性胆管炎 74
顕微鏡的大腸炎 220

こ

抗TNFα抗体製剤 90, 150
　——，使用前後のCDEIS 158
　——，使用前後のSES-CD 158
　——，治療後 151
抗菌薬 210
好酸球性胃腸炎 212
好酸球性消化管疾患 212
好酸球性食道炎 212
好酸球性多発血管炎性肉芽腫症 215
肛門管内に発生した癌 141
肛門周囲膿瘍 141
肛門病変 30, 138, 140, 142
肛門部診察 138
肛門ポリープ 139

さ

サーベイランス 94, 98, 152
サイトメガロウイルス 192
　——腸炎 192
サルモネラ腸炎 186
山梔子 202

し

シクロスポリン 90
自家蛍光内視鏡 105
敷石像 22, 28, 111, 114, 115, 119, 126, 127, 128, 150
色素拡大内視鏡 98

縦走潰瘍 22, 27, 110, 111, 114, 115, 116, 119, 120, 124, 126, 127, 128, 147, 150
　——の超音波像 162
　潰瘍性大腸炎の—— 66, 67, 147
　潰瘍性大腸炎の——瘢痕 59
小黄色点 81
小腸X線検査 25
小腸カプセル内視鏡 19
小腸内視鏡 73
小児クローン病 148, 149
痔瘻 142, 143
痔瘻癌 152, 153
進行大腸癌：1型 97
進行大腸癌：4型 97
診断変更例 176

せ

正常大腸粘膜 58
線維化 165
線維筋症 224
選択的造影 16

そ

ゾンデ法小腸造影 114
層構造 162
狙撃生検 98

た

タクロリムス 90
　潰瘍性大腸炎——著効例 92
ダブルバルーン内視鏡 15
大腸カプセル内視鏡 19
竹の節状外観 108
脱感作療法 78
単純性潰瘍 206

ち

注腸X線検査 26
腸管ベーチェット病 194, 206
腸管膜静脈硬化症 202
腸結核 194
直腸粘膜脱症候群 224, 226

て

テープ状潰瘍 204
低温培養 188

な

内痔核 139
内視鏡的活動性スコア（潰瘍性大腸炎の） 80, 84
内視鏡的再発 154

内視鏡的バルーン拡張術　16, 134, 135, 136

に
二次口　140, 143
二重造影法　26
二段潰瘍　192

ね
粘膜治癒　80

の
ノッチ様陥凹　108, 110
膿瘍　164
　　肛門周囲――　141

は
パイエル板　188
ハウストラの消失　31
パテンシーカプセル　21, 110, 205
バルーン内視鏡　14, 15
排便時のいきみ　224
白色瘢痕　59

ひ
非乾酪性類上皮細胞肉芽腫　51, 129, 130, 131, 132, 150
皮垂　139, 140
非ステロイド性抗炎症剤（NSAID）起因性腸潰瘍　194
非特異性多発性小腸潰瘍症　194, 204
非特異的大腸病変　169
病原性大腸菌腸炎　190

ふ
浮腫　218
　　区域性の――像　200
不整形潰瘍　22
　　――（クローン病）　114
吻合部　113
　　――潰瘍　154
　　――狭窄　136

へ
偏側性変形　120

ほ
放射線性腸炎　216
発赤斑　218

ま
模様狭窄　208

も
モニタリング　118

や
薬剤性腸炎　208, 210

よ
溶血性尿毒症症候群　190

り
輪状潰瘍　194

れ
裂溝　30, 117

ろ
瘻孔　30, 44, 121, 152, 164

欧　文

A
AAアミロイドーシス　218
aggressive ulceration　141
aminosalicylic acid（ASA）　78
APC凝固法　217
autofluorescence imaging（AFI）　105

B
back wash ileitis　14, 15, 72
basal plasmacytosis　48, 51, 131, 132
Behçet病　194, 206

C
Campylobacter jejuni　184
cap polyposis　226
capsule endoscopy Crohn's disease activity index（CECDAI）　23
cavitating ulcer　141
Chlamydia trachomatis　196
chronic non-specific multiple ulcers of the small intestine（CNSU）　204
cine MR　35, 121
Clostridium difficile　210
collagenous colitis　220
colon capsule endoscopy（CCE）　19
comb sign　123, 124
Confocal Laser Endomicroscopy（CLE）　103
Crohn's Disease activity score（CDAS）　37
Crohn's Disease Endoscopic Index of Severity（CDEIS）　150, 156
cross sectional imaging　118
crypt distortion　48, 51
CT colonography　40
CT enteroclysis　39
CT enterography　39, 122
cytomegalovirus（CMV）　192

D
discrete ulcer　116, 126
diverticular colitis　222
diverticulitis　222
dysplasia　94, 98, 99, 152
　――疑い病変　98
　平坦型――　96, 97
　隆起型――　94, 95

E
edematous pile　142
　ulcerated――　140
Endocytoscopy　103
Entamoeba histolytica　198
enterohemorrhagic *Escherichia coli*（EHEC）　190
eosinophilic granulomatosis with polyangiitis（EGPA）　215
EPBE（extra preparation barium enema）　26

F
fibromuscular obliteration　224
fissuring ulcer　117, 129, 163

H
Helicobacter pylori　226

I
IgA vasculitis（IgAV）　214
IgA血管炎　214
incidental lesion　138, 142
Indeterminate colitis　146, 168
Indeterminate enterocolitis　168, 169, 173, 176, 180
Inflammatory bowel disease unclassified　168
isolation sign　163

M
Magnetic Resonance Index for Activity（MaRIA）　37
Mayo endoscopic subscore　80

microscopic colitis 220
MR colonography 34
MR enteroclysis 33
MR enterocolonography 34, 118
　──，小腸正常像 119
MR enterography 33, 118
MR 撮像シークエンス 34
mucosal bridge 32
mucosal healing 102
mucosal tag 32
mucosal tears 220

N

NBI 98, 131
NSAIDs 起因性小腸病変 208, 209

O

O157 190

P

Paneth 細胞化生 49
pouchitis 100, 101

primary lesion 138, 142
primary sclerosing cholangitis（PSC） 74
　──併発性腸炎 74, 75

R

rectal sparing 68, 186
　潰瘍性大腸炎── 68, 70
Rutgeerts score 154, 160
　── i0〜i4 155
　── i1〜i4 160

S

Salmonella enteritidis 186
Salmonella typhimurim 186
secondary lesion 138, 142
seton 術後 140
Sherman 分類 217
Simple endoscopic score for Crohn's disease（SES-CD） 157
skin tag 139, 140
skip lesion 126, 130

small bowel capsule endoscopy（SBCE） 19
superb microvascular imaging 164

T

target sign 124

U

UCEIS（the Ulcerative Colitis Endoscopic Index of Severtiy） 84
　──，潰瘍 87
　──，血管像 85
　──，出血 86
ulcerated edematous pile 140

X

X 線二重造影画像 114

Y

Yersinia enterocolitica 188
Yersinia pseudotuberculosis 188

炎症性腸疾患 Imaging Atlas
―― 診断の極意と鑑別のポイント ――

2016年 5月10日 第1版1刷発行

監　修　緒方　晴彦，松本　主之
編　集　大塚　和朗，長沼　誠，平井　郁仁
発行者　増永　和也
発行所　株式会社 日本メディカルセンター
　　　　東京都千代田区神田神保町 1-64（神保町協和ビル）
　　　　〒101-0051　TEL 03（3291）3901（代）
印刷所　株式会社アイワード

ISBN 978-4-88875-288-6

©2016　乱丁・落丁は，お取り替えいたします．

本書に掲載された著作物の複製・転載およびデータベースへの取り込みに関する許諾権は日本メディカルセンターが保有しています．

|JCOPY|＜出版者著作権管理機構　委託出版物＞
本書のコピーやスキャン等による無断複製は著作権法上での例外を除き禁じられています．複製される場合は，そのつど事前に，出版者著作権管理機構（電話 03-3513-6969，FAX 03-3513-6979，e-mail：info@jcopy.or.jp）の許諾を得てください．